黄帝内经

补法治疗宝典 典藏版

第④次修订

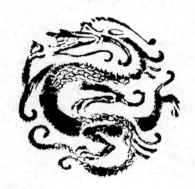

张湖德　王铁民　曹启富○主编

中国科学技术出版社
CHINA SCIENCE AND TECHNOLOGY PRESS
北　京

图书在版编目（CIP）数据

《黄帝内经》补法治疗宝典/张湖德，王铁民，曹启富主编.－北京：中国科学技术
出版社，2018.1

ISBN 978-7-5046-7521-7

Ⅰ.①黄…　Ⅱ.①张…②王…③曹…　Ⅲ.①《内经》－补法－研究　Ⅳ.①R221
②R243

中国版本图书馆 CIP 数据核字（2017）第 117808 号

策划编辑	焦健姿　王久红
责任编辑	黄维佳
装帧设计	王新红
责任校对	马思志　龚利霞
责任印制	马宇晨

出　　版	中国科学技术出版社
发　　行	科学普及出版社发行部
地　　址	北京市海淀区中关村南大街 16 号
邮　　编	100081
发行电话	010-62103130
传　　真	010-62179148
网　　址	http://www.cspbooks.com.cn

开　　本	720 mm×1000 mm　1/16
字　　数	316 千字
印　　张	15.25
版、印次	2018 年 1 月第 1 版第 1 次印刷
印　　数	0001～4000
印　　刷	北京威远印刷有限公司
书　　号	ISBN 978-7-5046-7521-7/R·2039
定　　价	48.50 元

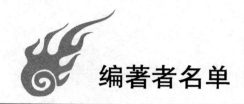

编著者名单

主　　编　张湖德　王铁民　曹启富

副主编　杨凤玲　张　煜　郭霞珍

编　　者　侯云山　卢集森　卢时杰　郭霞珍
　　　　　宋一川　任晓燕　童宣文

内容提要

　　本书由中医学专家编写,根据《黄帝内经》关于补法治疗的理论和方法,结合现代研究成果和医疗保健实际,详细介绍了各种食补和药补方法,包括《黄帝内经》论虚证、论补法,后世医家对内经补法的研究与应用,各种药补方法及200余种补养中药、方剂和中成药的临证应用,并精选了34种顽症的补法治疗验案。内容丰富,阐述简明,资料翔实,方法具体,是学习、运用中医理论指导医疗保健工作很有价值的参考书。适于临床医师、基层医务人员、医学院校师生学习参考,亦可供广大中医药爱好者自疗和保健参考。

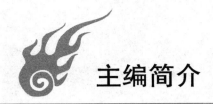

主编简介

张湖德 山东寿张县人，北京中医药大学毕业，现任中央人民广播电台医学顾问，国际整肤医学会教授，当代著名医学科普作家。曾在30多家出版社出版过200余部著作，其代表作主要有《中华养生宝典》《中国科学美容大典》《实用美容大全》《怀孕百科》《女性生殖健康丛书》《妇女保健要诀》《妇女药膳》《怀孕前后宜与忌》《妇女产后康复秘诀》《养生博览》《现代家庭医生手册》等，此外还在国内100多家报纸和期刊上发表过6000余篇文章，曾在多家报纸和期刊上做过专栏连载。

王铁民 山东青州人，毕业于山东中医药大学，医学博士、主任医师。中国著名中西医结合肾脏病专家。现任青岛静康医院院长，青岛肾脏病专业委员会副主任委员。

曹启富 山东人，北京中医药大学毕业，硕士研究生。中国著名中西医结合心脏病专家。现任中日友好医院心脏内科主任医师、教授。曾出版著作几十部，发表论文数十篇。

序

众所周知,《黄帝内经》是中医学最早的经典巨著,中医学之所以历数千载而不衰,《黄帝内经》的理论体系起到了决定性的作用。所以《黄帝内经》成为后世学习中医的必读之书,并被尊为"医家之宗",奉为圭臬。《黄帝内经》中所阐述的补法不仅是中医临床治病的重要法则之一,亦是人们养生保健祛病延年的法宝。本书主编张湖德、王铁民、曹启富长期担任《黄帝内经》教学和科研,撰写了大量有关研究《黄帝内经》的学术专著和文章,造诣颇深,本书即是他们研究《黄帝内经》的硕果之一。相信本书的出版对继承、挖掘、提高中医药学定能做出较大的贡献。

北京中医药大学终身教授、国医大师

颜正华

丁酉年仲春

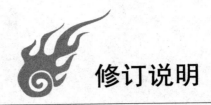

修订说明

　　人最宝贵的是生命,因为生命属于人们只有一次。那么,怎样才能延年益寿呢? 方法尽管很多,但最重要的一条是不患或少患疾病,因为疾病是死亡的最重要因素。目前,80%的人们往往是死于疾病。那么,又怎样战胜疾病呢?

　　《黄帝内经》里教导我们,要"不治已病,治未病"。就是说,人们在未患病之前,就要防患于未然,针对患病前的蛛丝马迹进行防治。诚如《黄帝内经》所说:"正气存内,邪不可干""邪之所凑,其气必虚",亦是说人体正气充沛与否,是决定致病邪气是否侵袭的关键。

　　人们要不患或少患疾病,就要千方百计使体内真元之气充沛,而补法是真元之气充沛的最根本措施。不管是食补还是药补,如果能及时补充体内损耗的正气,人们又怎能得病呢? 补法源于《黄帝内经》,是中医学最重要的养生与治疗法则,当然亦是健康与长寿的根本。你若想健康、长寿,就要读此书;你要在临床实践中获得惊人的疗效,也必须深入钻研《〈黄帝内经〉补法治疗宝典》。

中央人民广播电台医学顾问　张湖德

丁酉年春于北京中医药大学

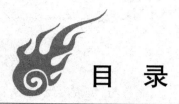

目 录

第三讲　补法的研究与应用

第四讲 《黄帝内经》论药补

第五讲　补益中成药

第六讲　常用补益方剂

第七讲　临床应用验案精选

第一讲 《黄帝内经》论虚证

　　病证的虚和实,是根据疾病在发生和发展过程中正邪盛衰状况,对疾病性质的判断。一般情况下,邪气有余为实证,其治当泻;正气不足为虚证,其治当补。正如《黄帝内经》在《素问·通评虚实论》中所强调的"邪气盛则实,精气夺则虚"。由此,揭示了虚与实的基本区别,决定于邪正双方在发病过程中的盛衰状况。"虚",是指正气不足,是指以正气虚损为矛盾主要方面的一种病理反应;"实",是指邪气亢盛,是指以邪气盛为矛盾主要方面的一种病理反应。可见正气虚是虚证形成的基础,当各种致病因素导致体内气血津液损伤,脏腑功能减弱,抗病能力低下,就会表现出正气对致病邪气的斗争无力,难以出现剧烈的病理反应。所以,在临床证候上,常表现出一系列的虚弱与衰退的现象。比如神倦乏力、心慌气短、自汗、面色无华,或五心烦热、盗汗,或畏寒肢冷、脉虚无力等虚象。相反,邪气亢盛是实证形成的基础,多见于外感六淫致病的初期和中期,或因痰、食、火、血等留滞于体内而引起,此时由于致病邪气和机体的抗病能力都比较强盛,或是邪气虽盛,正气尚未虚衰,抗邪有力。因而正邪斗争剧烈,反应明显,就会表现出一系列反应剧烈、邪气有余的病理反应。临床上常见到高热、狂躁、声高气粗、腹痛拒按、二便不通、脉实有力等亢盛之象,并将具有症状表现的证候称为"实证"。这就是《黄帝内经》强调的辨证虚实的总纲。

　　在临床辨证中,《黄帝内经》在其总纲的指导下,强调综合全身症状表现分析辨别的思想。不仅要明了脏腑功能为虚实变化之根本,还要掌握从经络之气的盛衰中别表里浅深的要点。在《素问·通评虚实论》中提出"夫虚实者,皆从其物类始,故五脏骨肉滑利,可以长久也"的观点。物,指形体。即有形可见的组织、器官。类,相会的意思。滑利,指润泽通畅。长久,指生命可以长久,即健康之意。全句意为病证的虚实变化,都是从其与形体的虚实表现相和的角度开始,所以当五脏调和于内时,那么骨肉润泽通畅,生命就健康。这里指出人体外在的形体组织与内在的五脏气血是一个有机有序的整体,互为关联。《黄帝内经》强调人体的五脏是从五脏为中心的外会四时阴阳,内联六腑五官、五体等组织结构,通过经脉的络属,气血的通达所形成的五大功能活动系统。因此内在五脏的虚实病变,可反映在外在的形体上。从形体的虚实症状表现,可以推断五脏的虚实。病变虚实之本在体内的五脏气血盛衰。在《黄帝内经》对于虚实互见之证的治疗,往往主张先补虚而后泻其实的原则中可见一斑。如

《灵枢·终始》说:"阴盛而阳虚,先补其阳,后泻其阴而和之;阴虚而阳盛,先补其阴,后泻其阳而和之。"《素问·评热病论》说:"邪之所凑,其气必虚"。《灵枢·百病始生》说"风雨寒热,不得虚,邪不能独伤人。猝然逢疾风暴雨而不病者,盖无虚,故邪不能独伤人。"其中"其气必虚"的"虚","盖无虚"的"虚",都是指正气虚损。因此,一般情况下,正虚和邪实都重者,则先治其虚,如虚实互见,常常是补虚与泻实同时应用,当疾病偏重正虚,多以补虚为主而兼以祛邪这是无容质疑的,然而当疾病偏重邪实时,往往在祛邪的基础上,还要兼以补虚这也是不容忽视的。

一、虚证治法理论

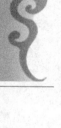

【原文】 病之始起者,可刺而已;其盛,可待衰而已。故因其轻而扬之,因其重而减之,因其衰而彰之[1]。形不足者,温之以气;精不足者,补之以味。其高者,因而越之;其下者,引而竭之;中满者,泻之于内;其有邪者,渍形以为汗;其在皮者,汗而发之;其慓悍者,按而收之;其实者,散而泻之。审其阴阳,以别柔刚,阳病治阴,阴病治阳,定其血气,各守其乡,血实宜决之,气虚宜掣引之[2]。——《素问·阴阳应象大论》

【注释】 ①因其衰而彰之:衰,指气血虚。彰,指明显,显著;彰之,指补之益之。②掣引:掣,导引之意。

【语译】 病在开始的时候,可以用刺法治愈;病邪开始亢盛的时候,可待其病势衰减时,再针刺可愈。因而病邪轻浅的,当用发散的方法治疗;病实而重在里者,当用泻下通利的方法治疗;气血衰弱的,当用补益法,使气血旺盛。形体不足的,当用温养化气法;精不足的,可用味厚的药以补益;病位偏在上的,当用涌吐法,因其病势而驱邪外出;病位偏在下的,当用泄泻疏利等法,引邪从下通泄外出;病为脘腹胀满的,当用泻法;邪滞留于肢体的,当用汤液浸渍,使邪从汗出;邪在体表的,可用汗法以发散之;邪气猛烈的,当抑而止之;邪气盛实的,当用散法或泻法治疗。总之,要审察病情的阴阳属性,为柔为刚,阴胜阳病者治其阴,阳胜阴病者治其阳,使气血安定,各守其处,凡血分病属实,当用刺血法治疗,气虚不足的,当用导引法治疗。

【原文】 必先度其形之肥瘦[1],以调其气之虚实,实则泻之,虚则补之。必先去其血脉而后调之,无问其病,以平为期[2]。——《素问·三部九候论》

【注释】 ①度其形之肥瘦:度,有考虑的意思。形之肥瘦,指患者的整体状态。②以平为期:平,指阴阳平衡协调。

【语译】 必先观察病人形体的肥瘦,以调整其气的虚实,气实的则泻之,气虚的则补之。若由于淤血造成的疾患,必先刺淤结的血液,而后再调其虚实。不论其病是怎样得的,当补就补,当泻就泻,以达到气血平调为准则。

【原文】 黄帝曰:形气①之逆顺奈何?岐伯曰:形气不足,病气有余,是邪盛也,急泻之;形气有余,病气不足,急补之。形气不足,病气不足,此阴阳气俱不足也,不可刺之,刺之则重不足,重不足,则阴阳俱竭,血气皆尽,五脏空虚,筋骨髓枯,老者绝灭,壮者不复矣。形气有余,病气有余,此谓阴阳俱有余也,急泻其邪,调其虚实,故曰有余者泻之,不足者补之,此之谓也。故曰:刺不知逆顺,真邪相搏,满而补之,则阴阳四溢②,肠胃充郭③,肝肺内䐜,阴阳相错。虚而泻之,则经脉空虚,血气竭枯,肠胃㑊辟④,皮肤薄著⑤,毛腠夭膲,予之死期。——《灵枢·根结》

【注释】 ①形气:"气"谓神气。"形"谓皮肤筋骨血脉。②四溢:谓俱盛。"四"是"皆"的误字。③充郭:谓胀满。"郭"与"廓"古通。④㑊辟:肠胃无气也。⑤皮肤薄著:谓皮肤紧贴近骨上。

【语译】 黄帝说:形气出现了有余或不足,怎样治疗呢?岐伯说:形气不足,病气有余的,是邪气实,应该急泻其邪;形气有余,病气不足的,这是阴阳都不足了,对这样的病人,不能用针刺治疗,误刺后,正气更加不足,就会导致阴阳俱衰,血气皆尽,五脏空虚筋髓枯槁,这样,老年人要死亡,壮年人也很难康复。若形气有余,病气也有余的,这是阴阳都有余了,对这样的患者,应该泻其实邪,调和虚实,使他不再发生偏盛。所以说,病有余的,应该用泻法,病不足的,应该用补法,就是这个道理。运用针刺不懂得补泻逆顺的道理,可以导致正邪相争。邪气实的误用了补法,就会阴阳都亢盛,因而肠胃大满,肝肺内胀,阴阳之气互相错乱。正气虚的误用了泻法,就会经脉空虚,血气衰竭,肠胃松弛无气,消瘦成皮肤包骨,毛发短,腠理干,可以说离死期不远了。

【原文】 太阳脏独至①,厥喘虚气逆,是阴不足阳有余也,表里②当俱泻,取之下俞③。阳明脏独至,是阴气重并也,当泻阳补阴,取之下俞。少阳脏独至,是厥气也,跷前卒大,取之下俞,少阳独至者,一阳④之过也。太阴脏搏者,用心省真,五脉气少,胃气不平,三阴也,宜治其下俞,补阳泻阴。二阴独啸,少阴厥也,阳并于上,四脉争张,气归于肾,宜治其经络,泻阳补阴。一阴⑤至,厥阴之治也,真虚痌⑥心,厥气留薄,发为白汗⑦,调食和药,治在下俞。——《素问·经脉别论》

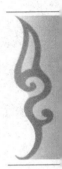

【注释】 ①独至:谓脏气不和而有一脏太过者气必独至。有偏盛之意。②表里:是指经脉之表里,在此指的是少阴和太阳。③下俞:足俞也。指该经之下俞。即该经下部之俞穴。④一阳:就是足少阳胆经。⑤一阴:就是足厥阴肝经。⑥痛:是酸痛。⑦白汗:大汗不止。

【语译】 太阳经脉偏盛,就发生厥逆、喘息、虚气上逆等症状,这是阴气不足,阳气有余的缘故,治疗时,应该表里都用泻法,取足太阳经的束骨穴和足少阴经的太豁穴;阳明经脉偏盛,是太阳与少阳之气重并于阳明,当泻足阳明经的陷谷穴,补足太阴经的太白穴,少阳经脉偏盛,则发生厥气上逆,足少阳之脉盛于阳跷脉前,少阳盛则跷前之脉也盛而猝然加大,当取足少阳本经的临泣穴;少阳经脉偏盛,就是一阳的太过;太阴经脉切之搏击有力,应细心察看,是否是真脏脉出现,若非真脏,这是五脏之脉气减少,胃气又不平和,病在足太阴脾,是脾阴有余,脾阳不足所致,治疗时应该补阳泻阴,补足阳明经的陷谷穴,泻足太阴经的太白穴;二阴经脉的偏盛是少阴热厥,虚阳并越于上部,则心肝脾肺四脉都为之争相伸张,而病气归于肾脏,应治疗其表里的经络,泻阳补阴,泻足太阳的经穴昆仑、络穴飞扬,补足少阴的经穴复溜、络穴大钟;一阴经脉的偏盛,是厥阴经所主,厥阴盛则真气必虚心为酸痛,厥气上逆,与正气相搏而为白汗,应当注意饮食调养和药物治疗,若用针刺,可取足厥阴经的太冲穴。

【原文】 今知手足阴阳所苦①,凡治病必先去其血,乃去其所苦,伺之所欲②,然后泻有余,补不足。——《素问·血气形志篇》

【注释】 ①苦:指疾病痛苦。②伺之所欲:所欲,肝欲散,心欲软之类。伺,观察的意思。

【语译】 现知道手足阴阳十二经脉的疾病,一般治疗的方法是发现血脉壅盛的,必先刺去其血,以消除其痛苦。首先要观察五脏的欲散、欲软、欲缓、欲收等情况,才能知道病在何经,随后对有余的用泻法,不足的用补法。

【原文】 治诸胜复,寒者热之,热者寒之,温者清之,清者温之,散者收之,抑者散之,燥者润之,急者缓之,坚者软之,脆者坚之,衰者补之,强者泻之,各安其气,必清必静,则病气衰去,归其所宗,此治之大体也。——《素问·至真要大论》

【语译】 气寒的用热法,气热的用寒法,气温的用清法,气冷的用温法,气散的用收法,气抑的用散法,气燥的用润法,气急的用缓法,坚硬的用软法,脆弱的用坚法,气衰的用补法,气强的用泻法,使正气清静安定,则病气衰退,各归其所属之处,这就是治疗方面的大体原则。

【原文】　帝曰：论言治寒以热，治热以寒，而方士不能废绳墨而更其道也。有病热者，寒之而热，有病寒者，热之而寒，二者皆在，新病复起，奈何治？岐伯曰：诸寒之而热者取之阴，热之而寒者取之阳，所谓求其属也。帝曰：善。服寒而反热，服热而反寒，其故何也？岐伯曰：治其王气①，是以反也。

帝曰：善。病之中外何如？岐伯曰：调气之方②，必别阴阳，定其中外，各守其乡，内者内治，外者外治，微者调之，其次平之，盛者夺之，汗之下之，寒热温凉，衰之以属，随其攸利③。谨道如法，万举万全，气血正平，长有天命。——《素问·至真要大论》

【注释】　①治其王气：王气，指疾病的表面现象。②调气之方：指调理气的方法。③攸利：攸，"所"的意思。

【语译】　黄帝问：医论上说，治寒病当用热药，治热病当用寒药，方士们不能废弃这些准则，改变这些规律。有的患者，热证用寒药治疗反而有热，寒证用热药治疗反而有寒，寒热二证俱在，而且有新的证候出现，应当怎样治疗呢？岐伯答：凡是热证用寒法治疗反而有热的，应当取法于养阴，寒证用热法治疗反而有寒的，应当取法于补阳，以取治于寒热之气所从属的根本，这就是所谓"求其属"的意思。黄帝问：用寒药反而有热，用热药反而有寒，是什么原因呢？岐伯答：单治疾病的旺盛之气，没有顾及到脏腑的本气，所以有相反的结果。

黄帝说：很好。疾病怎样辨别内外呢？岐伯答：调气的方法，必须分辨阴阳属性，确定内病外病，各按其特定区域，内病从内而治，外病从外而治，病微的调和之，较重的平定之，病重的劫夺之，病在表者用汗法，病在里者用下法，根据寒热温凉的不同属性，随其所利，使病邪衰退。谨慎地遵照此法，则治得万全，气血和平，寿命长久。

【原文】　凡用针者，虚则实之，满①则泄之，宛陈则除之②，邪盛则虚③之。——《灵枢·九针十二原》

【注释】　①满：指满实的病。②宛陈则除之：宛，同菀，积的意思。陈，久之意。血气淤积日久，当排出。③邪盛则虚：邪盛用攻邪法。

【语译】　凡是针刺时，正气虚用补法，邪气实用泻法，有淤血的用破除（放血）法，邪气胜的用攻下法。

【原文】 所谓虚则实之者,气口①虚而当补之也。满则泄之者,气口盛而当泻之也。宛陈②则除之者,去血脉也。——《灵枢·小针解》

【注释】 ①气口:指寸口的部位,也称脉口。②宛陈:这指恶血。
【语译】 所谓"虚则实之",是说气口脉气虚的应该用补的针法。"满则泄之",是说气口脉气盛的应该用泻的针法。"宛陈则除之",是说应排出经脉中瘀积之血。

【原文】 阴盛而阳虚①,先补其阳,后泻其阴而和之。阴虚而阳盛,先补其阴,后泻其阳而和之。……病先起于阴者,先治其阴而后治其阳;病先起于阳者,先治其阳而后治其阴。——《灵枢·终始》

【注释】 ①阴盛而阳虚:"阴"指阴经;"阳"指阳经。
【语译】 阴经的邪气盛,阳经的正气虚,治疗时,应先补阳经的正气,后泻阴经的邪气,从而调和阴阳的有余和不足。阴经的正气虚,阳经的邪气盛,治疗时,应先补阴经的正气,后泻阳经的邪气,从而调和阴阳的有余和不足。……病的发生,先起于阴经的,应该先治疗阴经,然后再治疗阳经;病的发生,先起于阳经的,应该先治疗阳经,然后再治疗阴经。

【原文】 为此诸病,盛①则泻之,虚②则补之,热则疾之,寒则留之,陷下则灸之,不盛不虚,以经取之。——《灵枢·经脉》

【注释】 ①盛则泻之:"盛",指邪气盛。②虚则补之:"虚",指正气虚。
【语译】 治疗这些疾病,实证用泻法,虚证用补法,热证用速刺法,寒证用留针法,脉虚陷下不起的要用灸法,至于不实不虚的病证,就从本经取治。

【原文】 解惑者,尽知调阴阳,补泻有余不足,相倾移①也……泻其有余,补其不足,阴阳平复,用针若此,疾于解惑。——《灵枢·刺节真邪》

【注释】 ①相倾移:"倾",可释为"反复"。相倾移,相互反复变化。
【语译】 解惑的针法,就是充分了解调和阴阳的作用,据此补不足,泻有余,使其相互发生反复变化,以平为期,达到病愈的目的。……泻其邪气的有余,补其正气的不足,使阴阳达到平调。运用针法像这样,很快就将疑惑解除了。

二、五 脏 虚 证

【原文】 肝气虚则恐。——《灵枢·本神》

【语译】 肝气虚,会产生恐惧的情绪。

【原文】 肝气虚则梦见菌香生草,得其时则梦伏树下不敢起。——《素问·方盛衰论》

【语译】 肝属木,菌草都属木类,所以肝气虚梦见香苗或生草;若在木气主治的时令,使人梦见伏于树下而不敢起。

【原文】 心气虚则悲。——《灵枢·本神》

【语译】 心气虚,会产生悲伤的情绪。

【原文】 心气虚则梦救火阳物,得其时则梦燔灼。——《素问·方盛衰论》

【语译】 心气虚,可梦见救火或太阳等,若在主治的时令,可梦见大火沼灼燃烧。

【原文】 脾气虚则四肢不用,五脏不安。——《灵枢·本神》

【语译】 脾气虚,会使四肢的运用不灵,五脏功能不调。

【原文】 中气不足,溲便为之变,肠为之苦鸣。——《灵枢·口问》

【语译】 中焦脾胃之气不足,就会出现二便失常,肠间经常鸣响。

【原文】 脾气虚则梦饮食不足,得其时则梦筑垣盖屋。——《素问·方盛衰论》

【语译】 脾气虚，做梦饮食不够；若在土气主治的时令，则梦见筑墙盖屋。

【原文】 肺气虚则鼻塞不利少气。——《灵枢·本神》

【语译】 肺气虚，就会感到鼻塞，呼吸不便，气短。

【原文】 虚则少气不能报息，耳聋嗌干，取其经……——《素问·脏气法时论》

【语译】 如果肺虚则气衰，所以气不足而呼吸不能接续；手太阳之络会于耳中，故病则耳聋不聪；肺脉又循喉咙，病则津液不能上承而咽部干燥。治疗时取手太阴肺经的本经刺之。

【原文】 肺气虚则使人梦见白物，见人斩血借借，得其时则梦见兵战。——《素问·方盛衰论》

【语译】 肺气虚，则令人梦见白色物品，是因为肺属金而色白的缘故，或梦见杀人，血肉狼藉，是因为肺主肃杀之气的缘故；若在肺金主治的时令，则梦见战争。

【原文】 肾气虚则厥，实则胀，五脏不安。——《灵枢·本神》

【语译】 肾气虚，可见手足逆冷，肾有实邪，就会出现腹胀，并连及五脏不能安和。

【原文】 肾气虚则使人梦见舟船溺人，得其时则梦伏水中，若有畏恐。——《素问·方盛衰论》

【语译】 肾气虚，则梦见舟船溺水之人；若在水气主治的时令，则梦见潜伏水中，好像遇到很害怕的事情，这是肾志为恐的原因。

三、相 关 病 症

偏 枯

【原文】 木欲升天,金乃抑之,升而不前,……民病卒中偏痹,手足不仁。——《素问·本病论》

【语译】 木气欲升天,金气抑制之,升而不前……人们易患卒中,半身麻痹,手足不仁等病。

【原文】 子午之岁,……民病风厥涎潮,偏痹不随。——《素问·本病论》

【语译】 在子午年,……人们易患风厥,涎液上涌,半身麻痹不遂。

【原文】 厥阴不退位……民病……疵废①风生。——《素问·本病论》

【注释】 ①疵废:《类经》注:疵,黑斑也。废,体偏废也。

【语译】 厥阴风木不退位时,……人们易患……斑疵偏废,风病发生。

【原文】 虚邪偏客于身半,其入深,内居荣卫,荣卫稍衰,则真气去,邪气独留,发为偏枯,其邪气浅者,脉偏痛。——《灵枢·刺节真邪》

【语译】 虚邪偏中于人体的一侧,如邪气深入,内犯营卫,使营卫功能衰减,那么正气离去,邪气独滞留于里,发为半身不遂。如果邪气轻的,则发生半身疼痛。

【原文】 三虚相搏,则为暴病猝死。——《灵枢·九宫八风》

【注释】 三虚相搏:三虚,乘年之衰,逢月之虚,失时之和,因为贼风所伤,是谓三虚之和,谓三虚。

【语译】 虚人逢虚年,再遭虚风的侵害,三虚相合,很容易发生急暴的重病而突然死亡。

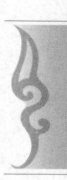

【原文】 其有三虚而偏中于邪风,则为击仆偏枯矣。——《灵枢·九宫八风》

【语译】 如果既有三虚的情况下,又偏中邪风,就像被突然袭击一样,昏仆倒地而发生半身不遂的病症。

【原文】 有伤于筋,纵,其若不容①,汗出偏沮②,使人偏枯。——《素问·生气通天论》

【注释】 ①不容:指肢体不受意识支配,不能随意运动。容,通"用"。②汗出偏沮:沮(ju 音举),阻止。汗出偏沮,意为应汗出而半身无汗。

【语译】 假若伤及筋脉,使筋脉弛纵不收,不能随意运动。经常半身出汗,可以演变为半身不遂。

【原文】 三阳三阴①发病,为偏枯痿易②,四肢不举。——《素问·阴阳别论》

【注释】 ①三阳三阴:三阳,指太阳,包括足太阳膀胱与手太阳小肠二经;三阴,指太阴,包括足太阴脾与手太阴肺二经。②痿易:即痿弱,弛缓。易:通弛。

【语译】 太阳与太阴发病出现半身不遂,筋肉痿弱弛缓,四肢不能举动。

【原文】 偏枯①,身偏不用而痛,言不变,志不乱,病在分腠之间。——《灵枢·热病》

【注释】 ①偏枯:即半身不遂,属中风后遗症。其表现多为一侧肢体偏瘫或不能随意运动,日久可出现患肢枯瘦,故曰偏枯。

【语译】 患偏枯病,半身不遂而疼痛,若语言正常没有改变,神志也不紊乱,说明病邪尚未入脏,仍在分肉腠理之间。

【原文】 胃脉沉鼓涩,胃外鼓大,心脉小坚急,皆鬲偏枯①;男子发左,女子发右,不瘖舌转,可治,三十日起,其从者瘖,三岁起,年不满二十者,三岁死。——《素问·大奇论》

【注释】 ①偏枯:半身不遂。

【语译】 胃脉沉而应指涩滞,或者浮而应指甚大,以及心脉细小坚硬急疾的,都属气血隔塞不通,当病偏枯半身不遂。假如男子病发在左侧,女子病发在右侧,说话正常,舌体转动灵活的,可以治疗,经过三十天可以痊愈。如果男子病发在右,女子病发在左,说话发不出声音的,需要三年才能痊愈。如果患者年龄不满二十岁,是禀赋不足,不出三年就会死亡。

偏 风

【原文】 风中五脏六腑之俞,亦为脏腑之风,各入其门户所中,则为偏风①②。——《素问·风论》

【注释】 ①各入其门户所中,则为偏风:门户,此指腧穴而言,腧穴为气血出入的门户,故名。风邪随左侧或右侧的腧穴偏中人体,则为偏风。②偏风:风邪从脏腑的腧穴部位侵入,内传于脏腑,引起半身不遂。

【语译】 风邪侵入于五脏六腑的腧穴,内传于脏腑,也能成为五脏六腑之风,它们各从其相应的腧穴偏中于一处,则为偏风。

【原文】 肺脉……微缓为痿瘘,偏风,头以下汗出不可止。——《灵枢·邪气脏腑病形》

【语译】 肺脉微缓,肺气虚而有热,为手足软弱无力的痿证、痿疮、半身不遂,以及头部以下汗出不止的证候。

痱 风

【原文】 内夺而厥,则为瘖痱①,此肾虚也,少阴不至者,厥也。——《素问·脉解篇》

【注释】 ①瘖痱:病名,《奇效良方》云:"瘖痱之状,舌瘖不能语,足废不为用。"

【语译】 若房事不节制,在内耗夺肾精,精气耗散而厥逆,就会发生瘖痱病,这是因为肾虚,使少阴经的经气不得通达而发生的厥逆。

【原文】 痱①之为病也,身无痛者,四肢不收,智乱不甚,其言微知,可治;甚不能言,不可治也。——《灵枢·热病》

【注释】 ①痱:即风痱病,属风病的一种,主证是身体不痛而四肢不能活动。

【语译】 痱病的主要症状是,身体虽无疼痛的感觉,但四肢却弛废不能活动。假若神志尚清,言语还能听懂的,是病势较轻,还可以治疗;如果神志不清,不能说话,是病邪侵入脏腑,心神被伤,病情严重,就无法治疗了。

少　气

【原文】 肺病者……虚则少气,不能报息①。——《素问·脏气法时论》

【注释】 ①不能报息:呼吸气短而难以接续。

【语译】 肺脏有病……如果肺虚,就出现少气,呼吸困难而难以接续的症状。

【原文】 少气,身漯漯也,言吸吸①也,骨酸体重,懈惰不能动。……短气,息短不属②,动作气索③。——《灵枢·癫狂》

【注释】 ①吸吸:短气貌。言吸吸,指言语不能接续的样子。②属:连用、连续的意思。③气索:索气的意思。气虚不足故索气以自救。

【语译】 患者气不足,身体寒冷如浸于水中,气短息微,言语不能接续,骨节酸软,肢体沉重,全身懒惰不愿活动……病人短气,气息短促不能连续,活动则气更加不足。

【原文】 三阳绝,三阴微,是为少气①。——《素问·方盛衰论》

【注释】 ①三阳绝,三阴微,是为少气:是言三阳之脉悬绝,三阴之脉微细,是为阴阳俱虚,故云少气。

【语译】 三阳之脉悬绝,三阴之脉微细,就是少气之候。

【原文】 脾脉搏坚而长①,其色黄,当病少气。——《素问·脉要精微论》

【注释】　①搏坚而长：脉象搏击指下，坚劲有力而长。
【语译】　脾脉搏击指下坚劲有力，面部色黄，乃脾气不运，病为气少。

【原文】　少气者①，脉口、人迎俱少，而不称尺寸也。如是者，则阴阳俱不足，补阳则阴竭，泻阴则阳脱。如是者，可将以甘药，不愈，可饮以至剂②，如此者弗灸，不已，因而泻之，则五脏气坏矣。——《灵枢·终始》

【注释】　①少气者：这里是指元气虚。②至剂：系指大补大泻的药剂。
【语译】　元气虚弱的病人，人迎、脉口都全呈现虚弱的脉象与两手的寸关尺脉不相称，这是阴阳俱不足的现象，这种阴阳俱不足的情况，如用针补其阳气，就会使属阴的五脏之气更衰竭；如泻其阴气，就会使属阳的六腑之气更趋不足。这种病情只能用甘药来调和它，但不可给予大补大泻的药物。在这种情况下，出于衰弱过甚，火能伤阴，也不可用灸法。倘若不了解情况而误用泻法，就会使五脏功能败坏。

水　证

【原文】　黄帝问曰：少阴何以主肾？肾何以主水？岐伯对曰：肾者至阴也，至阴者盛水也，肺者太阴也，少阴者冬脉也，故其本在肾，其末在肺，皆积水也。帝曰：肾何以能聚水而生病？岐伯曰：肾者胃之关也①，关门不利，故聚水而从其类也。上下溢于皮肤，故为胕肿②。胕肿者，聚水而生病也。——《素问·水热穴论》

【注释】　①肾者胃之关也：《类经》注，关者，门户要会之处，所以司启闭出入也。肾主下焦，开窍于二阴，水谷入胃，清者由前阴而出，浊者由后阴而出，肾气化则二阴通，肾气不化则二阴闭，肾气壮则二阴调，肾气虚则二阴不禁，故曰肾者胃之关也。②胕肿：即水气溢于皮肤而致的水肿。
【语译】　黄帝问：少阴为什么主肾？肾又为什么主水呢？岐伯回答说：肾居于下焦属水，为阴中之阴，所以称为至阴之脏，水属阴，而主于肾，所以说至阴者，为主水之脏器；肺为太阴，司气化而通调水道，肾属少阴，主水而旺于冬，其脉从肾上贯肝膈入肺中，故诸水病，其本在肾而标在肺，肺、肾都可积水而成此病。
黄帝说：肾为什么能聚水而生病呢？岐伯说：肾居下焦，开窍于二阴，为胃之关，关闭不利，则水气停留，同类相从，就可产生水病。水气上下泛溢，滞留在皮肤，所以发为水肿。水肿的形成，是由于水气积聚而形成的病。

【原文】 水病下为胕肿大腹,上为喘呼,不得卧者,标本俱病,故肺为喘呼,肾为水肿,肺为逆不得卧,分为相输①,俱受者水气之所留也。——《素问·水热穴论》

【注释】 ①分为相输:《类经》注:水能分行诸气,相为输应。

【语译】 水液泛溢之病,在下部多见腹以下水肿,在上部则呼吸喘急,不能平卧,这是标本俱病,因为肺病则喘呼,肾病则水肿,肺为上逆之水气所迫,故不能平卧,所以肺肾标本同病,以致水气相互影响和作用,使水气滞留于皮肤之中。

【原文】 邪气内逆,则气为之闭塞不行,不行则水胀。余知其然也。不知其何由生,愿闻其道。岐伯曰:……阴阳气道不通,四海闭塞,三焦不泻,津液不化,水谷并行肠胃之中,别于回肠,留于下焦,不得渗膀胱,则下焦胀,此津液五别之逆顺也。——《灵枢·五癃津液别》

【语译】 邪气内逆,可使气道闭塞,水液不得运行,津液凝聚产生水胀病。我已经知道,但不明白是怎样产生的,想听听其中的道理。……阴阳不和,气道不通,四海闭塞不行,三焦气化不利,决渎失职,津液不得气化,水谷并行于肠胃之中,从回肠留于下焦,不能渗入于脏腑,则下焦胀满,水液溢于肌肤成为水胀。以上就是津液分别运行的正常和反常的情况。

【原文】 因于气①,为肿,四维相代②,阳气乃竭。——《素问·生气通天论》

【注释】 ①气:前人注释有二,一为气虚;一为“气”即是风,并以《素问·阴阳应象大论》“阳之气,以天地之疾风名之”为佐证。就临床所见,无论阳气内虚还是外受风邪,皆可“为肿”。故当两参之。②四维相代:四维,注释有二。一为“四肢”,言上文“为肿”联句,谓阳气虚,四肢交替为肿;二谓指寒、暑、湿、风四气,言气候失常,彼此更代,如当寒反温之类,则会使人阳气衰竭。后说于此节文理较顺,而前说于临床也有所验。可互参之。

【语译】 因于气,可致水肿。以上 4 种邪气维系缠绵不离,相互更代伤人,就会使阳气衰竭。

【原文】 结阳者,肿四肢。——《素问·阴阳别论》

【语译】 阳气外结,则四肢肿。

风 水

【原文】 勇而劳甚则肾汗出，肾汗出逢于风，内不得入于脏腑，外不得越于皮肤，客于玄府①，行于皮里，传为胕肿，本之于肾，名曰风水。——《素问·水热穴论》

【注释】 ①玄府：即汗孔。

【语译】 若其人逞勇而劳力过度则汗出于肾，若汗出又感风寒外邪，汗孔闭塞，其汗液既不能向内入于脏腑，也不能向外发越于皮肤，而停留在玄府，流行于皮肤之中，导致水肿，所以叫风水。

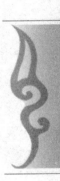

【原文】 视人之目窠①上微痈②，如新卧起状，其颈脉动，时咳，按其手足上，窅③而不起者，风水肤胀也。——《灵枢·论疾诊尺》

【注释】 ①目窠：即眼睑。②微痈：痈，义同壅。微痈，即轻微的水肿。③窅：yao 音咬，形容深远。这里作凹陷解。

【语译】 看到病人眼睑有轻微的水肿，如初睡醒的样子，颈部的人迎脉跳动比较明显，并时时咳嗽，用手指按压病人的手足，被按压处凹陷而不能随之复原，这是风水肤胀的症状表现。

【原文】 肾脉……微大为石水。起脐已下至小腹，腄腄然，上至胃脘，死不治。——《灵枢·邪气脏腑病形》

【语译】 肾脉……微大为阳虚水液停留的石水，其状从脐下至少腹肿满，有重坠的感觉，若肿满上达于胃脘部，则为水反侮土。肾为先天之本，脾为后天之本，水俱败，故死不治。

【原文】 帝曰：其有不从毫毛而生，五脏阳以竭也，津液充郭①，其魄独居，精孤于内，气耗于外，形不可与衣相保，此四极急而动中。是气拒于内，而形施于外，治之奈何？岐伯曰：平治于权衡，去宛陈莝②，微动四极③，温衣。缪刺其处，以复其形。开鬼门，洁净府④，精以时服，五阳已布，疏涤五脏。——《素问·汤液醪醴论》

【注释】 ①津液充郭：郭通廓；水气充满于肌肤。②去宛陈莝：除掉水气的郁积,要像斩草一样出去。宛通郁:郁积。陈:陈久。莝:陈草。③四极:四肢。④开鬼门,洁净府:指发汗与利小便两个治法。鬼门:汗孔。净府:膀胱。

【语译】 黄帝说:有的病不是由皮肤毫毛发生,而是由于五脏的阳气衰,水无气以化,致水气充满于皮肤,阴精独居于内,但有阴无阳,是精独在于内,阴盛阳衰,则阳耗于外,水气充溢于皮肤,其形体水肿,不能穿着原来的衣服,四肢水肿,妨碍中气的升降而咳喘,像这种水气格拒于中,形体因水肿而变易于外的疾病,应当怎样治疗呢?岐伯说:治疗这样的病,应当根据其病情,进行衡量揣度,加以治疗,以驱除其体内水气的郁积,可以先轻微摇动其四肢,以使阳气流动,穿温暖的衣服,以助肌表的阳气,使水气运行,然后用左取右,右取左的缪刺法,以去其大络之中的滞气,使水气去而恢复原来的状态。亦可用发汗和利小便法,以逐水气,水气去则水精得以正常运行,五脏的阳气得以敷布,五脏的郁积也得以疏通涤除。

胀 证

【原文】 黄帝曰:胀者焉生?何因而有?岐伯曰:卫气之在身也,常然并脉循分肉,行有逆顺,阴阳相随,乃得天和,五脏更始,四时循序,五谷乃化。然后厥气在下,营卫留止,寒气逆上,真邪相攻,两气相搏,乃合为胀也。——《灵枢·胀论》

【语译】 黄帝说:胀是从何而生?胀病形成的依据是什么?岐伯说:卫气在人身,经常随着血脉循行于分肉之间。卫气运行,有逆有顺,阴阳和顺,就会顺应自然之气。五脏之气不紊,四时循着次序运行,食物入腹,正常地消化吸收,人体一定健康。如果寒厥之气潜藏于下,留于营卫之间,因而营卫运行失常,就会寒气上逆,正邪相争,由于正气与邪相搏,那就要形成胀病了。

【原文】 脾气虚则四肢不用。五脏不安,实则腹胀,经溲不利。——《灵枢·本神》

【语译】 脾气虚了,就会使四肢的运用不灵,五脏不能调和,脾气壅实,就会使腹部胀满,月经失调,大小便不利。

【原文】 二阴一阳发病,善胀心满善气。——《素问·阴阳别论》

【语译】 少阴和少阳发病,常常发胀,心下满闷,时作叹息。

【原文】 太阴所谓病胀者,太阴子也,十一月万物气皆藏于中。故曰病胀。——《素问·脉解篇》

【语译】 太阴经脉有所谓病腹胀者,是因为太阴为阴中之至阴,应与十一月,月健在子,此时阴气最盛,万物皆闭藏于中,人气亦然,阴邪循经入腹,所以发生腹胀的症状。

【原文】 食饮不节,起居不时者,阴受之。……阴受之则入五脏。……入五脏则䐜满闭塞。——《素问·太阴阳明论》

【语译】 饮食没有节制,起居没有规律,则阴气首先受到损伤。……阴受邪则传入五脏。……病入五脏,则出现胀满,痞塞不通。

【原文】 肺胀者,虚满而喘咳。——《灵枢·胀论》

【语译】 肺胀的症状,胸中虚满,气喘咳嗽。

痞 证

【原文】 卑监之纪……其病留满痞塞。——《素问·五常政大论》

【语译】 卑监之年土运不及,……其发病为滞留胀满痞塞不通。

【原文】 水郁之发,阳气乃辟①,……民病……痞坚腹满。——《素问·六元正纪大论》

【注释】 ①辟:在此同避。
【语译】 水气郁而发作的情况是,阳气退避不足,……人们易患……腹部痞满坚硬等病。

泄 泻

【原文】 阳明之复,清气大举,……甚则心痛否满,腹胀而泄。——《素问·至真要大论》

【语译】 阳明燥金为复气时,凉气大起,……甚则心痛,痞塞胀满,腹胀泄泻。

【原文】 胃脉……虚则泄。——《素问·脉要精微论》

【语译】 胃脉虚则胃气不足,将出现泄泻病。

【原文】 胃中寒,肠中热,则胀而且泄。——《灵枢·师传》

【语译】 胃中有寒,肠中有热,就会出现胀而且泄的症状。

【原文】 大肠病者,肠中切痛而鸣濯濯,冬日重感于寒即泄,当脐而痛。——《灵枢·邪气脏腑病形》

【语译】 大肠病,肠子里面急痛,一阵阵的肠鸣,冬天再感受了寒邪,就会引起泄泻,当脐疼痛。

【原文】 尺肤寒,其脉小者,泄、少气。——《灵枢·论疾诊尺》

【语译】 尺部皮肤,寒冷发凉,脉细小者,是泄泻和阳气衰少的疾患。

【原文】 肺脉……小甚为泄。——《灵枢·邪气脏腑病形》

【语译】 肺脉……小甚的,会发生泄泻。

【原文】 尺寒脉细,谓之后泄。——《素问·平人气象论》

【语译】 尺肤寒而脉象细,阴寒之气盛于内,故为泄泻。

【原文】 岁水不及,湿乃大行,……民病腹满身重,濡泄,寒疡流水①。——《素问·气交变大论》

【注释】 ①寒疡流水:阴性疮疡,由于阳虚不化,溃后流出清稀脓水。
【语译】 水运不及之年,使水所不胜的土之湿气大行,……人们易患腹部胀满,身体沉重,濡泄,阴性疮疡,流出清稀脓水。

痿

【原文】 帝曰:何以别之?岐伯曰:肺热者色白而毛败,心热者色赤而络脉溢,肝热者色苍而爪枯,脾热者色黄而肉蠕动①,肾热者色黑而齿槁。——《素问·痿论》

【注释】 ①肉蠕动:指肌肉微微掣动如虫行。蠕,虫行貌微动也。
【语译】 黄帝说:五脏痿证如何区别呢?岐伯说:肺脏有热的,面色发白而毛发败坏。心脏有热的,面色发赤而络脉充溢。肝脏有热的,面色发青而爪甲枯槁。脾脏有热的,面色发黄而肌肉蠕动。肾脏有热的,面色发黑而牙齿焦槁。

【原文】 黄帝问曰:五脏使人痿①何也?岐伯对曰:肺主身之皮毛,心主身之血脉,肝主身之筋膜,脾主身之肌肉,肾主身之骨髓,故肺热叶焦②,则皮毛虚弱急薄,著则生痿躄③也。——《素问·痿论》

【注释】 ①痿:病名。由于致病原因以及邪侵的部位不同,又分为各种痿证。②肺热叶焦:肺中有热,则津液耗伤,故肺叶焦槁。③痿躄:足弱不能行走。
【语译】 黄帝问道:五脏能使人发生痿证是什么道理呢?岐伯回答说:肺主全身的皮毛,心主全身的血脉,肝主全身的筋膜,脾主全身的肌肉,肾主全身的骨髓。所以肺中有热,则津液耗伤而肺叶干燥,肺不能输精于皮毛,则皮毛虚弱急迫不适,热气日久留着于肺,则发生下肢痿弱不能行走的痿躄症。

【原文】 帝曰:何以得之?岐伯曰:肺者,藏之长也①,为心之盖也,有所失亡②,所求不得,则发肺鸣,鸣则肺热叶焦。故曰:五脏因肺热叶焦,发为痿躄,此之谓也。——《素问·痿论》

【注释】 ①肺者,藏之长也:肺居心上,为五脏六腑之华盖,朝百脉而行气于脏腑,故称之。②有所失亡:此指事不遂心的意思。

【语译】 黄帝说:痿病是怎样发生的呢?岐伯说:肺为诸脏之长,又为心的上盖,遇有失意的事情,或个人的要求没能达到目的,则肺气郁而不畅,发生肺气喘鸣,喘鸣则气郁为热,致使肺叶干燥,不能敷布营卫气血。所以说,五脏都是因肺热叶焦得不到营养,而发为痿证,就是这个意思。

【原文】 帝曰,如夫子言可矣,论言治痿者独取阳明,何也?岐伯曰:阳明者,五脏六腑之海,主闰宗筋,宗筋主束骨而利机关也。冲脉者,经脉之海也,主渗灌溪谷①,与阳明合于宗筋,阴阳揔宗筋之会,会于气街,而阳明为之长,皆属于带脉,而络于督脉。故阳明虚则宗筋纵,带脉不引,故足痿不用也。——《素问·痿论》

【注释】 ①渗灌溪谷:渗灌,渗透灌溉。溪谷,气穴论,王冰注:"肉之大会为谷,肉之小会为溪。"

【语译】 黄帝说:先生所述痿证的道理很好,但医论上说痿证应独取阳明,是什么原因呢?岐伯说:阳明属胃,是五脏六腑营养的源泉,能够润养宗筋,宗筋主约束骨骼而使关节滑利。冲脉为十二经脉之海,主输送营养以渗灌滋养肌腠,与阳明经会合于宗筋,故此阴阳二脉总统宗筋诸脉,会合于气街,气街为阳明经脉之气所发,故阳明为诸筋的统领,它们又都连属于带脉,而络系于督脉,所以阳明胃脉亏虚,则宗筋纵缓,带脉也不能收引,因而两足痿弱不用。

【原文】 下气不足,则为痿厥心悗。——《灵枢·口问》

【语译】 下部的正气不足,则下肢失于温养,就会出现两足痿弱而厥冷,或因气不上腾,心肾不交,出现心中烦闷。

【原文】 帝曰:治之奈何?岐伯曰:各补其荥而通其俞①,调其虚实,和其逆顺,筋、脉、骨、肉各以其时受月,则病已矣。帝曰:善。——《素问·痿论》

【注释】 ①各补其荥而通其俞:荥、俞,是经脉在手足末端的位穴,诸经所留为荥,所注为俞。

【语译】 黄帝说:怎样治疗呢?岐伯说:要根据不同的情况,观察其受病之经脉而治之,补其荥穴以致气,通其俞穴以行气,再以不同的手法,调其正邪的虚实,和其病情的逆顺,并根据各脏腑受气的时月,治疗筋脉骨肉的痿证,病就可以痊愈。黄帝说:好。

脉 痿

【原文】 心气热,则下脉厥而上,上则下脉虚,虚则生脉痿,枢折挈,胫纵而不任地也。——《素问·痿论》

【语译】 心气热,则下部之脉厥而上行,上行则下部脉虚,脉虚则发生脉痿,四肢关节弛缓如折,不能提举,足胫纵缓不能站立于地。

【原文】 《本病》曰:大经空虚,发为肌痹,传为脉痿。——《素问·痿论》

【语译】 《本病》上说:大的经脉空虚,则发生肌痹,最后转换为脉痿。

筋 痿

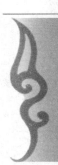

【原文】 肝气热,则胆泄口苦筋膜干,筋膜干则筋急而挛,发为筋痿。——《素问·痿论》

【语译】 肝气热,则胆汁外泄而口苦,阴血耗伤不能滋养筋膜而使其干燥,筋膜干燥则筋脉拘急而挛缩,发为筋痿证。

【原文】 思想无穷,所愿不得,意淫于外,入房太甚,宗筋①弛纵,发为筋痿,及为白淫②。故《下经》曰:筋痿者,生于肝使内也。——《素问·痿论》

【注释】 ①宗筋:筋的交会处。又,前阴亦称宗筋。②白淫:指男子精滑、白浊及女子带下之类的疾病。

【语译】 思想贪欲无穷,愿望有不能达到,意志淫溢于外,房劳过伤于内,致使宗筋弛缓,发为筋痿,以及白淫之病。所以《下经》上说:筋痿之病生于肝,由于房劳过度所致。

【原文】 始富后贫,虽不伤邪,皮焦筋屈,痿躄为挛。——《素问·疏五过论》

【语译】 先富后贫的人,虽未伤于邪气,也会发生皮毛焦枯,筋脉拘挛,足痿弱拘挛不能行走。

肉 痿

【原文】 有渐①于湿,以水为事,若有所留,居处相湿,肌肉濡渍②,痹而不仁,发为肉痿,故《下经》曰:肉痿者,得之湿地也。——《素问·痿论》

【注释】 ①渐:浸渍。②濡渍:浸润的意思。

【语译】 经常被水湿浸渍,以临水工作为职业,水湿有所留滞,或居处潮湿,肌肉经常受湿邪侵害,久则肌肉麻痹不仁,发生肉痿。所以《下经》说:肉痿者,是久居湿地造成的。

【原文】 脾气热,则胃干而渴,肌肉不仁,发为肉痿。——《素问·痿论》

【语译】 脾气热,则耗伤胃中津液而口渴,肌肉失于营养而麻痹不仁,发为肉痿证。

【原文】 脾病者,身重,善肌肉痿,足不收行,善瘈,脚下痛,虚则肠满腹鸣,飧泄食不化,取其经,太阴阳明少阴血者。——《素问·藏气法时论》

【语译】 脾脏有病,则出现身体沉重,易饥、肌肉痿软无力,两足弛缓不收,行走时容易抽搐,足下疼痛,这是脾实的症状。脾虚则腹部胀满、肠鸣、泄下而食物不化。治疗时,取太阴脾经、阳明胃经和少阴肾经的经穴,刺出其血。

骨 痿

【原文】 肾气热,则腰脊不举,骨枯而髓减,发为骨痿。——《素问·痿论》

【语译】 肾气热,是精液耗竭,髓减骨枯而腰脊不能举动,发为骨痿证。

【原文】 有所远行劳倦,逢大热而渴,渴则阳气内伐①,内伐则热舍于肾,肾者水藏也,今水不胜火,则骨枯而髓虚,故足不任身,发为骨痿。故《下经》曰:骨痿者,生于大热也。——《素问·痿论》

【注释】 ①伐:攻伐的意思。

【语译】 由于远行过于劳累,又适逢气候炎热,汗多伤津而致口渴,津伤口渴则阳气内盛而热气内攻,内攻则热气侵舍于肾,肾属水脏,今水不能胜过火热的攻伐,则骨枯槁而髓空虚,以致两足不能支持身体,发为骨痿证。所以《下经》上说:骨痿证,是由大热造成的。

【原文】 肾脉……微滑为骨痿,坐不能起,起则目无所见。——《灵枢·邪气脏腑病形》

【语译】 微滑,是热伤肾气,肾主骨,热邪灼肾,故为骨痿,不能直立,坐不能起。若站起来,眼睛什么也看不到。

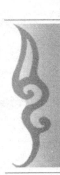

眩 晕

【原文】 故邪中于项,因逢其身之虚,其入深,则随眼系以入于脑,入于脑则脑转,脑转则引目系急,目系急则目眩以转矣。——《灵枢·大惑论》

【语译】 因为邪气侵及人的项部,恰又逢身体虚弱而不能胜邪,邪气乘机侵入体内,并随目系进入脑中;邪气侵入脑,则脑转头晕;脑转头晕,即引起目系紧张;目系紧张,则目眩而视物旋转不清。

【原文】 髓海不足,则脑转耳鸣,胫酸眩冒,目无所见,懈怠安卧。——《灵枢·海论》

【语译】 髓海不足,就会自觉头旋耳鸣,腿酸,眩晕,看不清东西,周身懈怠无力,常歇安卧。

【原文】 有脉俱……浮而散者为眩仆。——《素问·脉要精微论》

【语译】 有两手脉均见……脉浮而散,好发为眩晕仆倒之病。

【原文】 询蒙招尤,目冥耳聋,下实上虚,过在足少阳、厥阴,甚则入肝。——《素问·五脏生成篇》

【语译】 头晕眼花,身体摇动,目暗耳聋,属下实上虚的,病变在足少阳和足厥阴经,病甚的,可内传于肝。

善 忘

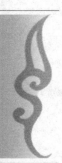

【原文】 黄帝曰:人之善忘者,何气使然?岐伯曰:上气不足,下气有余,肠胃实而心肺虚,虚则营卫留于下,久之不以时上,故善忘也。——《灵枢·大惑论》

【语译】 黄帝说:人健忘是什么原因造成的呢?岐伯说:这是因为人体上部的脏气不足,下部的脏气有余。也就是说,肠胃之气盛,心肺之气虚。因为心肺之气不足,营卫之气积留于下部,积留的时间较久,不能及时上注而输布全身,气血虚于上,所以就会健忘。

脱营、失精

【原文】 尝贵后贱、虽不中邪,病从内生,名曰脱营①。尝富后贫,名曰失精②,五气留连,病有所并。医工诊之,不在脏腑,不变躯形,诊之而疑,不知病名。身体日减,气虚无精,病深无气,洒洒然时惊,病深者,以其外耗于卫,内夺于荣。——《素问·疏五过论》

【注释】 ①脱营:病名,系因情志悒郁不舒而血少脉减之证。②失精:病名,系因情志悒郁,营养不足而精气虚少之证。

【语译】 如果是先贵后贱,虽然没有感受外邪,也会病从内生,这种病叫“脱营”。如果是先富后贫,发病叫作“失精”,由于五脏之气留连不运,积聚而为病。医师诊察这种病,病的初期,由于病不在脏腑,形体也无改变,医师常诊而疑之,不知是什么病。日久则身体逐渐消瘦,气虚而精无以生,病势深重则真气被耗,阳气日虚,因洒洒恶寒而心怵时惊,其所以病势日益深重,是因为在外耗损了卫气,在内劫夺了阴血。

解 亦

【原文】 尺脉缓涩,谓之解亦。——《素问·平人气象论》

【语译】 尺脉缓而脉来涩,主气血不足,故为倦怠懈惰的解亦病证。

【原文】 冬脉……太过则令人解亦,脊脉痛,而少气不欲言。——《素问·玉机真藏论》

【语译】 冬天出现的脉象……冬脉太过会使人懈怠而肢体乏力,脊中疼痛,少气不足以息,懒于说话。

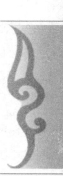

【原文】 刺骨无伤髓,髓伤则销铄胻或腑酸,体解亦然不去矣。——《素问·刺要论》

【语译】 刺骨时不要刺伤髓,髓伤则髓日渐销铄,足胫酸软无力,身体懈怠困弱,不欲行走动。

【原文】 四肢解堕,此脾精之不行也。——《素问·示从容论》

【语译】 四肢懈怠无力,是脾精不能输布的缘故。

肉 苛

【原文】 帝曰:人之肉苛者,虽近衣絮,犹尚苛①也,是谓何疾? 岐伯曰:荣气虚,卫气实也,荣气虚则不仁②,卫气虚则不用,荣卫俱虚,则不仁且不用,肉如故也,人身与志不相有,曰死。——《素问·逆调论》

【注释】 ①苛:《类经》十五卷第四十五注:"苛者,顽木沉重之谓。"②不仁:不用。

【语译】 黄帝说:有的人皮肉麻木沉重,虽穿上棉袄衣,仍然如故,这是什么病呢？岐伯说：这是由于营气虚而卫气实所致。营气虚弱则皮肉麻木不仁，卫气虚弱，则肢体不能举动，营气与卫气俱虚，则既麻木不仁，又不能举动，所以皮肉麻木沉重。若人的形体与内脏的神志不能相互为用，就要死亡。

不　仁

【原文】　虚邪之中人也……留而不去，则痹。卫气不行，则为不仁。——《灵枢·刺节真邪》

【语译】　虚邪侵及人体后，如果邪气留滞不去，使气血滞塞不畅而成痹证，若影响卫气的正常循行，就会出现麻木不仁的症状。

【原文】　风气与太阳俱入……卫气有所凝而不行，故其肉有不仁也。——《素问·风论》

【语译】　风邪干犯太阳经脉而侵入人体……致使卫气的循行道路不畅，邪气壅滞不畅，因而使肌肉胀满肿起而成为疮疡，同时，由于卫气受到邪气的阻塞，凝涩而不流行，因而使肌肉麻木不仁而不知痛痒。

【原文】　寒甚为皮不仁。——《灵枢·五色》

【语译】　寒甚则出现肌肤麻痹不仁。

【原文】　积寒留舍，荣卫不居……外为不仁。——《素问·气穴论》

【语译】　若寒邪所客，积留而不去，则营卫不能正常运行……外则肌肤麻木不仁。

【原文】　病久入深，荣卫之行涩，经络时疏，故不通，皮肤不营，故为不仁。——《素问·痹论》

【语译】　患病日久，邪气深入，荣卫运行涩滞，致使经络有时空虚，气血衰少，所以不知痛痒，皮肤得不到营养，所以麻木不仁。

肉 烁

【原文】 黄帝曰:人有四支热,逢风寒如炙如火①者何也?岐伯曰:是人者,阴气虚,阳气盛,四支者阳也,两阳相得,而阴气虚少,少水不能灭盛火,而阳独治,独治者,不能生长也,独胜而止耳,逢风而如炙如火者,是人当肉烁②也。——《素问·逆调论》

【注释】 ①如炙如火:如炙,是自觉热甚;如火,是他人感其热甚。②肉烁:肌肉消瘦。

【语译】 黄帝说:有的人四肢发热,一遇到风寒,便觉得身如热熏火烧一样,这是什么原因呢?岐伯说:这种人多因素体阴虚而阳气盛,四肢属阳,风邪也属阳,四肢发热,又感受风寒邪气,是两阳相并,则阳气更加亢盛,阳气益盛则阴气日益虚少,致衰少的阴气不能熄灭旺盛的阳火,形成了阳气独炙的局面,现阳气独炙,便不能生长,因阳气独胜而生机不全,所以凡四肢热,逢风而热得如炙如火的,其人必然肌肉逐渐消瘦。

遗 尿

【原文】 膀胱……不约为遗溺。——《素问·宣明五气篇》

【语译】 膀胱之气化不利,则为癃闭,膀胱不能制约,则为遗尿。

【原文】 水泉不止者,是膀胱不藏也。——《素问·脉要精微论》

【语译】 小便失去控制的,是膀胱不能闭藏的缘故。

【原文】 肝脉……微滑为遗溺。——《灵枢·邪气脏腑病形》

【语译】 肝脉……微滑是肝热在下的遗尿症。

【原文】 三焦者……虚则遗溺。——《灵枢·本输》

【语译】 三焦气化不足,就会出现小便不禁或遗尿。

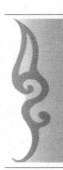

阴　痿

【原文】　太阴司天,湿气下临……阴痿气大衰而不起不用。——《素问·五常政大论》

【语译】　丑未年,太阴司天,湿气下临于地。……阴痿、阳气大衰、阴器不起不用等病。

【原文】　是故子午之年,太阳降地……民病大厥,四支重怠。阴痿少力。——《素问·本病论》

【语译】　在子午年,太阳寒水应从上年司天的右间,降为本年在泉的左间……人们易患大厥,四肢沉重倦怠,阴痿少力等病。

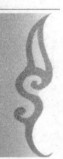

【原文】　肾脉……大甚为阴痿。——《灵枢·邪气脏腑病形》

【语译】　肾脉……大甚为命门火衰的阴痿证。

【原文】　足厥阴之筋……其病……阴器不用,伤于内则不起。——《灵枢·经筋》

【语译】　足厥阴的经筋……得病……前阴不用,若系内伤阴精,则阳痿不举。

大　偻

【原文】　阳气者,精则养神,柔则养筋。开阖①不得,寒气从之,乃生大偻②。——《素问·生气通天论》

【注释】　①开阖:指汗孔的开张与闭合。②大偻:身体俯屈,不能直立。偻,脊背弯曲。

【语译】　人的阳气,既能养神,而使精神慧爽,又能养筋,而致诸筋柔韧。汗孔的开闭调节失常,寒气就会随之侵入,损伤阳气,以致筋失所养,造成身体俯屈不伸。

多 汗

【原文】 肺脉……缓甚为多汗。——《灵枢·邪气脏腑病形》

【语译】 肺脉……脉缓甚,为表虚而多汗。

【原文】 尺涩脉滑,谓之多汗。——《素问·平人气象论》

【语译】 尺脉涩而脉象滑,阳气有余于内,故为多汗。

【原文】 故饮食饱甚,汗出于胃。惊而夺精,汗出于心。持重远行,汗出于肾,疾走恐惧,汗出于肝。摇体劳苦,汗出于脾。——《素问·经脉别论》

【语译】 在饮食过饱的时候,则食气蒸发而汗出于胃。惊则神气浮越,则心气受伤而汗出于心。负重而远行的时候,则骨劳气越,肾气受伤而汗出于肾。疾走而恐惧的时候,由于疾走伤筋,恐惧伤魂,则肝气受伤而汗出于肝。劳力过度的时候,由于脾主肌肉四肢,则脾气受伤而汗出于脾。

【原文】 阴虚者,阳必凑之,故少气时热而汗出也。——《素问·评热病论》

【语译】 故当肾阴虚时,阳邪必乘虚而聚集,因而少气,时时发热而汗出。

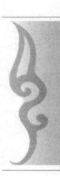

【原文】 黄帝曰:人有热,饮食下胃,其气未定,汗则出,或出于面,或出于背,或出于身半,其不循卫气之道而出何也?岐伯曰:此外伤于风,内开腠理,毛蒸理泄,卫气走之,固不得循其道。此气慓悍滑疾,见开而出,故不得从其道,故命曰漏泄。——《灵枢·营卫生会》

【语译】 黄帝说:有的人热饮热食入胃以后,还未化成精微,汗就出来了,或出于面,或出于背,或出于身半以上,不循着卫气的运行线路排出体外,这是什么道理?岐伯说:这是外伤于风邪,以致腠理开泄,风热之邪挟热饮食之气,并走于皮腠,致腠理开疏,卫气不能按正常规律循行,卫为水谷之悍气,其气慓悍滑利,如果腠理不密,不能固护于外,汗就从毛窍而出,这种情况叫"漏泄"。

【原文】 肺脉……其耎而散者,当病灌汗。——《素问·脉要精微论》

【语译】 肺脉……其脉软而散者,为肺脉不足,当病汗出不止。

【原文】 阴争于内,阳扰于外,魄汗未藏。——《素问·阴阳别论》

【语译】 阴阳失去正常,就会出现阴气内争,阳气外扰的病理变化,阳气外扰,则汗出而体表不固。

【原文】 六阳气俱绝,则阴与阳相离。离则腠理发泄,绝汗乃出。大如贯珠……——《灵枢·经脉》

【语译】 六阳经的脉气都已竭绝,就形成阴和阳分离,阴阳分离,则皮肤不固,阴液外泄,也就流出大如串珠,凝而不流的绝汗,这是将要死亡的现象。

津脱、液脱

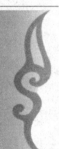

【原文】 津脱者,腠理开,汗大泄。——《灵枢·决气》

【语译】 若腠理开泄,大汗不止,则津易耗脱。

【原文】 液脱者,骨属屈伸不利,色夭,脑髓消,胫酸,耳数鸣。——《灵枢·决气》

【语译】 液虚的人,则出现关节屈伸不利,肤色枯槁不泽,脑髓不足,小腿酸软,时常耳鸣。

嗜 睡

【原文】 黄帝曰:人之多卧者,何气使然?岐伯曰:此人肠胃大而皮肤涩,而分肉不解焉。肠胃大则卫气留久,皮肤涩则分肉不解,其行迟。夫卫气者,昼日常行于阳,夜行于阴,故阳气尽则卧,阴气尽则寤。故肠胃大,则卫气行留久;皮肤湿,分肉不解,则行迟。留于阴也久,其气不清,则欲瞑,故多卧矣。其肠胃小,皮肤滑以缓,分肉解利,卫气之留于阳也久,故少卧焉。——《灵枢·大惑论》

【语译】 黄帝说:有的人睡眠多,原因是什么呢?岐伯说:这类人肠胃大而皮肤有涩滞,肠胃大则卫气滞留的时间长,皮肤有涩则分肉滞而不滑利,卫气的运行即迟缓。卫气昼行于阳,夜行于阴,行阴之气尽,人便醒觉;行阳之气尽,人便入睡,现在因胃肠大卫气留在阴分的时间较久,分肉不利,则卫气的运行也比较迟缓,久留于阴,就使阳气不能振奋,所以闭目睡眠较多。

【原文】 黄帝曰:病目而不得视者,何气使然?岐伯曰:卫气留于阴,不得行于阳。留于阴则阴气盛,阴气盛则阴跷满,不得入于阳则阳气虚,故目闭也。——《灵枢·大惑论》

【语译】 黄帝说:因病而闭目不欲看东西的,是什么原因呢?岐伯说:若卫气留于阴,不外行于阳,则阴气盛,阴跷也因之而盛,卫不行阳,则阳虚,阳虚不能出于目,故闭目多睡而不能视物。

失 眠

【原文】 黄帝问于伯高曰:夫邪气之客人也,或令人目不瞑不卧出者,何气使然?……伯高曰:今厥气客于五脏六腑,则卫气独卫其外,行于阳,不得入于阴。行于阳则阳气盛,阳气盛则阳跷满;不得入于阴,阴虚,故目不瞑。

　　黄帝曰:善。治之奈何?伯高曰:补其不足,泻其有余,调其虚实,以通其道,而去其邪,饮以半夏汤一剂,阴阳已通,其卧立至。

　　黄帝曰:善。此所谓决渎壅塞,经络大通,阴阳和得者也。愿闻其方。伯高曰:其汤方以流水千里以外者八升,扬之万遍,取其清五升煮之。炊以苇薪,火沸,置秫米一升,治半夏五合,徐炊,令竭为一升半,去其滓,饮汁一小杯,日三,稍益,以知为度。故其病新发者,复杯则卧,汗出则已矣。久者:三饮而已也。——《灵枢·邪客》

【语译】 黄帝问伯高说:邪气侵入人体,或使人不能合目而眠,这是什么原因?……伯高说:如有邪气侵入五脏六腑,则卫气就会外出捍卫体表,就会使阳气盛,阳气盛就会使阳跷的脉气充满。不得入于阴分。阴气虚,所以不能合目而眠。

　　黄帝说:讲得好,治疗这不眠证应怎样呢?伯高说:补其阴的不足,泻其阳的有余,调和它的虚实之偏,就可以使卫气行阴之道通畅。而排除干扰的邪气,同时再饮以半夏汤1剂,使阴阳之气通达,躺下便立即入睡了。

　　黄帝说:你讲得好。这种治法,是掘开水道的壅塞。使经络通畅,阴阳之气得到调和的,希望听一下半夏方的组成。伯高说:半夏汤用长流水八升,扬之万遍,取它沉淀后的清水五升去煮，用苇薪来烧，等到大沸，再放入秫米一升，制半夏五合，慢慢地烧，使水药浓缩为一升半，然后去掉药滓，每次饮服一小杯，每天服3次，或稍微增加，以见效为度。如病初起，服药后去睡眠，出了汗就会好的。如病程较长的。服3剂后也会好的。

【原文】 黄帝曰：病而不得卧者，何气使然？岐伯曰：卫气不得入于阴，常留于阳。留于阳则阳气满，阳气满则阳跷盛，不得入于阴则阴气虚，故目不瞑矣。——《灵枢·大惑论》

【语译】 黄帝说：因病而不能安眠的，是什么原因呢？岐伯说：卫气夜行于阴，昼行于阳，行于阳，使神出于目而人醒，行于阴使神敛于脏而入睡。如果卫气不入于阴，常留在阳，致使阳气盛满，阳跷脉也必因而盛满，卫气不能入于阴，阴更虚，以致阴阳跷脉不和，所以不能闭目安睡。

耳 鸣

【原文】 黄帝曰：人之耳中鸣者，何气使然？岐伯曰：耳者宗脉之所聚也，故胃中空则宗脉虚，虚则下，溜脉有所竭者，故耳鸣。补客主人①，手大指爪甲上与肉交者也。——《灵枢·口问》

【注释】 ①客主人：指足少阳胆经的上关穴。在耳前，是耳病的常用穴。

【语译】 黄帝说：耳鸣是什么原因？岐伯说：各条经脉都禀气于胃，耳是宗脉所聚之处，所以胃中空虚，宗脉就虚，宗脉虚使阳气不升而下溜，致使上部的气血耗竭而发生耳鸣。在治疗时，应取手、足少阳与足阳明交会的上关穴，及手太阴经的少商穴，补之以助阳气。

【原文】 液脱者，……耳数鸣。——《灵枢·决气》

【语译】 液不足的人多出现时常耳鸣。

耳 聋

【原文】 精脱者，耳聋。——《灵枢·决气》

【语译】 肾藏精，开窍于耳，故精不足则耳聋。

第二讲 《黄帝内经》论补法

一、指 导 思 想

1. 治病求本

【原文】 阴阳①者,天地之道②也,万物之纲纪③,变化之父母④,生杀之本始⑤,神明之府也⑥,治病必求于本⑦。——《素问·阴阳应象大论》

【注释】 ①阴阳:是对自然界互相关联的事物和现象对立双方的概括,即含有对立统一的概念。它既代表相互联系而又相互对立的两种事物或现象,又代表同一事物或现象内部所在的相互对立的两个方面。所以,它属中国古代哲学的一对范围,是古代哲学家对自然界事物规律认识的科学抽象。②天地之道:是自然界的普遍规律。天地,指自然界。道,指规律。③万物之纲纪:是自然界一切事物和现象归类的纲纪。纲纪,指纲领。④变化之父母:是自然界一切事物或现象发展变化的起源。父母,指起源或根本。⑤生杀之本始:是自然界一切事物和现象产生与消亡的根源。生,指产生。杀,指消亡。本始,指本原或根本。⑥神明之府也:神,指事物的内部变化。明,指事物内部变化表现于外的征象。神明,此处指自然界万物运动变化的内在动力。府,指居住之处也。⑦本:阴阳。

【语译】 黄帝说:阴阳是自然界事物变化的普遍规律,可以作为分析和归纳一切事物的纲领;事物的一切变化,都是由于阴阳这对相互对立两方面的相互作用而发生的,所以,阴阳既是事物发生发展的根本,也是事物毁灭消亡的由来,事物所以会产生复杂的变化,就是因为事物内部存在着相反相成的阴阳两方面。因而治疗疾病也必须从病情的阴阳变化这个根本上来认识问题和处理问题。

【名家论述】 ①肖龙友:"治病必求于本,是指根本,根本就是指阴阳。"②匡调元:"体质才是人之本,病因之阴阳作用于体质之阴阳,综合而呈现证候之阴阳,其根本环节在体质。辨证论治,《内经》所以强调治病求本,知此其要者一言而终是也。"③张灿甲:"本就是病变的本质,实际指阴阳偏倾这个根本原因。"

【按语】 治病求本,是一切补法的指导原则。治病者或本于阴,或本于阳,"谨察阴阳所在而调之,以平为期"。治病求本实为推求人体阴阳的变化状况。人为本,病为标,正气为本,邪气为标。中医治疗疾病并非单纯以治病为主,而是通过调治人体阴阳失调的状态,以达到治疗疾病的目的。

【临床应用】 ①见痰休治痰:热痰,清化;寒痰,温化;脾湿生痰,健脾化痰;肾湿,水泛为痰,温肾化气。②见血休治血:气火出血,降气平肝;阳虚失血,温阳;气虚失血,益气摄血。③见汗不发汗:阴虚无汗,滋阴;阳虚无汗,温阳。气虚无汗,补气。血虚无汗,养血。④有热莫攻热:湿热内伏,苦寒清化;气虚生热,甘温除热;阴虚生热,滋阴抑阳。⑤喘生忽耗气:内伤肾气而致喘,温肾摄纳肺气;外感日久耗伤肺气引起的喘,补益肺气。⑥遗精不涩泄:主要指邪实引起遗精,如下焦湿热,应除湿祛热。

【原文】 五脏者,皆禀①气于胃,胃者,五脏之本②也。——《素问·玉机真脏论》

【注释】 ①禀:指受,接受。②本:指根本,即后天之本。

【语译】 五脏都从胃得到精气,胃是五脏的根本。

【名家论述】 ①秦越人《难经十五难》:胃者,水谷之海也,主禀四时,故皆以胃气为本,是谓四时之变病,死生之要会也。②李东垣《脾胃论·脾胃虚实传变论》:元气之充足,皆由脾胃之气无所伤,而后能滋养元气;若胃气之本弱,饮食自倍,则脾胃之气既伤,而元气亦不能充,此诸病之所有生也。③李中梓《医宗必读·脾为后天本论》:一有此身,必资谷气。谷入于胃,洒陈于六腑而气至,和调于五脏而血生,而人资之以为生者也。

【按语】 胃为五脏之本是指胃为人体的后天之本。脏气者,不能自致于手太阴;必因于胃气,乃致于手太阴也。谷气入于胃以传于肺,五脏六腑皆以受气,故脏气必因于胃,乃得至手太阴,而脉则见于气口,此所以五脏之脉,必赖胃气以为之主也。五脏的营养都赖于胃腑水谷阴之精微,因此胃是五脏的根本。因胃为水谷之海,水谷入胃,经过腐熟,消化,吸收,其精微之气上注于肺,经肺的宣发,布散,五脏六腑才得以受气,所以只有胃气充实,五脏之气才能充沛。

【临床应用】 治疗疾病需顾护胃气。①中满者,需急治。因中满水饮难入,胃气衰竭,危及生命,故应该急治。②先泄而后生他病者治其本。先治泄泻,使脾胃运化正常,胃气得复,则他病易于痊愈。

【原文】 谨察阴阳所在而调之,以平为期①,正者正治,反者反治②。——《素问·至真要大论》

【注释】 ①以平为期。张介宾注。"阴阳者,脉有阴阳,证有阴阳,气味有阴

阳,经络脏象有阴阳,不知阴阳所在,则以反为正,以逆为从,故宜谨察而调之,以平为期,无令过也。"运有太过,不及与平气,太过之运,治当抑其胜气,以扶其不胜,不及之运,治当制所不胜之气,以扶其不及。总宜调和阴阳,使其平也。使人体阴阳恢复新的平衡协调状态。故凡发生病变,总为阴阳失调,治之补泻,无不在调和阴阳。②正者正治,反者反治。王冰:阴病阳不病,是为正病,则正治之,谓以寒治热,以热治寒也。阴位已见阳脉,阳位又见阴脉,是谓反病,则反治之,谓以寒治寒,以热治热也。

【语译】 要仔细地观察机体阴阳失调的病机所在而调治它,以达到恢复机体阴阳平衡为目的,疾病的表现与疾病的病机本质一致的证候用正治法,疾病的表现与疾病的病机本质不一致的用反治法。

【名家论述】 ①张介宾《类经·论治类四》:真者正治,知之无难,假者反治,乃为难耳。②王冰:壮水之主,以制阳光;益火之源,以消阴翳。

【按语】 这句话是一切治疗方法的总原则。其总原则就是要调和阴阳。具体而言,又分正治法和反治法。正治法:是指逆疾病的临床表现性质而治的一种最常见的治疗法则,即是采用与疾病证候性质相反的方药进行治疗。它适用于疾病的征象(主要指症状及体征)与疾病的本质相一致时的病症。反治法:是指顺从疾病外在表现的假象性质而治的一种治疗法则。它所采用的方药性质与疾病证候中假象的性质相同,它适用于疾病的征象与其本质不完全一致的病症。由于某些严重而复杂的疾患,其临床表现与疾病本质相比较,常有寒热或虚实的真象与假象并存的情形,较难区别,因此又有反治之法。

【临床应用】

(1)正治法

①寒者热之:表寒证运用辛温解表的方药,如麻黄汤和桂枝汤;里寒证运用辛热温里的方药,如理中汤、吴茱萸汤等。②热者寒之:表热证运用辛凉解表的方药,如银翘散和桑菊饮;里热证采用苦寒攻里的方药如三承气汤。③虚则补之:阳气虚衰运用扶阳益气的方药,如理中汤,吴茱萸汤等;阴血不足采用滋阴养血的方药,如四物汤。④实则泻之:食滞采用消食导滞的方药,如保和丸、枳实导滞丸;血瘀证采用活血化瘀的方药,如血腑逐瘀汤;痰湿病证采用祛痰祛湿的方药,如二陈汤;火热毒盛采用清热解毒的方药,如五味消毒饮。

(2)反治法

①寒因寒用:热厥证中,阳热内盛,热邪深伏于里,常表现出壮热,恶热,烦渴饮冷,小便短赤,舌质红绛,苔干黄或灰黄而干等里热征象,同时又表现出四肢逆冷的假寒征象,治疗当顺从疾病的假象,以寒凉性质的药物来治疗,如白虎汤。②热因热用:阴寒内盛,寒邪深伏于里,逼迫虚阳外越,出现下利清谷,四脉厥逆,脉微欲绝,舌淡苔白等内真寒证,同时又出现身反不恶寒,其人面赤如妆的外假热证。当用温热性质的

药物来治疗,如四逆汤。③塞因塞用:脾气虚,出现纳差,体倦乏力,舌淡脉虚的同时,出现明显的脘腹胀满且大便不畅,但腹胀时重时减,少顷复如故,此乃脾虚,气推动无力所致,是真虚假实证,治当采用健脾益气的方药治疗,如四君子汤。④通因通用:宿食内停,阻滞胃肠,致腹痛肠鸣泄泻,泻下物臭如败卵,苔腻厚浊而脉滑,是真实假虚证,当消食导滞攻下,推荡积滞,使邪有去路,如木香槟榔丸和枳实导滞丸。

【原文】 审其阴阳以别柔刚①,阳病治阴,阴病治阳②,定其血气,各守其乡③,血实者宜决之④,气虚者掣引之⑤。——《素问·阴阳应象大论》

【注释】 ①柔刚:柔属阴,刚属阳。柔刚,在此指阴阳。②阳病治阴,阴病治阳:吴崑:刺法有从阴引阳,从阳引阴,汤液有阳盛养阴,阴盛养阳,皆谓之阳病治阴,阴病治阳。张介宾注:阳胜者阴必病,阴胜者阳必病。③定其血气,各守其乡:确定其病在气还是在血,谨守其病所而施治。乡,指病位。④血实者宜决之:血实,指瘀血壅滞。决之,指逐瘀,放血之法。⑤掣引之:掣,提也。掣引,指益气升提之法。

【语译】 必须详细审察疾病的属阴属阳,是柔是刚。阳病可亦以治阴,阴病亦可以治阳。确定气分血分的病变所在而后治之。血气实的,应当用放血以泻之,气虚的宜导引以补之。

【名家论述】 ①吴崑《素问吴注·阴阳应象大论》:天地万物,变化生杀而神明者,皆本于阴阳,则阴阳为病之本可知。故治病必求其本,或本于阴,或本于阴,必求其故而施治也。②张介宾《类经·论治类一》:阴以阳为本,阳存则生,阳尽则死……急者虚之本……虚者实之本。③张志聪《素问·阴阳应象大论》:人之脏腑气血,表里上下,皆本于阴阳。

【按语】 这句话提出了治疗原则和治疗方法,治疗原则指阴病治阳,阳病治阴。阴病治阳:对阳虚无以制阴而出现的虚寒证,采用扶阳的方法以消退阴盛。阳病治阴:对阴虚无以制阳则阳亢的虚热证,采用滋阴的方法以制约阳亢。治疗方法讲的是血瘀及气虚的治疗方法。当然还有其他如血虚,气滞的治疗方法。

【临床应用】 ①血瘀:活血化瘀,如少腹逐瘀汤;血虚:补血,四物汤、八珍汤,其中调补脾胃尤为重要。②气滞:行气,柴胡疏肝散;气虚:补气,四君子汤。③气虚不能摄血:补气为主,佐以收涩止血之剂,当归补血汤和十灰散。④气随血脱:益气固脱止血,病势缓和后再行养血之剂,当归补血汤和十灰散。

2. 治病救人

【原文】 一曰治神①,二曰知养身②,三曰知毒药③为真④,四曰制砭石大小⑤,五曰知腑藏血气之诊⑥,五法俱立,各有所先。——《素问·宝命全形论》

【注释】 ①治神:治,调治。神,精神,神志。②养身:陶冶自己的道德、品性、性格,具有较高的修养,品质高尚纯正。③毒药:指性味峻烈的药物。④为真:为,作用也。真,此处指药物的性味。⑤制砭石大小:要懂得制取砭石的大小,应根据病情,以适其用。⑥知腑藏血气之诊:知,辨别。诊,通证。辨别脏腑血气的各种证候特点。

【语译】 第一要精神专一;第二要知道保养身体;第三要了解药物的性能;第四要制定大小砭石以适应不同的疾病;第五要懂得脏腑血气的诊断方法。这五种治法各有所长,先运用哪一个,要视具体情况而定。

【名家论述】 ①张志聪《素问集注·异法方宜论》:治病之法,各有异同。五方之民,居处衣食,受病治疗,各有所宜。②《圣济总录·治法·治宜》:东方之民治宜砭石,西方之民治宜毒药,北方之民治宜灸,南方之民治宜微针,中央之民治宜导引按跷,然则从气所宜而治之,固可知也。

【按语】 指对医师的五点要求:一知治神:即要求医师在临证时要精神专一,认真负责。二知养身:医师要注意陶冶自己的道德,品性,性格,具有较高的修养,品质高尚纯正才可以作医师。三知毒药为真:古人认为凡具有祛除病邪作用的药物皆为有毒之品,用之不当会损伤人体正气,因此,医师要确实掌握药物的性能,配伍和禁忌,及辨证的虚实,使药力直达病所,祛邪除疾。四知制砭石大小:强调医师要了解针具的大小式样和用途,临证时选取适当的针具,这样才能提高疗效。五知脏腑血气之诊:医师首先要辨别脏腑血气的各种证候特点,然后才能施治以不同的治法。

【临床应用】 ①痈疡之热盛于外,用针砭;又当毒未尽出,用毒药。又当阴毒之内陷,用艾灸。②湿邪之在四肢而病痿厥,用针砭。③气血不能疏通者,用按跷导引。

3. 审时度势

【原文】 必先岁气,无伐天和①,无盛盛,无虚虚②,而遗人夭殃③;无致邪④,无失正⑤,绝人长命⑥。——《素问·五常政大论》

【注释】 ①必先岁气,无伐天和:岁气,当年司天在泉之气的变化情况;伐,伤害;必须首先确立岁气的太过和不及,宜补则补,宜泻则泻,不要干犯天之和。②无盛盛,无虚虚:第一盛字为动词,是补之义,第一虚字为动词,泻之义。不要补其盛,不要泻其虚。③夭殃:夭,夭折;殃,灾害。④致邪:实证误补,助长邪气。⑤失正:虚证误泻,损伤正气。⑥绝人长命:因为治疗失误而使人早死。

【语译】 一定要先了解岁气的太过或不及,不要攻乏天真的冲和之气。不要使实者更实;不要使虚者更虚,而给患者留下后患。总之,一方面要注意不能使邪气更盛,另一方面要注意不能使正气丧失,以免断送患者的性命。

【名家论述】 ①《圣济总录·治法·治宜》:人生天地中,随其受病。医之治病,从气所宜。统论之,阴阳殊化,有东南西北之异气。②刘恒瑞《经历杂论·疼痛辨》:其有邪实正虚之证,不去邪正不得复,不养正邪不能解,妙在去邪,去邪不伤正,扶正不助邪,斯得法矣。③张介宾《类经·论治类十八》:所以余之治人,既察其邪,必观其正,因而百不失一,活人无算。④徐大椿《医学源流论》:人禀天地之气以生,故其气体随地不同。⑤张志聪《素问集注·异法方宜论》:所以治异而病皆愈者,得病之情者,知病之因于天时,或因于地气,或因于人之嗜欲,得病之因情也。

【按语】 必须掌握岁气变化,以选择与岁气有关的"谷肉果菜",如春季多食凉性食物,夏季多食寒性食物(西瓜、苦瓜),秋季多食多汁食物(梨),冬季多食温性事物(羊肉),所谓"四时五脏病随五味所宜也"。当然,还要考虑地理条件及病人条件的不同。只有这样,才能不会犯"盛盛""虚虚""致邪""失正"的过失。

【临床应用】 ①因天(时)制宜:子午流注,灵龟八法。②随地制宜:西北之人,气深而厚,受风寒难于透出,多用疏通重剂;西北地寒,多用温热之药;东南地温,多用清凉之品;交广之地,汗出无度,亡阳尤易,附子,肉桂常用。③因人制宜:人的体质有强弱,阴阳,寒热等区别,或表现为不同的病理性质,因而,患病之后,机体的反应性不同,病证的属性有别,治法方药也应当有所不同。体质强壮者,其体耐受攻伐,药量稍重亦无妨;体质弱者,其体不耐攻法,多采用补益之剂,或选用气味较薄,毒性较小的药物来治疗。

4. 标本缓急

【原文】 知标本①者,万举万当②,不知标本,是谓妄行。——《素问·标本病传论》

【注释】 ①标本:标,末也,原指树的枝梢,此指疾病的终端表现;本,原指树的根部,此指疾病的发病原因或起始过程。另标本的含义在中医理论中是一对相对概念,其意义较广泛。②万举万当:指治疗万无一失。

【语译】 知道标病、本病,一切治疗都会有效。不知道标病、本病,就会无效,叫作乱治。

【名家论述】 ①张元素《医学启源·内经主治备要》:大凡治病者,必先明其标本,标者末,本者根源也……标本相传,先以治其急者,又言六气为本,三阴三阳为标,故病气为本,受病经络脏腑谓之标。②王好古《汤液本草·标本阴阳论》:夫治病者,当知标本……以病论文,先受病为本,后流传病之标,凡治者,必先治其本,后治其标。③张介宾《景岳全书·传忠录·标本论》:病有标本者,本为病之源,标为病之变。病本惟一,隐而难明;病变甚多,显而易见。故今之治病者,多有不知本末,而惟据目前,则最为斯道之大病,且近闻时医有云,急则治其标,缓则治其本,……以为得其要矣。④喻昌《医门法律·申明内经法律》凡病有标本,更有似标之本,似本之标。若不明辨阴阳逆从,指标为本,指本为标,指似标者为标,似本者为本,迷乱经常,倒施针药,医之罪也。

【按语】 这句话指出了治疗的效果对照:知标本者,万举万当,不知标本,是谓妄行。必须在诊断治疗中抓住几个环节。①必别阴阳:首先要对疾病性质做出原则概括,强调用阴阳二纲来定性判断;②前后相应:综观病变全过程,有机地联系前后变化情况;③逆从得施:恰当运用逆治或从治的法则,以期获得最好疗效;④标本相移:针对不同机体情况,灵活变换治标或治本的方法。

【临床应用】 ①在肝病基础上又形成臌胀,则肝病为本,腹水为标,宜先化瘀利水,待腹水减退,病情稳定后,再疗其肝病。②《金匮要略》:"病,医下之,续得下利清谷不止,身体疼痛者,急当救里。"其身体疼痛乃经络受邪,下利清谷不止系脾阳衰微,两者相较,里证为急,故急当救里。③热性病过程中,大便燥结不通,邪热里结为本,阴液受伤为标,治疗当以泻热攻下与滋阴通便同用。

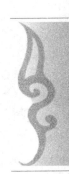

【原文】 夫阴阳逆从标本之为道也,小而大,言一而知百病之害,少儿多,浅而博①,可以言一②而知百也,以浅而知深,察近而知远,言标与本,易而勿及③。——《素问·标本病传论》

【注释】 ①小而大,少儿多,浅而博:能掌握疾病的阴阳逆从标本之理,对其认识就能由小到大,从少到多,有粗浅到广博逐渐提高。②一:指阴阳逆从标本之理。③易而勿及:指标本之理理解它较易,真正运用自如则难以达到。

【语译】 阴阳顺逆和标本,作为一种原则,可以使人们对疾病的认识由小而大,从某一点出发,就可以了解各种疾病的害处;又可以引少入多,由浅入深,从一种疾病而推知各种疾病。从浅便能知深,察近便能知远。讲标与本的道理,是容易理解,而不易做到的。

【名家论述】 ①张元素《医学启源·内经主治备要》夫标本微甚,治以逆从,不可不通也。②王好古《汤液本草·标本阴阳论》若先治其标,后治其本,邪气滋甚,其病益蓄;若先治其本,后治其标,虽病有十数症,皆去矣。③张介宾《景岳全书·传忠录·标本论》经曰:夫阴阳逆从标本之道也……然亦谓其可取者,则在缓解二字诚所当辨,然即中满及小大不利二证,亦各有缓急,盖急者不可从缓,缓者不可从急,此中亦有标本之变,方不可以误认而一概论也。④张介宾《类经·标本类五》凡治本者十之八九,治标本着为中满及小大不利两者而已。盖此两者,亦不过因其急而不得不先之也。

【按语】 标本的区别和标本治法的运用,有利于从复杂的疾病矛盾中找出和处理其主要矛盾或矛盾的主要方面。从治病而言,总以治本为要务。但是,在疾病过程中的不同阶段,病症有先后,矛盾有主次,病情有缓急,因而,有时当先治其标,有时又宜先治其本,有时又以标本兼治为宜。这是处理疾病过程中不同矛盾的灵活方法,同样也是针对疾病的本质而治的。

【临床应用】 ①阴水患者复感外邪而病感冒,则应先治疗其感冒,以免加重本病,为治本创造条件。②风热表证出现头痛,可发散风热而解表,表解则头痛自除;也可先治头痛。③脾虚失运,易致食滞,可先理气消导,后补益脾气。④素体气虚,抗病能力低下,反复感冒,治宜益气解表。

【原文】 间者并行①,甚者独行②。——《素问·标本病传论》

【注释】 ①间者并行:间者,指病情较轻者;并行,指标本同时治疗。②甚者独行:甚者,指病情较重者;独行,治其标或先治其本,不管标本,首先解除危及生命的证候。

【语译】 病势轻的,标本可以兼治,病势重的,或治本,或治标,可以单独进行。

【名家论述】 ①张志坚《江苏中医》:属本属标的分析,要根据事物一定的场合,一定的时间而定。②《任应秋论医集·治则学说》:病的标本问题,反映了病的本质与现象,原因与结果,原生与派生等几个方面的矛盾关系。③刘树民《中医药学报》:"本"与"标"是相对而言的……为了达到治本的目的,就要抓住主要矛盾,解决主要矛盾,临床上分别有或先取其标,或先取其本,或标本并列之别。④柯新桥《湖北中医杂志》:急则指标,缓则治本或标本同治。

【按语】 这句话指出:在临床治疗中,依据不同病情而确立标本先后的方略,以解决主要矛盾,具有重要意义。因为它关系到效果的好坏和治疗的成败。在一般情况下,疾病是以治本为主,但在某种特殊情况下,标上升为主要矛盾,不治其标甚至危及患者的生命。如对高热,剧痛,抽搐,喘促,昏迷,便闭,脱血等的急病处理,均应先治、急治。

【临床应用】 ①"少阴病,始得之,反发热,脉沉者,麻黄附子细辛汤主之",少阴病兼表的证治,因里阳虚不太甚而现表里同病,宜表里同治,以麻黄附子细辛汤温经发汗,表里双解,此属"并行"。②"伤寒,医下之,续得下利清谷不止,身疼痛者,急当救里;后身疼痛,清便自调者,急当救表,救里宜四逆汤,救表宜桂枝汤,此属"独行"。

5. 重视调神

【原文】 得神①者昌②,失神者亡。——《素问·移精变气论》

【注释】 ①神：指人体生命活动总的表现。②昌：盛。

【语译】 病人有神，预后较好，这是生命力旺盛的表现；患者失神，预后较差，这是患者将要衰亡的表现。

【名家论述】 ①王冰注《黄帝内经素问》：神安则寿延，身去则形弊，固不可不谨养也。②喻昌《医门法律》：色者形之施也，神旺则色旺，神衰则色衰。③陶弘景《养生延命录》：神者，精也，保精则神明，神明则长生。④张介宾《类经·论治类》：凡治病之道，攻邪在乎针药，行药在乎神气，故治施于外，则神应于中，使之升则升，使之降则降，是其神之可使也。若医药剂治其内，而脏气不应，针艾治其外，而经气不应，此神气已去，而无可使矣，虽竭力治之，从成虚废已尔。⑤郭霭春：按得神两句，综前色脉而言。善"数问"以后，再观色脉，所谓"得失"者，简言之，面色光泽，脉息平和，是谓"得神"；形羸色败，脉逆四时，是谓"失神"。得失之间，生死系焉。

【按语】 这句话讲了神对于人体的重要性。神是生命活动的外在表现。因此，了解神的情况，对判断病情的轻重预后的有重要的意义。神的盛衰得失，不但可以从色脉反映出来，而且还可从人的精神意识反应及饮食动静等情况反映出来。如果神机衰败就不能使治疗措施和方法到达病所发挥治疗作用。"神机使"则病可治，"神机不使"则病不可治。故临床治病时要关注患者之神机盛衰。

【临床应用】 精神调摄法：现代研究表明不良的精神状态和情绪变化可使机体免疫力下降。中枢神经功能紊乱，从而导致各种疾病；而人在入静后，生命活动中枢的大脑又恢复到人的儿童期所表现出的大脑电波状态，提示当人心情宁静淡泊时，脑神经的衰老指标可得到逆转。我们要做到以下三点：①以理收心，明确私欲之害。②权衡得失，舍利而取身。③养心敛思，志向专一。

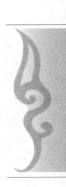

【原文】 动作以避寒，阴居①以避暑，内无眷慕②之累，外无伸宦之形③，此恬淡之世，邪不能深入也。故毒药不能④治其内，针石不能治其外，故可移精祝由⑤而已。——《素问·移精变气⑥论》

【注释】 ①阴居：阴凉之处居住。②眷慕：眷恋思慕。③外无伸宦之形：在外不应追求名利，以劳其形体。伸：追求。宦：官宦、名位。④不能：不需要。⑤祝由：古代的一种治病方法。即通过对神祝祷，念咒画符一类活动，达到治疗的目的。施术者大多具有一定的医学知识，所以从形式上看属迷信活动，但内涵一定的科学道理，实际上属于古老的精神疗法。祝：咒。由：病之由来的意思。⑥移精变气：指转移患者的精神意识，调整改变紊乱的气机，使其恢复正常，从而达到治疗的目的。移：转移也。精：精神也。变：调整改变也。气：气机也。

【语译】 冬天利用体力劳动来抵御寒气，夏天住在阴凉的地方来躲避暑气，内心没有羡慕的累赘，外形上没有忧患的表现。在哪个安静恬淡的环境里，外邪气是不容易侵犯人体的,所以既不需要"毒药治其内",也不需要"针石治其外",而只要用祝由的方法改变患者的思想精神,断绝疾病的根由就够了。

【名家论述】 ①《圣济总录·卷第四·治法》:祝由上古移精变气,祝由而已,盖其俗淳,其性朴,其病微,至诚不一。推病由而祝之,以通神明,故精可移而气可变也。②马莳《素问注证发微·第二卷·移精变气论第十三》:祝由者,祝其病所由来,以告于神也,上古毒药未兴,针石未起,非其移精变气,可祝由而已病也。

【按语】 精神疗法的运用:通过语言行为等转移患者对疾病或身体不适的注意力,解除或减缓患者的心理压力,借以调整其气机,使疾病转愈。

【临床应用】 经常欣赏音乐、戏剧,或进行读书吟诗、散步等动静相宜的活动,培养情趣,怡养心身,人生际遇遭逢灾难与疾病在所难免,因此,应以一颗平常心对待。

6. 未病先防

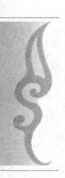

【原文】 不治已病治未病,不治已乱治未乱,此之谓也。夫病已成而后药①之,乱已成而后治之,譬犹渴而穿井,斗而铸锥②,不亦晚乎?——《素问·四气调神大论》

【注释】 ①药:活用为动词,作"治疗"讲。②锥:此指兵器。

【语译】 所以圣人不治疗已经患病的人而要治疗还未患病的人,不治理已经发生祸乱的国家而要治理还未发生祸乱的国家,就是这样一个道理。如果疾病已形成再来治疗,祸乱已发生再来治理,那犹如口渴了临时挖井取水,战斗开始了临时制造兵器一样,岂不太晚了吗?

【名家论述】 ①张介宾《类经·针刺类十三》:救其萌芽,治之早也。救其已成,治之迟也。早者易,功收万全;迟者难,反因病以败其行。②徐大椿《医学源流论·防微论》:故凡人少有不适,必当即时调治,断不可忽为小病,以致渐深;更不可勉强支持,使病更增,以贻无穷之害。③张机《金匮要略·脏腑经络先后病脉证第一》:夫治未病者,见肝之病,知肝传脾,当先实脾,四季脾旺不受邪,即勿补之。

【按语】 这句话论述了未病先防的重要性,提出了治未病的重要原则,为后世预防原则的内容得到了进一步的充实和发展。今之治未病,包括未病先防和既病防变两个方面。就未病先防而言,其基本原则是:①适应自然规律,即顺应四时阴阳消长节律,从而使人体生理活动与自然界变化的周期同步。②重视精神调养,要尽量避免外界环境的不良刺激对机体的影响,要提高自我心理的调摄能力。③房事有节。因性生活要消耗肾精,因此必须节制。④注意形体锻炼,一般要求运动量要适度,要求循序渐进,持之以恒。⑤谨和五味,要辨饮食之宜忌和平衡膳食。⑥防止病邪侵害,要求"虚邪贼风,避之有时","避其毒气",实施药物预防。

【临床应用】 ①养生保健。②接种预防疫病传染的疫苗。

二、补法总要

【原文】 因其衰①而彰②之——《素问·阴阳应象大论》。虚则补之，衰则补之。——《素问·至真要大论》

【注释】 ①衰：正气虚衰。②彰：补益之法。

【语译】 对于虚证，采用补益的方法治疗。

【名家论述】 ①孙思邈《备急千金要方·论·服饵第八》 凡有虚损，无问少长，须补即补，以意量度而用之。②张介宾《类经·疾病类二十二》 凡虚者宜补，如云散者收之，燥者润之，急者缓之，脆者坚之，衰者补之，劳者温之，损者益之，惊者平之之属，皆用补之法也。

【按语】 补法因气血阴阳之异。对于阴阳而言，有阴阳互制的补虚方法，主要包括滋阴以制阳和扶阳以制阴；有阴阳互济的补虚方法，只要包括阴中求阳和阳中求阴；有阴阳并补，此须分清主次而双补。对气血而言，气虚证宜补气。由于气的生成来源主要是先天之精气，水谷之精气和自然界中的清气，除了先天禀赋，饮食因素，环境因素外，还与肾，脾胃，肺等生理功能状态有关。因而，在补气时，应注意调补上述脏腑的生理功能，调补脾胃尤为治理气虚的重点。血虚证宜补血。由于水谷精微是"化赤"生血的主要来源，营气，津液参与化血，并与脾胃，心，肾，肝等生理活动密切相关。因而，补血时，应注意调补上述脏腑的功能，且调补脾胃尤为治疗血虚证的重点。

【临床应用】 ①对于阴虚无以制阳引发阳亢的虚热证，采用滋阴的治疗方法，如知柏地黄丸、大补阴丸。②对于阳虚无以制阴引发阴盛的虚寒证，采用扶阳的治疗方法，如理中丸、金匮肾气丸。③脾气下陷者，用益气升提的治疗方法；气脱者宜益气固脱的治疗方法。④血虚致气少者，宜以养血为主，佐以益气。

三、补法分类

【原文】 形不足者，温之以气①，精不足者，补之以味②——《素问·阴阳应象大论》

【注释】 ①形不足者，温之以气：气虚而见形寒肢冷或自汗之证，当用薄气的药物以补气的治疗方法。②精不足者，补之以味：指阴精血液亏虚之证，当用厚味

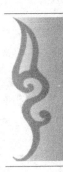

以补精血的治疗方法。

【语译】 形体虚弱的要用气分的药物温补之;阴精不足的,要用厚味的药物滋补之。

【名家论述】 ①张介宾《类经·疾病类二十二》:治虚者,但察其根本有亏,则倏忽变幻,可无虑乎! ②张介宾《景岳全书·虚损》:病之虚损,变态不同,因有五劳七伤,证又营卫脏腑,然总之则人赖以生者,惟此精气,而病为虚损者,亦惟此精气。气虚者,即阳虚也;精虚者,即阴虚也。

【按语】 补则有气血阴阳之别及药用之异。"形不足者,温之以气"为补阳而设;"精不足者,补之以味"为补阴而设。气薄之药食多有补气益阳之功效;厚味之药食多有滋补阴精血液的功效。故补阳者用气薄之药食,补阴者用味厚之药食。在厚味之中,又以血肉有情之品功效最著。

【临床应用】 ①血虚有寒型崩漏,治以养血温经,祛寒止痛。方用当归生姜羊肉汤。②精血亏虚而不能排精,宜饮食调养,适当增加蛋肉鱼食品,注意劳逸结合,房事不宜过频。③气虚自汗出受外邪而患感冒,治当补气固表敛汗,方用玉屏风散。④气虚早泄者,当补益肾气,方用金匮肾气丸、金锁固精丸。注意劳逸结合,房事不宜过频。

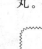

【原文】 补中兼温——劳者温之,损者温之①。——《素问·至真要大论》

【注释】 ①劳者温之,损者温之:指劳损之病,正气大虚,宜以少火温补之品,以助阳气,切不可苦寒泻热,更伤其阳。

【语译】 劳损之病采用温补之品治疗。

【名家论述】 ①叶桂:"培生生初阳,是劳损主治法则。"②张璐对肾阳命火亏损之证"伤其真阳,无阳则阴无以生,故肾脂枯不长;无阴则阳无以化,故寒甚至骨也。"主张用温阳补虚之法。

【按语】 这句话讲了劳损之病以补为主要方法。劳损之病本是正气大虚之病。壮火之品伤气,少火之品补气,故宜用少火之品温补助生阳气;更不可用苦寒之品,使更伤阳气。

【临床应用】 ①心阳虚型胸痛,治以益气温阳,方用保元汤。方中人参、黄芪益气扶正,肉桂、甘草、生姜温通阳气。②肾阳虚型遗精,治以温补肾阳,方用右归丸。其中肉桂、附子为温补肾阳之品。

【原文】 补中兼升——气虚宜掣引之——《素问·阴阳应象大论》。下者举之——《素问·至真要大论》

【注释】 气虚掣引之,下者举之:临床上中气下陷之证用补中益气的方法。

【语译】 中气下陷的病证采用补中益气的方法治疗。

【名家论述】 《医学入门·泄泻》:凡泻皆兼温……久则升提,……陷则升举,随证变用。

【按语】 中气下陷之证一般是经过了较长时间的中焦气虚而引起的下陷之证,伤及了脾阳或肾阳。故治法上主要用补法,并且与升提中焦之气同用。

【临床应用】 ①脾虚泻泄,治疗用健脾益气,方用参苓白术散,方中人参、白术、茯苓、甘草健脾益气,升提中焦之气。②肝郁泻泄,治疗用抑肝扶脾,方用痛泻要方。其中白术健脾补虚,防风升清。③子宫脱垂、胃下垂,治疗用补中益气汤,其中黄芪、升麻、柴胡升阳举陷。

【原文】 补中兼收——散者收之①。——《素问·至真要大论》

【注释】 ①散者收之:自汗,盗汗或肾精外泄之正气耗散之证,治疗用敛补之法。

【语译】 自汗、盗汗、肾精、失血等气血精液外泄的病症采用敛补的方法治疗。

【名家论述】 ①叶桂治虚大法:血肉填下"精气未旺",……当以血肉充养,主张用敛补药物,用于肾阳不藏,肾精外泄者。②《济生方·诸汗门》:人之气血,应乎阴阳,和则平,偏则病。阴虚阳必凑,故发热自汗;阳虚阴必乘,故发厥,自汗。③《医学证传·汗证》:若夫自汗与盗汗者,病似而实不同也。其自汗者,无时而?然出,动则为甚,属阳虚,胃气之所司也;盗汗者,寝中而通身如欲,觉来方知,属阴虚,营血之所主也。大抵自汗宜补阳调卫,盗汗宜补阴降火。④徐大椿:当阳气之未动也,以阴药止汗,及阳气之既动也,以阳药止汗,而龙骨、牡蛎、黄芪、五味收涩之药,则两方皆可随宜用之。

【按语】 阴虚或阳虚而导致的人体精液外散,因体内没有阴精或阳气对它的制约。治疗此证时用敛补的方法。

【临床应用】 ①阴虚火旺型盗汗,以滋阴降火为治疗方法。方用当归六黄汤。其中当归、生地黄、熟地黄滋阴养血,黄芪益气固表。②心血不足型自汗,以补血养心止汗的治疗方法。方用归脾汤加减。其中人参、黄芪、白术、茯苓益气健脾,五味子、浮小麦、牡蛎收涩敛汗。

【原文】 食养强正——脆者坚之①。——《素问·至真要大论》

【注释】 ①脆者坚之:是补之以令脏气强盛的食补治疗方法。

【语译】 体质偏衰者采用食补的方法治疗。

【名家论述】 ①《备急千金要方》：食能祛邪而安脏腑,悦情爽志以资气血。②《金匮要略》：凡饮食滋味以养于生。

【按语】 饮食疗法：饮食与人体健康之间存在宜与忌,利与害的辩证关系。食养人体也有它一定的原则。一般而言,体质偏热者,进食宜凉而忌温；体质偏寒者,进食宜温而忌凉；平体之人,宜进平衡饮食而忌偏。

【临床应用】 ①体质强壮者,进食宜凉,如瓜果,饮料,凉菜等而忌温。②体质弱者,进食宜温,如鸡蛋、各种肉食等而忌凉。③平体之人,宜进平衡饮食如少些鸡蛋,少些肉食,少些凉菜,瓜果等而忌偏。

【原文】 药食康复——谷肉果菜,食养尽之①。——《素问·五常正大论》

【注释】 ①谷肉果菜,食养尽之：指病后康复之所需的饮食补养。
【语译】 病后身体虚弱者采用对证的饮食补养的方法。
【名家论述】 叶桂：主张食养"食物自适者,即胃喜为补","脾饮食增而津血旺,以致充血生精而复其真元之不足"。
【按语】 药补不如食补。用药治疗疾病只能治好八九分,而最后的康复要靠食补才能使人的身体恢复健康。
【临床应用】 ①感冒刚刚好时,吃些清淡的易消化的食物,这样才有助于疾病不再复发。②对于不能排精的年轻人,饮食可适当增加蛋、肉、鱼等高蛋白的食物。这样有助于增加精血,使体质增强。

四、补 方 之 制

1. 权衡轻重

【原文】 气有多少①,病有盛衰,治有缓急,方有大小,愿闻其约奈何？岐伯曰："气有高下,病有远近,证有中外,治有轻重,适其所为故②也"。——《素问·至真要大论》

【注释】 ①气有多少：指三阴三阳之气有盛有衰。②适其所为故：制方用药以其药力恰好达到病之所在为原则。适,恰好。所,病之所在。故,常,此作原则讲。
【语译】 "气有多少的不同,病有盛衰的不同,治法有缓急的不同,方剂有大小的不同,想听听其中的一般规律如何？"岐伯说："病气所在,有高下之别,疾病所在,远近之分,症状表现,有内外表里之异,治疗方法,有轻重缓急的不同,总之,以恰到病所为准则。"

【名家论述】　①王肯堂《证治准绳·泄泻滞下·总论》：大抵治病，当求其所因，察何气之胜，取相克之药平之，随其所利而行之，以平为期，此治之大法也。②周慎斋《慎斋遗书·卷三·二十六字元相·缓》：夫病有新久，新则势急，宜治以重剂，久则势缓，宜调以轻剂。一切内外伤，邪气已通，药宜间服，当以饮食调之，于中有缓急之意存焉。

【按语】　这句话主要讲的是制方要有法度。由于气有多少，病有盛衰，故治法有缓急轻重，处方有奇偶大小，总以适其病至之所为要。具体而言，①奇偶制方。"君一臣二，奇之制也；君二臣四，偶之制也。"即后世所谓"复方"。认为凡药味多，组方复杂为"大方"，用于治疗复杂或严重的疾病；药味少，组方简单的为"中方"或"小方"，用于治疗单纯或轻浅的疾病；②缓急（轻重）制方；③反佐制方。

【临床应用】　临床用药时，由于用药的目的不同，同一药物的用量可不同。如槟榔，用于消积行气，利水，常用剂量为6～15克；而用于杀姜片虫、绦虫时，即须用到60～120克，再如洋金花，如用于止咳平喘或止痛，一般只用0.3～0.6克，每日量不超过1.5克，但若用作麻醉药时可用到20克。即使是利用药物的同一功效，也可能因为用药目的不同而使用不同剂量，如泻下药牵牛子，李杲说它"少则动大便，多则下水"，同是用于泻下，用于通便导滞，用量宜轻；若用于峻下逐水，则用量宜重。

【原文】　补下治上制以缓①，补下治下制以急②，急则气味厚③，缓则气味薄④，适其至所，此之谓也。——《素问·至真要大论》

【注释】　①补上治上制以缓：病位在人体上部，其药力的制方原则应以缓为法度。②补下治下制以急：病位在人体下部，其药力的制方原则应以峻急为法度。③急则气味厚：药力峻急的药物气味较厚。厚，此之浓烈而言。④缓则气味薄：药力缓慢平和的气味较薄。薄，淡。

【语译】　补上部、治上部的方制宜缓，补下部、治下部的方制宜急；气味迅急的药物，其味多厚，性缓的药物，气味多薄，方制用药要恰到病处，就是指这些而言的。

【名家论述】　①王冰次注《素问·五常政大论》：上取，谓以药制有过之气也，制而不顺则吐。下取，谓以迅速之药除下病，攻之不去则下之。②王冰次注《素问·至真要大论》：治上补上，方迅急则止不行而迫下，治下补下，方缓慢则滋道而力又微。制急方而气味薄，则力与缓等。制缓方而气味厚，则势与急同，如是为缓不能缓，急不能急，厚而不厚，薄而不薄，则大小非制，轻重无度。

【按语】　病在上焦者，欲其药力作用于上，则宜用缓方；病在下焦者，欲其药力能直达下焦病所，则宜用急方。此外，如病情轻缓的，可用缓方；病势危急的，当用急方。

【临床应用】 病变在上,在表宜用升浮而不宜用沉降,如外感风寒,用麻黄、桂枝发表;在下,在里宜用沉降,而不宜用升浮,如里实便秘之证,用大黄、芒硝攻下;病势逆上者,宜降不宜升,如肝阳上亢之头痛,当用牡蛎、石决明潜阳;病势陷下者,宜升而不宜降,如久泻,脱肛当用人参、黄芪、升麻、柴胡等药宜气升阳。

2. 制方有约

【原文】 无毒①治病,十去其九②,谷肉果菜,食养尽之,无使过之③,伤其正也④。不尽,行复如法⑤。——《素问·五常政大论》

【注释】 ①无毒:指药性毒性反应很小而且药力较轻。②十去其九:十分病去其九分即可停止,以免毒性伤人。③谷肉果菜,食养尽之:指最后采取各种饮食疗养的方法,尽除其病。④无使过之,伤其正也:无论药物和饮食,都要适可而止,不要越其法度,以免伤其正气。⑤不尽,行复如法:疾病不能尽除,再如法进行治疗。

【语译】 即使没有毒的,病去十分之九,也不必再服。以后再用谷肉果菜等饮食调养,就可以使病气都去掉了,不要用药过度,而伤及正气。如果邪气未尽,可再按上法服药。

【名家论述】 ①王冰:大毒之性烈,其为伤也多。小毒之性和,其为伤也少。常毒之性,减大毒之性一等,加小毒之性一等,所伤可知也。故至约必止之以等束证尔。然无毒之药,性虽平和,久而多之。而气有偏盛则有偏绝,久攻之则脏气偏弱,既弱且困,不可长也。故十去其九而止。服至约已,则以五谷、五肉、五果、五菜,随五脏宜者食之已尽其余病,药食兼行亦通也。②张介宾:病已去其八九,而有余未尽者,则当以谷肉果菜饮食之类,培养正气,而余邪自尽矣。然毒药虽有约制,而饮食亦贵得宜,皆不可使之太过,过则反伤其正也。③孙思邈《备急千金要方·序例》:是以治病用药力,惟在食治将息得力,大半于药有益。④吴鞠通《温病条辨·下焦》:温病后以养阴为主,饮食之坚硬浓厚者不可骤进。

【按语】 中医药治病的关键是调整机体的生命功能。调动机体主动驱邪和抗病康复能力,故用药不要求除邪至尽,强调食疗,食养促使机体正气的自然康复。

【临床应用】 饮食护理:①少食;②清淡。

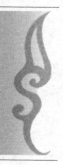

【原文】 五谷①为养,五果②为助,五畜③为益,五菜④为充。——《素问·脏气法时论》

【注释】 ①五谷:粳米、小豆、麦、大豆、黄黍。②五果:指枣、李、杏、栗、桃。③五畜:指牛、犬、羊、豕、鸡。④五菜:指葵、韭、薤、藿、葱。

【语译】 粳米、小豆、麦、大豆、黄黍有滋养的作用。枣、李、杏、栗、桃有帮助滋养的作用。牛肉、狗肉、羊肉、猪肉、鸡肉有补益的作用。葵、韭、薤、藿、葱有充实的作用。

【名家论述】 ①王冰次注《素问·五常政大论》：服至约已，则以五谷五肉五果五菜，随五脏宜者食之，以尽余病，药食兼行亦通也。②李东垣《脾胃论·君臣佐使法》：凡病之所用，皆以气味为主，补泻在味，随时换气。气薄者为阳之阴，气厚者为阳中之阳，味薄者为阴中之阳，味厚者为阴中之阴。

【按语】 五谷、五畜、五果、五菜等药食有五味，五味分属四时、五脏，药食气味在治病中各有不同的作用。气味偏盛的药食能攻逐邪气治疗疾病，五谷杂粮用于滋养五脏，水果类可营养脏腑，牛、羊、鸡等禽、畜类之肉能补益脏腑精气，葵、藿等蔬菜可补充五谷杂粮，水果肉类等的不足，以其他方面营养五脏。既能分别补益不同的脏气，又能共同作用，增强正气，驱除邪气，促进健康。

【临床应用】 四气五味。四气：指寒热温凉。热病用寒，寒病用热，清冷之病用温，温病用凉。

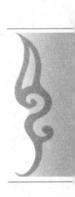

第三讲 补法的研究与应用

一、张机与《黄帝内经》补法

张机,字仲景,汉末南阳人,被后人尊为"医圣"。他"感往昔之沦丧,伤横夭之莫救",撰著了《伤寒杂病论》一书。该书"其言精而奥,其法简而详",确立了中医辨证论治体系的框架与临床方药应用的规范,在中医发展史上起到了承前启后的作用,具有划时代的意义。由于其卓越的理论及临床应用价值,被历代医家奉为"医门之圭臬,医家之圣书"。

从仲景的自序可知,其《伤寒杂病论》之撰写是以《素问》和《九卷》(即《灵枢》)为依据的。证之于仲景的治疗法则,确定是对《黄帝内经》治疗思想的具体化和深化。单就补法而言,仲景将其灵活地应用于伤寒病和杂病的治疗当中,为后世医家树立了榜样。

《金匮要略·血痹虚劳病》篇可以说是仲景的虚劳病学,因为篇中虽然收录了血痹和虚劳两种病,但虚劳病占了全篇 18 条中的 16 条,血痹病则是虚劳之人因局部皮肤受风而血脉痹阻所致,仍然不出虚劳的范畴。该篇对于虚劳病的辨证论治进行了较为系统的论述,共列出证候 37 个,脉象 11 种,立方 7 首,对虚劳病的脉因证治及用药特点的论述,明之以理,示之以法,析之以方,施之以药,为后世开创治虚之先河。

1. 对《黄帝内经》病因思想的继承与发展

《黄帝内经》中虽无"虚劳"之名,但已有许多相似的表达。《素问·通评虚实论》所说的"精气夺则虚"可视为虚劳的提纲,指出精气耗夺是虚证的主要病机,其内涵包括营卫气血阴阳脏腑等形质的亏损,以及生命功能的低下。《难经》引申了《黄帝内经》的说法,认为由虚而成损,损为病之进,故以损概虚,在论述"损"脉中阐发虚损病证的病理机制。《素问·调经论》称:"阳虚则外寒,阴虚则内热",则进一步说明虚证有阴虚、阳虚的区别。同时,书中关于人体阴阳气血生理与病理的认识,为虚劳病学的最终形成奠定了坚实的基础。

虚劳则为病名,是虚损劳伤的简称,乃由多种原因所致的慢性衰弱性疾患。一般来说,虚证的概念较为宽泛,虚证经久不愈,可由虚致损,积损日久则成劳。因此,虚、损、劳既是病情的发展,又是互相关联的。普通意义上的虚证多表现为单一脏腑、单因素的虚弱为主,而虚劳则多涉及多脏腑的亏损,故较一般虚证更为严重和复杂,也更具代表性。

《金匮要略》首篇提出了"若五藏元真通畅,人即安和"的人体健康观。正气健旺是元真通畅的前提条件之一,脏腑经络、气血津液均参与其中。不管是虚劳病,还是各种疾病中的虚证,其形成均因于脏腑虚损、气血阴阳不足,因此饮食起居等内源性病因最为重要。正气亏虚之后,不仅容易感受外邪,而且外邪又会反过来消耗正气。

(1)虚劳病与外邪的关系:《金匮要略》首篇说:"四季脾旺不受邪""房室勿令竭乏,服食节其冷、热、苦、酸、辛、甘,不遗形体有衰,病则无由入其腠理"。这两段话表明仲景与《黄帝内经》的看法一致:人体正气健旺,才能抵御外邪。否则,人体就极易感受外邪,出现诸如"寒虚相搏"或"恶寒"者,此为极虚发汗得之"等表现的夹虚伤寒,或者发生血痹病等杂病。

素体阳气偏虚之人不仅容易罹患伤寒病,而且寒邪会进一步损伤阳气,使阳虚更剧,甚至出现阳亡的危候,如四逆汤类证。另一方面,伤寒病最常见的发热又最易伤津耗液,出现阴虚的变证,如黄连阿胶汤证。由于阴阳二气的互根互用,出现阴阳俱虚竭也不少见。伤寒虚证与虚劳病因具有相同的病理环节,故在辨证论治上有许多相通之处。但是,伤寒虚证毕竟是伤寒病的变证,尤多夹杂实邪,而且具有伤寒病来势急、传变快、预后重的特点。

(2)虚劳病与内因的关系:早在《黄帝内经》《难经》中对虚证的病因病机、诊断辨证及治疗原则就有较为具体的理论阐述,并有关于虚劳的五劳、五损之说。仲景在《金匮要略》的首篇与血痹虚劳病篇中更进一步明确了造成虚劳病的主要病因,即五劳、七伤与六极。

对五劳有两种解释:一指五脏之劳,即心劳、肝劳、脾劳、肺劳、肾劳(《诸病源候论》);二指久视伤血、久卧伤气、久坐伤肉、久立伤骨、久行伤筋(《黄帝内经》)。对于七伤,仲景虽未明言,却在血痹虚劳病篇提出了食伤、忧伤、饮伤、房室伤、饥伤、劳伤、经络营卫气伤。还有另一种对七伤的解释,是指大饱伤脾、大怒气逆伤肝、强力举重、久坐湿地伤肾、形寒饮冷伤肺、忧愁思虑伤心、风雨寒暑伤形、恐惧不节伤志(《诸病源候论》)。六极指气极、血极、筋极、骨极、肌极、精极。五劳、七伤、六极从各个角度描述了虚劳病的形成机制。一方面,七伤指出了造成虚劳的各种内源性病因,五劳和六极点明了发生虚劳的不同部位。另一方面,造成七伤的既有生理因素,也有心理因素和社会因素。

虚劳病的病机有五脏的阴虚、阳虚、阴阳两虚,及夹有风气、干血等多种。虽然在五脏皆可发生,但分析血痹虚劳病篇之脉因证治,不难看出《金匮要略》对五脏虚损尤为重视脾肾两脏。这是因为肾为先天之本,是真阴真阳所寄之处;脾乃后天之

本,是气血营卫的化源所在,二脏的功能正常与否,直接影响整个机体阴阳气血的盛衰。另一方面,内伤杂病后期一定阶段,临床表现往往以脾肾虚损的症状较为突出,并可由此影响其他脏腑,致使久虚不复,或促使病情恶化。如原文"男子平人,脉大为劳,极虚亦为劳"中之"男子"并非指虚劳为男子独有之病,而是为了提示肾精亏损是导致虚劳病的主因。"脉大为劳,极虚亦为劳"则以"大"、"极虚"概括虚劳病总的两类脉象。文中的大脉是一种大而无力的脉象,极虚脉是指轻按软,重按无力的脉象。其主要精神在于指出虚劳病的脉象不论大或极虚都与肾脏亏损有关。

(3)虚劳病与体质因素的关系:《金匮要略》还重视体质因素与虚损的发生发展、转归的关系,注意根据人的体质特异性来判断某些致病因素的易感性及其疾病病情演变的倾向性。原文中有"尊荣人""男子平人""失精家""人年五六十""妇人年五十所""妇人产后"等描述。同时通过突出脉象,脉证合参,来察其体质及疾病所属。在阐述血痹病因时就指出:"夫尊荣人骨弱肌肤盛,重因疲劳汗出,卧不时动摇,加被微风,遂得之"。尊荣人为平时养尊处优、体力活动不足之人。骨弱肌肤盛则表明外形丰盛而肌肉无力,筋骨脆弱,腠理不固,抗病力弱。"疲劳汗出,卧不时动摇"是对行房过程的形象描述,强调了这种体质形成的主要原因。所谓"平人"也不是指健康人,而是指从外形或外貌来看好像无病,其实内脏气血已经虚损者。"妇人年50所"则表明此时的妇人冲任脉皆虚,天癸当竭,应已绝经或将要绝经。

需要补充的是,虚劳病既是一种独立的杂病,又是所有疾病都可能出现的虚证环节密不可分。换句话说,脏腑虚损、气血阴阳不足不仅可导致虚劳病,还会引起诸如肺痿、胸痹、寒疝、消渴、心悸、黄疸等杂病,而且也多见于妇人的妊娠与产后阶段。虽然这些杂病与虚劳病并无质的区别,但虚劳病不仅病程较长,而且更为严重和复杂,而各种杂病也有可能发展成为虚劳病。

2. 对虚劳病辨证的精细化

在《黄帝内经》当中,对于虚劳病就有五脏虚证的分法。仲景虽然没有明确地对虚劳进行划分,但结合其对虚劳的分证及用方,仍然可以看出其以五脏亏损为分类依据的端倪,如小建中汤证、黄芪建中汤证、桂枝加龙骨牡蛎汤证、天雄散证为脾劳;肾气丸证为肾劳;酸枣仁汤证、獭肝散证为肝劳;炙甘草汤证为心劳或肺劳。由于虚劳乃"积虚成损,积损成劳"所致,往往会波及多个脏腑,形成全身亏损的薯蓣丸证;或者伤及经络,形成干血瘀阻的大黄䗪虫丸证。

血痹虚劳病篇中详细描述了虚劳之具体脉证,诸如"面色薄者,主渴及亡血,卒喘悸";"短气里急,小便不利,面色白,时目瞑,兼衄,少腹满";"其脉浮大,手足烦,春夏剧,秋冬瘥,阴寒精自出,酸削不能行";"少腹弦急,阴头寒,目眩,发落,脉极虚芤迟,为清谷,亡血,失精。脉得诸芤动微紧,男子失精,女子梦交","喜盗汗";"其人疾行则喘喝,手足逆寒,腹满,甚则溏泄,食不消化";"里急,悸,衄,腹中痛,梦失精,四肢酸痛,手足烦热,咽干口燥";"腰痛,少腹拘急,小便不利","虚烦不得眠";

"虚极羸瘦,腹满不能饮食,……肌肤甲错,两目黯黑"等等形体衰弱或功能低下的表现。

针对虚劳病纷繁复杂的证候,仲景强调了抓主证的重要性。例如,血痹虚劳病篇第十七条说:"虚劳虚烦不得眠,酸枣仁汤主之",论述了虚劳阴虚失眠的证治。虚劳阴虚失眠,除失眠外,还可表现出头晕、肢倦等多种症状,《金匮要略》何以但言虚烦不得眠呢?这是因为"阴虚生内热","内热曰烦",本证肝阴不足,虚热上扰神明,故虚烦不眠。"虚烦不得眠"反映了这一疾病的阴虚本质。再如,第十五条说:"虚劳腰痛,少腹拘急,小便不利,八味肾气丸主之",是论肾阳不足的虚劳病的证治。本病在临床可出现许多症状,而《金匮要略》何以只言"虚劳腰痛、少腹拘急、小便不利"之症?此为主证也。这些主证反映了肾阳亏虚的本质,"腰者肾之外候,肾虚则腰痛。肾与膀胱为表里,不得三焦之气以决渎,则小便不利。而少腹拘急,州都之官已失其气化之职。水中真阳已亏,肾间动气已损"(《金匮要略直解》)。

3. 对虚劳病论治的具体化

温补法是虚劳病的对应性治法,渊源于《黄帝内经》和《难经》。在《黄帝内经》中,有"因其衰而彰之;形不足者,温之以气;精不足者,补之以味"、"虚者补之"、"劳者温之"、"损者温之"等论述。劳伤既久必然损及五脏,故《难经》分立五损及其治法,即"损其心者调其营卫,损其肺者益其气,损其脾者调其饮食、适其寒温,损其肝者缓其中,损其肾者益其精"。简而言之,虚劳病的治疗大法就是《黄帝内经》中的"虚者补之"与"劳者温之"。

在治疗上,仲景继承了《黄帝内经》有关虚损的理论,结合具体实践,在血痹虚劳病篇中对虚损类病证根据虚损的病因、病机、病势、病程、涉及脏腑等,参以阴阳二气互根互用的特点与五脏亏虚后功能受损的不同,创立了卓有成效的五脏温补法,奠定了虚损类病证辨证论治的基础,其辨治理论为后世所推崇,并卓有成效地运用于临床实践中。仲景论治虚劳病的主要特色表现在两个方面:其一为重视调补脾肾;其二为通补兼用。

(1)重视调补脾肾:人体的抗病能力,悉赖正气,正气虚损,则药物难以奏效,病体难以康复,而正气的强弱又与脾肾功能密切相关,脾胃为后天之本,气血生化之源;肾为先天之本,性命之根。内伤病至后期,常会出现脾肾虚损证候,脾肾虚损,更能影响它脏,促使病情恶化,可见补脾肾之重要。在脾肾之中,脾的地位更为重要,因为只有脾胃健运,使饮食能进,药力可行,人体后天的形质与功能之化源得充,则虚损能复。因此,虽后世有"补脾不如补肾"、"补肾不如补脾"之争,然顾护脾胃实为从根本上治疗虚损性病证的有效方法。

补脾肾是《金匮要略》治虚劳病的一个特点,也是治本之法。仲景采用了以建立中气和桂枝汤类方为基础的治法,对后世影响深远。用小建中汤,甘温建中治阴阳两虚证,阴阳两虚较甚者,则用黄芪建中汤温中补虚;治"虚劳诸不足,风气百疾"

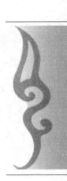

者,用薯蓣丸,本方扶正为主兼祛邪,扶正又以健脾为要。因为气血、阴阳诸不足者,非脾胃健运,饮食增加,则无由资生恢复,故本方用薯蓣丸专理脾胃,人参、白术、茯苓、干姜、豆黄卷、大枣、甘草、神曲益气调中。薯蓣丸扶正祛邪,补中寓散,凡虚劳挟有风邪,不可专补,专散者,可效法之:治虚劳腰痛用八味肾气丸温补肾阳;脾肾阳虚失精者,用天雄散温脾补肾以治。本篇除附方外共八首方剂,用于补脾肾者有五,足见《金匮要略》对调补脾肾的重视。

(2)通补兼用:许叔微认为"邪之所凑,其气必虚",留而不去,其病则实",深得仲景之真谛。正虚和邪实是不能截然划分的,正虚容易导致邪实,邪实也易损伤正气。根据虚劳病的这一特点,仲景以温补法配用通脉法、利水法、下瘀法、祛邪法等,使扶正与祛实相得益彰,不至于出现"虚不受补"的情况。

仲景对于血劳的论治颇具特色。体内有瘀血攻之,常法也。虚劳内有干(瘀)血,攻之会伤气血,损正气,故《金匮要略》不用,而用缓中补虚之法,如本篇第十八条云:"五劳虚极羸瘦,……内有干血,肌肤甲错,两目黯黑,缓中补虚,大黄䗪虫丸主之"。缓中补虚是指治疗该证的大黄䗪虫丸中用了大黄、䗪虫等逐瘀峻药,且以丸服,其意在缓攻(丸者,缓也),从而达到在缓攻之中,求补益之效,该治法称"缓中补虚"。此为久病正虚血瘀结成癥积之病,提供了一个很好的治法范例。

4. 对虚劳病的遣方用药

仲景的方剂历来被尊为经方。一因它是从东汉及以前大量经验方中精选的,具有卓效;二是仲景依据《黄帝内经》《难经》等理论进行了合理改造,使理与法、方与证达到了高度契合,因而便于推广。所以,仲景的书叫作"方论",而不是一般的方书。在血痹虚劳病篇中,仲景留下的龟板加龙骨牡蛎汤、小建中汤、黄芪建中汤、肾气丸、酸枣仁汤、大黄䗪虫丸、炙甘草汤等,受到了后世医家的广泛推崇,并被当今临床用于各种西医学的难治性疾病。

例如,"虚烦不得眠"是由阴虚所致,仲景治用酸枣仁汤养肝阴,清虚热以调阴阳,方中酸枣仁养肝阴、安心神,主治失眠;知母养阴清热,二药合茯苓、川芎、甘草而成养阴清热,除烦安神之剂,阴得养,虚热清,阴阳调,神不受扰,则虚劳虚烦不眠之症除矣。再如,仲景治疗肾阳亏虚之证不用鹿茸之类峻补,而用八味肾气丸以温之,体现了《金匮要略》治法、配方之奥妙,是方用少量的桂枝、附子与干地黄、山茱萸等六味大量滋肾阴药中,取其从阴引阳,使"阳得阴助而生化无穷"。本证主以八味肾气丸,肾阳得补、阴阳协调,则诸症自消。对于复杂的虚劳病证,《金匮要略》更是抓主证,守病机,并调阴阳。又如,阴阳两虚导致的寒热错杂证的证候非常复杂,既有"里急,腹中痛,梦失精"的阳虚证,又有"悸、衄、手足烦热、咽干口燥"的阴虚证,仲景对本病不是以热治寒,以寒治热,而是辨明主证,谨守病机,用小建中汤甘温建中,调和阴阳,俾阴阳协调,寒热之证自愈。

仲景对于虚劳病的用药颇具特色。从用药类型来看,书中的40余味药物分别体现了温补建中、收敛固精、化气利水、扶正祛邪、安神除烦、活血化瘀等治法,如补中益气的黄芪、人参、白术、山药、饴糖、大枣,调和阴阳的桂枝、芍药,收敛固精的龙骨、牡蛎,化气利水的茯苓、泽泻,温阳散寒的附子、天雄、干姜,养阴润燥的生地、麦冬、山茱萸、酸枣仁、麻仁、阿胶,养血通脉的当归、川芎,活血化瘀的水蛭、虻虫、蛰虫、蛴螬、干漆、桃仁,祛风散郁的柴胡、防风、杏仁、桔梗、白敛等。从用药频率来看,以桂枝汤中的五味药物使用率最高,体现了仲景以调和阴阳、建立中气为主的组方特点。

仲景温补诸方体现了仲景治疗虚劳病的药物配伍之妙。例如,桂枝汤类方汤中桂枝配芍药,以桂枝之温使阳气振奋,正应"劳者温之"之意;以芍药之酸使阴气内敛,正应"虚则补之"之意,如此则阴阳和合,中气得建。肾气丸中以桂枝、附子佐以山茱萸、干地黄,也是此意。再如,苦寒泻热的大黄与苦温散瘀的桃仁相配,意在活血化瘀,对瘀血内停尤为恰当。

总之,《金匮要略》的虚劳病学是一个证治方药完备的体系。篇中不仅详细描述了五脏亏损、虚劳重证、干血劳证等,还以方证相对的形式罗列了虚劳病最为常见的七种证型,如小建中汤证、黄芪建中汤证、桂枝加龙骨牡蛎汤证、肾气丸证、炙甘草汤证等。这些方剂至今仍然是治疗虚劳病的主要方剂。

二、孙思邈与《黄帝内经》补法

孙思邈,京兆华源(今陕西铜川市耀州区)人。家居鉴山之畔,约生于公元581年(一说为541年),卒于682年,享年100多岁。他一生经历了北周、隋、唐三个朝代十一位帝王。北周宣帝时,以王室多事故而隐居太白山中,号"太白处士"。终生不慕仕途,隐居山林,研究医学、养生之道,为人疗疾、采种中药,著书立说。唐武德年间,以养生修炼、医术精湛闻名,太宗召诣京师,以其有"道"授予爵位,不受。后显庆间,拜为谏议大夫,仍不受。因而传为"终生不仕,隐于山林"之士。北宁崇宁二年(公元1034年),追封妙应真人,后世尊他为孙真人。

孙氏,禀性聪颖,七岁就学,日颂千余言,人称"圣童"。然幼年体弱多病,屡造医门,汤药之资几罄家产。故稍长攻读医学,究心养生。从"青衿之岁,高尚兹典",到"白首之年,尝释卷",一生致力于医道,博览群书精勤不倦,又能虚心求教,若有"一事之长于己者,不远千里,优膺取决。"孙氏博学多闻,崇尚老庄之学,通晓百家之说,兼通释典。唐初知名人士如宋令文、孟诜、卢照邻等,均执师礼以事之,名噪当时。魏征等奉敕修齐、梁、周、陈书及南史时,恐有遗漏,曾多次向孙氏请教。孙氏向他们话说齐周之事,如历历在目。由此可见其博学多才,聪慧过人。

孙氏吸收、融合、汇通医、道、儒、佛之说、结合自己多年丰富的实践经验,著有《备急千金要方》和《千金翼方》各三十卷,此二书虽以方书为名,但内容极为丰富,是中医理论、临床各科和方剂中药诸方面内容的全书,也是中医学发展史上的第一部类书。在养生系统总结了唐代以前的学术成果,并根据自己的亲身实践经验,加以发扬,提出了在《备急千金要方》和《千金翼方》中都有很多养生专论,此外,还著有《摄养枕中方》等,内容丰富,功法众多,在我国养生发展史上,具有承前启后的作用。

孙氏在医德修养方面,也是后人学习之楷模。在医药方面,不论对儿科、妇科、内科急症、针灸和药物研究均有重要贡献,故后世尊其为"药王"。在医德方面,更是为人们所赞扬。如《备急千金要方·大医精诚》说:"若有疾厄来求者,不得问其贵贱贫富"。"普通一等。皆如至亲之想","见彼苦恼,若已有之,勿避昼夜寒暑,饥渴疲劳,一心赴救""如此可为苍生大医,反此则是含灵巨贼"。其意为,一个医师对凡来治疗的病人,不论贫穷与富贵,一视同仁,好似亲属一样。同时还要不管是白天和黑夜,严寒与酷暑,饥渴和劳倦,应全心全意救治病人,否则成为窃取医师之美名,实为害人之大贼。孙氏品性高雅,医德高尚,深怀慈悲悯恤之心,誓愿普救含灵之苦,以救死扶伤为己任,为病人竭诚尽智。他本人正是以德高艺精而赢得了崇高的信誉。是以孙氏死后,人民在其故乡鉴山之畔建立药王庙,纪念这位伟大的医学家。

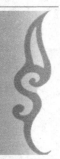

孙氏不仅是我国唐代大医学家,他又是一位集中国养生学之大成者。他的养生思想、方法和养生实践,影响深远,造福后人,他的寿高德劭,后世传为佳话。首先他继承和发展了《黄帝内经》"治未病"的思想,并以此作为养生原则,他在《备急千金要方·养性序》中反复强调"善养性者,则治未病之病,是其义也""是以圣人消未起之患,治未病之疾,医治于无事之前,不追于既逝之后。"更为可贵的是,他反对"成仙不死"的思想,他曾明确指出:"神仙之道难致,养性之术易崇",孙氏提倡养生要务实,其内容不求玄虚,但求实用,故其传授的方法,简便易行,不违背人情常理,而收效甚宏。

1. 孙思邈的补虚思想

孙思邈在治疗虚损病证方面的独到见解和治疗经验,《备急千金要方》所言虚损,病种甚多,其间一些常用治法,如"补以兼泻""以泻为补""劳则补之""寒温相济""阴阳互补"等方法,对临床有一定的指导意义,兹归纳如下。

(1)补以兼泻,以泻为补:孙氏所称虚损,范围极广。《千金翼方》指出:"凡人不终眉寿,或致夭殒者,皆由不自爱惜,竭情尽意,邀名射利,聚毒攻神,内伤骨髓,外败筋肉,血气将亡,经络便壅,皮里空疏,惟招蛊疾,正气日衰,邪气日盛。"凡正气虚亏,邪气留恋者都归于虚损范畴。所以在病机上多存有正气虚怯,邪气留恋的情况,孙氏根据正虚邪居的不同,创导了补以兼泻、欲补先泻、以泻为补,补泻互参的方法。

①补以兼泻:在孙氏的补益方中,每兼用攻邪之品,即使虚象明显,亦往往攻补兼施,使正气强盛而邪不能滞留,邪气去除则正气得以恢复。如治五劳七伤诸虚不

足，肾气虚损，目视不明、耳无所闻之黄芪丸，在人参、黄芪、当归、肉苁蓉、石斛、羊肾、地黄等补药中加入防风、羌活、细辛等疏风驱邪之品；又如治五劳、七伤之肾沥散用干漆；治疗虚损羸瘦之大薯蓣丸用干漆、大黄等破瘀消积之品。

②欲补先泻：补药性缓守中，易固恋邪气，不仅不能补益正气，反助邪为患。所以，孙氏倡导在服补益剂之前，根据情况先用通利之品攘辟邪气，使补药能径达病所，发资养之用。如"凡欲服五石诸大汤丸补益者，先服利汤，以汤涤肠胃痰涎蓄水也"。身体虚损之人，多伴后天之本失调，中焦不运，水湿难化，导致痰水互结，不能补益正气，反助邪为患。临床上常见体虚服参芪等品而中满者，殆非补药之祸，乃为不肯攻邪之过。孙氏此种欲补先泻之法，有一定的实践意义。

③以泻为补：邪气留恋，耗伤正气，邪气不除，正气难复。孙氏对因邪恋之虚证，采用以泻为补的方法，以达到保存正气的目的。如治肺气虚少气，口中辟辟干者，用平肺汤（麻黄、橘皮、小麦）散邪宣肺。邪去则肺的宣发肃降诸功能得以恢复，水津得以正常输布，"辟辟干"症亦随之消失。又如治骨极虚热而见膀胱不通，大小便闭塞，颜面枯黑，耳鸣者，用三黄汤通利为先：西州续命汤治肉极虚热，津液开泄，用麻黄、防风、黄芩、石膏等；如用大青丸调治不能食，羸瘦欲死，积年不解之病证，主以大青叶、石膏、葶苈子、枳实、大黄、黄芩等泻除积热，待邪去后顾再其他。孙氏治疗虚证，以有邪无邪为第一要义。祛邪务尽，邪尽方可议补。否则，邪气不祛，补药难达病所，使得疾病迁延难治。但这并不等于说见虚便行攻泻之事。实际上《备急千金要方》中补泻兼调或纯补其虚的方剂很多。虚证或补或泻，应根据病情变化和特定场合而裁定，两者不可偏执。

（2）补虚分通守，重在变通：孙氏认为虚损的形式，重在内因，补虚即是恢复脏腑的功能，但须重视脏腑的功能特点。五脏藏精气而不泻，六腑传化物而不藏。所以，孙氏在调补脏腑时，恪守补五脏佐以守，治六腑不忘乎通。如补五汤、大五补丸调补五脏虚损，用芍药、五味子等酸柔守正；在治六腑虚损时，常加入了枳实、橘皮之类，以通为用。另外，孙氏在理虚时常以一种补虚方法来奏通守双向效应。同是附子、干姜、肉桂、吴茱萸等温阳之品，在千金黄土汤中温中，止血而治吐血；在当归丸、鳖甲丸中则起温通运血之功而治癥瘕积聚。治吐血的当归汤和治产后血留不去的当归汤，虽组方有异，但方旨均在养血。前者意在守而止血，后者功在通而去瘀。孙氏根据气能行血，又能摄血的特点，常运用补气之法，或祛瘀或止血。此类方剂在《千金翼方》中并不少见。

（3）补肾温养和填精共济，调脾胃益气与升清互用：肾脾既是先后天之本，亦是诸虚证的发病之源，将补肾益脾作为补虚的关键。"精少则病，精尽则死"；"神者，水谷精气也，五脏不足调于胃"、"脾气合于胃"。体现了孙氏强调病补护肾脏调理脾胃的治虚理念。补肾常常温润益精和滋阴填精同用。如治五劳七伤，附子、肉桂与地黄、山茱萸、山药温润滋养同用，阴阳互求。又如鹿角丸、八正散、干地黄丸、石

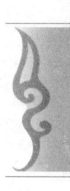

英煎等都采用温养与填精共用的组方原则。在填补精血之时,摒除桂、附刚燥之类,而多用鹿茸、鳖甲、阿胶等血肉有情之品,如治诸虚劳损,妇人崩中方。补脾孙氏则强调健脾益气与升发清阳配合使用。如治肉极诸风的石南散,治肉极虚寒之脾风的大黄黄酒汤等均有此意。

(4)不囿常法,劳则补其子:《备急千金要方》提出:"心劳补脾气以益之,肝劳补心气以益之,脾劳补肺气以益之,肺劳补肾气以益之,肾劳补肝气以益之。"是指凡母脏虚劳,可补益子脏之气,以期子脏之气得充,而使母脏之气得复。如用白石英丸治疗肺劳,用白石英、阳起石、肉苁蓉、干地黄、巴戟天等补益肾气,使肾气旺盛而感气于肺,肺气充复则虚劳得愈。劳则补其子之法突破了"虚则补其母"的桎梏,值得临床上进一步探讨。

(5)双向调节:相反相成运用性味相反药物进行双向调节,是孙思邈治虚证用药特色。《备急千金要方》中许多方剂组方繁杂,常熔寒热补泻于一炉,乍看似多有抵牾,实则结构严密,起到相反相成的作用。

①寒温相济:在《备急千金要方》补益剂中,常常寒温并用。

温补阳气为主,济以益阴清热。如治妇人诸虚不足的内补黄芪汤,用附子、黄芪、人参、干姜、肉桂温补阳气,用地黄、芍药、麦冬、五味子酸甘化阴,刚柔相合,阴阳双补;又如治疗男子风虚劳损方,肉桂、菟丝子、肉苁蓉、巴戟天等温补肾阳,生地黄汁、生麦门冬汁、生地骨皮、石斛、白蜜等甘寒濡养阴液,使阳得阴助,阴得阳济。

以温阳散寒为主,济以苦寒清火。如温脾汤所治的久病虚羸,脾气弱,食不消之证。病因真火式微,脾虚不运,宿食停滞,郁而成热。方中以附子温壮脾阳散寒凝,大黄苦寒荡涤泻下除冷积,两药寒温同施,起温运之功。另用干姜、党参、甘草协助附子温补阳气,甘草并调中和诸药。如"非用三黄之苦寒"解除郁热,则阳药只会"标拔上盛",助热而为害,却不能达温补之用。

甘寒养阴为主,佐以辛温散滞。如地黄煎治疗肺胃枯槁,若但投甘寒养阴之剂,易腻膈阻滞,酌加辛散之品,以期寒而不凝。如治精极之虚劳,遍身烦痛之证,主以生地黄汁、麦冬汁、石膏、竹沥等养阴清热;复加麻黄、肉桂辛散通阳,发越忧郁,宣通气机,以防寒凉阻膈之弊。又如治"肺胃枯槁,不能滋其化源,而致烦渴便难"之地黄煎,以地黄汁、麦冬汁、知母、鲜骨皮等甘寒濡润,佐以姜汁一味"开结滞之气"。

总之,寒温合用,攻补兼施,同步双向调节,以针对机体出现的寒热虚实相反的病理差异,使之同时向正常方向转化。

②升降相合:脾升则健,胃降则和。人体气机以脾胃为中心,表现为升降出入的运动变化形式。孙氏在治疗虚证时,充分注意到这一点,用药上顺应气机,因势利导,如治诸虚不足,不欲食之黄芪汤,以黄芪、人参、肉桂升阳益气,复用半夏、前胡降气和胃,使脾升胃降,升降相因,使后天功能得健,气血生化有源。另外,又根据药

性升降沉浮,在配伍酌加反佐之品,以保升降有度。如专为风弦、屋转、吐逆而设之茯神汤。方中的参芪术附温补阳气,反佐以牡蛎镇潜浮阳,升而不过,降而不偏。

③敛散相使:里有正虚,外有表邪,补虚恐固邪,散邪恐伤正。对此,《备急千金要方》采用内敛正气,外散表邪,敛散相使,双管齐下。如防风汤治疗阳气虚衰,外风所中。附子、乌头、人参、干姜、蜀椒等温补阳气;防风、麻黄、细辛、柴胡等驱风散邪;五味子、山茱萸酸涩收敛,防散之过度,更伤虚阳之气,全方有补有泻,有散有收,刚柔相济。孙氏《备急千金要方》在治疗虚损症方面确有独到之处,无论从理论研究还是临床实践方面均有参考和借鉴的意义。

2. 与《黄帝内经》理论学术渊源

(1)继承了《黄帝内经》五脏虚证分类的思想:虚证分类,《黄帝内经》多遵五脏、五体之五伤五劳分类。《素问·玉机真脏论》五虚五实证论述,五虚证的"脉细、皮寒、气少、泄利前后,饮食不入,此谓五虚",实对应的是心、肺、肝、肾、脾五脏之虚证。又《素问·宣明五气》所论"五劳所伤",亦以血、气、肉、骨、筋五劳所伤,对应心、肺、脾、肾、肝五脏之虚损。除五脏虚证分类之外,《黄帝内经》对气、血、津、液之虚,以及阴虚、阳虚之证亦多有详要论述。《灵枢·决气》所论的精、气、津、液、血、脉六气脱证之虚的描述,既体现了五脏虚证分类的思想,又强调了气血、津液亏虚不足虚证的特点。此外,《黄帝内经》"劳者温之""损者温之""形不足者,温之以气;精不足者,补之以味"等补阳救阴治则的概括,进一步完善了"虚则补之"的虚证治则的具体应用,也确立了虚证的脏腑、气血、阴阳分证论治之纲。虚证以脏腑为本,脏腑以气血为根、阴阳为纲,此虚证之要。

孙思邈继承了《黄帝内经》五脏虚证分类的思想,其《备急千金要方》是第一本真正按《黄帝内经》五脏分类为纲建立起系统的虚证临床证治体系的,但书中方治的分门别类核心,是一个完整的脏腑虚实病证辨证系统。孙氏以肝、胆、心、小肠、脾、胃、肺、大肠、肾、膀胱、三焦11脏腑分门为纲,于各脏腑门列入系统的虚证辨证与方治选辑。其收入脏腑虚证论治之广泛而详备,为历代中医文献所仅有。如11脏腑门以肝、胆为首,在肝脏门下,分肝脏脉论、肝虚实、肝劳、筋极等五节,除肝脏脉论为总论无具体方药主治外,余四节中均设多种虚证论治。其中肝虚实一节列肝虚寒、肝胆俱虚两类虚证论治;肝劳一节列肝劳;虚寒、肝虚寒劳损两类虚证;筋极一节下列筋虚极,失精筋挛等五种筋虚证论治用方脏腑门下,有胆虚寒、脏腑中寒等虚证论治方一选,计有30余种不同方剂证治应用选辑,包括虚羸阳道不举、男子风虚劳损、虚冷枯瘦等虚证。其余脏腑各门,均如肝、胆门之分类,以虚实为纲,按虚实证候辨证选辑主治用方。其中所收虚证范围之广、选用虚证论治方剂之多,均远远超出古代虚劳、虚损病的狭义范畴,可视为今温病救阴之法所宗。温病气血两燔的气营两清法、治疗温病邪火炽盛的清热解毒法、治疗温病邪入营血的凉血清热法,以及甘寒生津法等都可在《备急千金要方》找到相应的内容。此外如治胃热

渴饮之茯神汤,以生地黄、麦冬、玉竹、花粉等为主,也可与后世的益胃汤、沙参麦冬汤等媲美。

(2)遵循《黄帝内经》的治疗原则:《黄帝内经》"劳者温之"、"损者温之"以及"形不足者,温之以气;精不足者,补之以味"等等补阳救阴治则,在《备急千金要方》中都有体现。如孙思邈宗内经肾脾既是先后天之本的观点,认为脾肾是诸虚证的发病之源,认为"精少则病,精尽则死";"神者,水谷精气也,五脏不足调于胃"采用补肾常常温润益精和滋阴填精同用共用的组方原则,强调健脾益气与升发清阳配合,在填补精血之时,而多用鹿茸、鳖甲、阿胶等血肉有情之品。再如孙思邈"瓜蒌散"一方,虽然药味多,涉及面广,但是组方清晰。配伍严密,选药精当,体现了内经的诸多治法,方中重用瓜蒌、天冬、牛膝、熟地黄为主药。瓜蒌甘寒而专清肺胃之热,熟地黄、牛膝滋补肝肾,天冬补阴,合为滋阴清热之功。黄柏、山茱萸、杜仲、续断、黄连、石韦、菟丝子、薯蓣、菊花、麦冬为辅,助主药清热养阴之力。赤石脂、远志、五加皮、瞿麦、柏子仁、忍冬、蛇床子、巴戟天、钟乳石、云母粉、肉桂、石菖蒲均为佐药。其中赤石脂、五加皮、蛇床子、巴戟天、肉桂诸药性温(热),用以佐制全方滋阴清热之过;且虑及病情进展,阴损及阳,故而水火并补,以复阴阳,更为患者最终恢复阴阳平衡,保持健康奠定了基础,赤石脂不仅"益气养精",尚主"痈疽",云母粉"主身皮死肌,疗五劳七伤虚损少气",钟乳石"疗足弱疼冷,"这些针对该病常见并发症所设之药,蕴涵着医者阻断疾病发展的预防学思想。调合诸药的使药甘草,配合使用,薯蓣健脾益气以培补后天。而枸杞子、牛膝、地黄、杜仲、续断、菟丝子、蛇床子、巴戟天、肉桂补益先天之阴阳,从而达到疾病祛,性命延的目的。可谓法中套法,方中有方,深谋远虑,丝丝入扣。综观全方,兼顾先天、后天之补益,注意滋阴、助阳之平衡,充分反映出孙氏治疗思想。

(3)使用内经中多种补虚方法:孙思邈不仅应用药物,还注意根据不同的临床情况选择食物、针灸等多种治疗方法。如《备急千金要方·卷十九》阴虚内热施灸:"腰背不便,筋挛痹缩,虚热闭塞,灸第二十一椎,两边相去和一寸五分,随年壮"。再如孙氏对食疗评价之高,论断极为精辟。在孙氏著作中,对有食疗作用的谷米、蔬菜、果类、鸟兽百余种,作了系统地论述。所选药物,如葡萄、瓜子、胡麻、乳酪等,其滋补营养价值已经被现代实验研究所证实。

三、陈直、邹铉与《黄帝内经》养生原则

陈直,宋代医学家,元丰中(1078－1085年)任泰州兴化县令,生平无考,撰写《养老奉亲书》。邹铉,元代著名医家,对陈直非常敬佩,晚号敬直老人。在《养老奉亲书》的基础上,续增三篇,更名为《寿亲养老书》,这是中医学遗产中,目前能见到的最早的老年医学专书,内容颇为详尽,自老人应当如何保养,饮食调治,服用哪

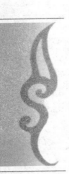

些药物,直到如何照顾老人,几乎可以说是应有尽有。后来明代出现另一本老年医学专书《尊生八笺》,其中四时调摄所用药物,多由《寿亲养老书》转录,可见此书在中医养老文献中所占的重要地位。观陈、邹二人之作,对高年颐养的主张、原则和措施,不仅详备,且来源于《黄帝内经》养生思想,并有所发挥。

1. 养生原则

（1）首重食治　养生之大法:陈氏阐述老年养生之法,首重食治,在《养老奉亲书》序言中开宗明义地指出:"凡老人有患,宜先食治,食治未愈,然后命药,此养老之大法也",确定了老年养生的重要法则。后天水谷之精气,是人体赖以生存的精、气、神三宝的主要来源,故陈氏认为"主身者神,养气者精,益精者气,资气者食,食者生民之天,活人之本也","一身之中,阴阳运用,五行相生,莫不由于饮食"。然而,老年的体质特点则在于精、气、神的逐渐衰减,"高年之人,真气耗竭,五脏衰弱,全仰饮食以资气血";且"老人之性,皆庆于药而喜于食,以食治疾,胜于用药",饮食既能祛邪而安脏腑,又能清神爽志,资生气血;加之老人之疾,应慎于攻伐,尤宜用食治之。故陈氏倡导老年养生"善治药者,不如善治食",如制猪肚方,治老人中焦虚寒之虚羸、乏力,羊肉粥方,治老人脾肾阳虚之虚损羸瘦,猪肾粥方,治老人肺肾两虚之耳聋等,不胜枚举,颇为实用。同时,陈氏鉴于药食同源,进而认为饮食五色、五味、冷热、补泻之性与药无殊,"若能知其食性,调而用之,则倍胜于药"。如常食具有补益作用的"益气牛乳方",补血养心,长肌肉,令人身体康强润泽,面目光悦,老不衰;用泻实之栀子粥,治疗老人热发,眼赤涩痛,每服用米三合煮粥,临熟时下栀子末一分,搅令匀食之。足以示人以食治疾之法度而启迪后学。

（2）调理脾胃　养生之大要:肾为先天之本,脾为后天之源,两者共同维持着人体正常的生命活动。人至高年,肾藏衰,天癸竭,人体必然惟藉"后天之源"。老人脾健胃旺,纳化正常,则身轻寿长;反之,每每多疾早衰。陈氏继承先贤之学,充分认识脾胃在老年养生中的特殊地位,着力阐发脾胃之重要,指出"脾胃者,五脏之宗也。四脏之气,皆禀于脾,故四时皆以胃气为本"而"衰老人肠胃虚薄,不能消纳,故成疾患",调理脾胃,乃"养老人之大要也"。盖因老人多自知体质日虚,急于补养,甚于滋味,而脾胃首当其冲;加之老人脾胃本身虚弱,运化乏力,滋腻碍脾,常致"饮食自倍,肠胃乃伤",或老人"生冷无节,饥饱失宜,调停无度,动成疾患"。由此可见,陈氏对老年养生以调理脾胃为切要,确是精当之论。至于调理脾胃具体方法,陈氏首先注重清淡节食,不纵口味,"尊年之人,不可顿饱,但频频与食,使脾胃易化,谷气长存。若顿令饱食,则多伤满";告诫老人之食,宜温热熟软,忌黏硬生冷,"如水团兼粽、黏冷肥僻之物,多伤脾胃,难得消化,大不益老人";更不可令食秽恶臭败之物。其次在治疗上,陈氏对脾胃病之轻者,主张以饮食和益脾胃之气,制有食治老人脾胃气弱方12首,如"羊肉索饼"用白羊肉温脾暖肾以助运化,生姜汁和胃降逆以助受纳,白面制食利于消化吸收,以治老人脾胃气弱,少食,四肢困乏,黄

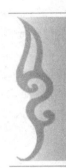

瘦诸证。脾胃病之重者,陈氏则投药以求效。"四时通用男女妇人方"24首,治疗脾胃病的方剂就有9首之多。如调中木香人参散"和脾胃气,进饮食,止痰逆,疗腹痛气";枳壳木香散"治胸膈注闷,心腹刺痛,不思饮食"等。更值得一提的是,陈氏治疗老人百疾亦从调理脾胃入手,制有四顺汤一方,嘱老人常服,脾健胃强,以消百病之源,颇有临床意义。

(3)命药失度　养生之大忌:老年养生首重食治是陈氏的重要学术主张,但陈氏并不偏废药疗,而有"食治未愈,然后命药"之训。但是,陈氏鉴于世人不明"上寿之人,血气已衰,精神减耗,危若风烛,百疾易攻"的体质特点,而"治高年之人疾患,将同年少,乱投汤药,妄行针灸,以攻其疾,务欲速愈"造成的恶果,明确指出:"衰老之人,不同年少真气壮盛,虽汗吐转利,未至危困","老人药饵,止是扶持之法","若汗之则阳气泄,吐之则胃气逆,泻之则元气脱,立致不虞,此养老之大忌也。"因此,陈氏药物调治老年疾病很有独到之处。一是药性平和,多用丸散。虎狼之药,切宜审详。如治老人真气已衰,虚阳气盛,时有烦渴膈热,大便秘结,以平常汤药,微微消解,切不可频用导泻之药通利,苦寒之药疏解。治疗四时杂病诸方,多为丸散,且煮散服用,峻药缓施,祛邪而不伤正,切合老年病的病机特点和治疗原则。二是中病即止,勿过其剂。如治脾胃气弱之证,可进三服,不可多饵。若不顺治之,紧用针药,务求痊瘳,往往易致危殆。三是宿疾发动,药食并举。如老人身有宿疾复发,随其症状用中和汤药治之,然后随食性变馔调治,此为最良。四是选方切中,药少精专。如补肾明目之苁蓉丸,治老人气秘之香枳汤,坠痰化涎、调理脾胃之人参半夏丸等,每方均只有3~5味药物,但求有效,颇值后世效法。

(4)精神调摄　养生之奇术:精神情志活动与人体生理功能和病理变化极为密切。《灵枢》曰:"人有五脏化五气,以生喜怒悲忧恐"。不良的情志变化可影响脏腑气血之正常运行,直接或间接地诱发疾病或加重病情,故老年养生精神调摄显得尤为重要。陈氏根据年老之人的性气好嗜及性情变异,十分强调精神调摄,称其为"养老之奇术"。陈氏指出:"眉寿之人,形气虽衰,心亦自壮,但不能随时人事,遂其所欲,故多咨煎背执,等闲喜怒,性气不定,止如小儿",对异常情志难以承受,最易被七情所伤,"若愤怒一作,血气虚弱,中气不顺,便成疾患"。故陈氏提出老人精神调摄主要从三个方面着手。一是避免精神刺激。"尊年之人,一遭大惊,便致冒昧,因生余疾",故丧葬凶祸,疾病危困,悲哀忧愁等均不可惊扰老人,而要"承顺颜色,随着所欲,不令违背"。二是不可令老人孤坐独寝。"囿昧之室,不可令孤"。缘老人性情多孤僻,易于伤感,才觉孤寂,便生滞闷抑郁之症。故要经常令人陪伴左右,减少孤独感,使其精神心理上得到慰藉。三是投其所好,情有别移。根据其平生好嗜之事,偏嗜之物,如书画、琴棋、禽鸟、古物等,"择其精纯者,布于左右,使其喜爱,玩悦不已","自以为乐,虽有劳倦,咨煎性气,自然减可"。但笔者认为,陈氏对老年精神调摄的见解有一定的局限性,应更注重发挥老年自身的主观能动性,如动静结合、劳逸有度、形神兼养、老有所为等，使其老有所乐，健康长寿。

综上所述，陈氏的老年养生的首重食治、调理脾胃、慎于命药、调摄精神的学术经验，对当今防治老年疾病仍不乏其指导意义，值得我们借鉴运用。

2. 养生思想

陈、邹二氏在《黄帝内经》理论指导下，结合自己的经验体会，针对老年人的生理、病理特点，提出了许多的宝贵养生之法。如重视精神摄养强调饮食调治，顺应四时，安不忘危，导引运动，起居诸方面，皆有不少独到之处。现分述如下。

(1)强调精神摄养：他在书中《性气好嗜第四》里说："眉寿之人，形气虽衰，心亦自壮，但不能随时人事，遂其所欲；虽居温食饱，亦常感不足，且多咨煎，背直等闲，喜怒性气不定，尤同小儿一般"，这些文字将老人的心理变化写得较为细腻。由于老人之心常自壮，性情多孤僻，而精神之好坏，又对形体很有影响，因此，针对老年人的情志特点，调养精神，十分重要。

陈氏还认为，对于老人思食之物，若有违阻，意便不乐，可先随意与之，再于将食之际，以方便之言解之，如此则"往往识味便休，不逆其意，自无所损"。

对于老年人的性情，陈氏认为"老人孤僻，易于伤感，才觉孤寂，便生郁闷。"因此，应经常有人待其左右，不令寂寞。或择其所好，如书鱼、琴棋、花鸟、珍奇等，使其尝阅、有所兴趣。至于强烈的精神刺激，则应尽力避免。丧葬凶祸不可令吊，疾病危因不可令惊，悲哀忧愁不可令人预报，等等，以免一场大惊使之气血逆乱而变生它病。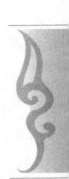

(2)重视起居调摄：由于老年之人，体力衰弱，动作艰难，白事懒于施为。故陈氏指出：必须"竭力将护，以免非横之虞"。在起居的具体方法上，书中阐述得非常细致。例如老人行动不便，因而提出床榻要比一般的低1/3，以便上下床。老人抵抗力弱，易于感冒，故提出床的三面要设屏风、以防风冷，老人的座椅也要低些，双足能够接触地面。左右设置栏杆，前面放个茶几，以免老人从椅子上摔下来。至于衣服，不宜过长。长则在走路时容易绊倒；衣服宽则不能着身，不能保暖，所以要窄衣、贴身体温不致散失，自然气血流利，四肢和畅，这些都是照顾老人时需要采取的合理措施。

(3)要注意医药扶持：陈氏在书中强调应根据老人的生理特点来用药。由于老人气血已衰，精神减耗，所以不能像对待年轻人那样，既用汤药，又行针灸，欲速则不达，反会危及生命。在进行汗吐下时，应当特别小心，因为老弱之人，出汗多则阳气泄；呕吐会伤人胃气上逆；泻下会使元气下脱，立刻产生危险，所以老人用药，应当采取扶持的方法。可温平顺气、促进食欲、补虚等中和的药来治疗，不要服用别人赠送，或在不可靠的地方买来的不知方剂组成，性质峻烈的药物。老人在旧病复发时，要根据症状，使用中和的汤药调理，接着采用饮食疗法。这些服药原则，现在也是很适用的。

（4）主张饮食调治：陈直十分重视饮食调治，于《养老奉亲书》中专撰"饮食调治"之文，加以发挥，邹铉对此十分赞赏，如陈直认为老年之人，"真气耗竭，五脏虚弱，全仰饮食以资气血，若生冷无节，饥饱失宜，调停无度，动成疾患"。又说："善治病者，不如善慎疾；善治药者，不如善治食"。一旦老人出现疾病，应当首先采用饮食治疗，因为这样不致伤害老人脏腑，只有在饮食治疗无效的时候，才开始使用药物。此外，老人的饮食应讲究温热熟软，切忌黏硬生冷。少吃多餐，并于饭后走上一二百步，可以帮助食物消化。

陈氏还在该书中辑录了，食疗方剂160余首，把适当的药物与食物混合后，加入佐料调味之品，采取适宜的烹调方法，做成鲜美可口的食品，供年老之人服用，用于防病治病。

（5）提倡四时养老：陈氏说："春温以生之，夏热以长之，秋凉以收之，冬寒以藏之。若气反于时，则皆为疾疬，此天之常道也"。"依四时摄养之方，顺五行休王之气，恭怡奉亲，慎无懈怠"。以上说明，陈氏是提倡老年人应四时摄生的。他不仅发挥《黄帝内经》四时养生的理论，并提出了许多四时摄养的具体方法。

（6）老人宜颐养元气：邹氏认为："凡在万形之中，所保者莫先于元气；摄养之道，莫若守中实内以陶和。"故此，未病先防，安不忘危，人在消闲平静之时就要谨慎调护，不能仅以药饵作为养生长寿之心气。这些都是难能可贵的养生方法。老年人形气虽衰，但心志不衰，往往由于力不从心而使六气损伤，故尔，对于老年之人，强调少言语、节色欲、薄滋味、莫嗔怒、少思虑等，恐劳伤太过，损伤元气，影响天年。正如邹氏所说："春秋冬夏，四时阴阳，生病起于过用，五脏受气，盖有常分，不适其性而强用，为用之过耗，是以病生。"

以上说明，陈直、邹铉两位老年医学家以中医理论为指导，提出了许多重要的有关老年养生的理论和方法，为传统老年医学的发展作出了重要的贡献。

3. 与《黄帝内经》理论学术渊源

（1）发扬《黄帝内经》理脾食疗之法：陈直在其著述中，对于《黄帝内经》重视后天之本和饮食疗法的重要性，给予充分的肯定和广泛的发挥。

①重视中焦脾胃：《黄帝内经》云："胃者，五藏之本也"，"水谷皆入于胃，五脏六腑皆禀气于胃"，陈氏正是据此指出："故脾胃者，五脏之宗也，四脏之气，皆禀于脾，故四时皆以胃气为本"，特别强调了胃气的作用及水谷之本对维持生命的重大意义。他在老年养生论述中，贯彻了这一基本观点。精气神称为人身三宝，陈氏认为："主身者神，养气者精，益精者气，资气者食，食者，生民之天，活人之本也"，说明饮食是维护精气神的物质基础，这与《黄帝内经》"人以水谷为本，故人绝水谷则死"的说法，毫无二致。而陈氏之所以侧重饮食调治，主要在于维护脾胃，培补后天，以使五脏得滋，精神充沛，尽享寿考。

②适合老人特点：《黄帝内经》指出，人逾壮年，随着肾气渐衰，阳气不足，五脏

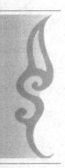

之气每况愈下，至"八八"之年，齿发去；至七十岁，脾气虚甚。陈氏据此指出："其高年之人，真气耗竭，五脏虚弱，全仰饮食以资气血"，因为老年人气血衰，脾胃功能亦差，所以处处慎养中焦，减少脾胃负担和刺激为首务。惟令老人饮食易化，则气血方得资生。他说："缘衰老人脾胃虚薄，不能消纳，故成疾患，为人子者，深宜体悉，此养老人之大要也"，可见陈氏基于老人的衰老性生理特点和脾运失健的状况，明确了养胃气，调饮食是防老延生格外应注意的问题，其实这正是《黄帝内经》反复强调的饮食卫生。这里包括诸方面：如饮食有节，力戒生冷，不可偏食等，《黄帝内经》谓："饮食自倍，肠胃乃伤"，饥饱无度均可导致肠胃受损，影响气血津液化生，还指出："食饮者，热无灼灼，寒无沧沧，寒温中适"，"无食一切生物，宜甘宜淡"，否则有伤脾胃运化，日久气衰。《黄帝内经》尤其要求饮食五味和调，按照五脏生理需求而摄入适当的品味，多样合理地调剂，只有谨和"五味"，才能"骨正筋柔，气血以流"，以上这些饮食卫生和调养对于老年人尤为必要，他说："若生冷不节，饥饱失宜，调停无度，动成疾患"，"老人之食，大抵宜其温热熟软，忌其黏硬生冷"，"秽恶臭败，不可令食"并强调"尊年之人，频不可屯饱，但频与食，使脾胃易化，谷气长存"。

③力畅食疗方法：陈氏非常重视饮食疗法，认为"饮食进则谷气充，谷气充则气血盛，气血盛则筋力强"。食疗在《黄帝内经》早有记载，有所谓："毒药攻邪，五谷为养，五果为助，五畜为益，五菜为充，气味合而服之，以补精益气"等说法，明确了食疗的重要作用，并根据"五味各归所喜"和"病随五味所宜"的道理，分辨病变属性和所在脏腑，调以相应的饮食，五味对脏腑的补泻作用，决定于脏腑、饮食五味的各自特性及疾病的性质，凡此，《黄帝内经》均有所论。而陈氏不仅尊古经遗教，且主张老年人尤宜推行饮食疗法，并阐明其理："若有疾患，且先详食医之法，审其疾状，以食疗之，食疗未愈，然后命药"，原因是老年人脏腑虚衰，食疗"贵不伤其脏腑也"，相反的，还能促进脏腑功能，补偏救弊，达到协调阴阳的目的。陈氏说："善治病者，不如善慎疾，善治药者，不如善治食"，强调对于年老体弱之人，食疗胜于药治，因食物性多平和，药物性多峻烈，食疗虽不像药物那样直接去除病邪，但可培养正气，平衡阴阳，有利治本，安内即所以攘外。因此，他指出："人若能知其食性，调而用之，则倍胜于药也"，进而倡导其"养老人之大法"，"凡老人有患，宜其以食治之，食治未愈，然后命药"的先食后药之说，为此，他辑录了大量的食疗方剂，约160余首有关处方。其中将适当的食物和药物混合后加入佐料调味之品，采取精当的烹调方法，做成鲜美可口的食品供老人服用，用于防病治病，并认为"依食医之法，随食性变供治之，此最为良也"。

（2）运用《黄帝内经》的心理调摄之法：人的精神状态和情志活动对人体脏腑、气血的影响有直接关系。《黄帝内经》指出："志意和则精神专直，魂魄不散，悔怒不起，五脏不受邪矣"，并要求人们"以恬愉为务"，"美其食，任其服，乐其俗"，以此陶冶性情，有利于身心健康。

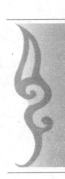

①老人情志的变化:尽管《黄帝内经》对于老年人的精神调摄未做专论,但陈氏以《黄帝内经》有关情志调养的论述为指南,运用于老年心理保健领域中。他在医疗实践中观察到老人特有的老年心理和性情的改变。他说:"眉寿之人,形气虽衰,心亦自壮。但不能随时人事,遂其所欲。居虽温给,亦常不足。故多咨煎背执,等闲喜怒,性气不定"。"缘老人孤僻,易出伤感,才觉孤寂,便生郁闷",这说明人到老年出现的心理异常和性情的变化,如孤独、烦躁焦虑、固执郁闷、情绪易波动,以及因心有余力不足或所愿不遂引起的伤感、急躁等。随着年龄的增加,老年在生理上发生一系列退行性衰老,再加上心理上的变化,适应能力减退,精神上的不良刺激等,都会使机体抵抗力下降,容易生病,所以陈氏结合举例说,如老人"愤怒一作,血气虚弱,中气不顺,因而饮食,便成疾患"。

②调摄情志的方法:鉴于心理老化对人体健康的影响,陈氏提出了如何防止、控制、克服和解脱不良心理状态和七情过激的途径和具体方法,这也是奉亲养老的重要措施之一。首先老人应避免强烈的精神刺激,他说"凡丧葬凶祸,不可令吊,疾、病、危、困,不可令惊,悲逾忧愁,不可予报",若"遇水火兵寇,非横惊怖之事,必先扶持老人于安稳处避之,不可喧忙惊动",其次他指出,晚辈人的敬老在于充分理解老人心态,体谅老人的喜怒忧思和疾苦,生活上尽心照顾,"全在承奉颜色,随其所欲","不可令孤坐独寝",并以《黄帝内经》的"话之与其善,导之以其所便,开之以其所苦"的精神,想方设法满足老人的文化需求,丰富其精神生活,"凡人平生为性,各有好嗜之事,见即喜之,有好书画者,有好琴棋者,有好睹朴者,有好古物者,有好丹灶者,人之癖好,不能备举。但以其平生偏嗜之物,时为寻求夕择其精绝者,布于左右,使其喜爱玩悦不已",使其"自以为乐"。如此,"虽有劳倦咨煎,性气自然减可"。以老人所好,提供条件,增加老人热爱生活的情趣。心情宽松舒畅、精神有所寄托,有利改善心境,调节情志,促进健康长寿。

(3)遵循《黄帝内经》的四时养生之法:顺应自然界阴阳消长规律,是养生的重要原则之一。《黄帝内经》强调"化不可代,时不可违",顺应四时以"养之和之,静以待时,谨守其气,无使倾移,其形乃彰"。陈氏对此坚信不疑。

①四时养生的重要性:陈氏在其论著中,对于老年人的四时调养有不少灼见,他说"春温以生之,夏热以长之,秋凉以收之,冬寒以藏之。若气反于时,则皆为疾病,此天之常道也。顺之则生,逆之则病"。他在援引《黄帝内经》有关四季调神养生的要则后指出:"人能执天道生杀之理,法四时运用而行,自然疾病不生,长年可保。其黄发之人,五脏气虚,精神耗竭,若稍失节宜,即动成危察……为人子者,深宜察其寒温,审其擅药,依四时摄食之方,顺五行休王之气,恭格奉亲,慎无懈怠"。他还集四时通用备疾药法陈列于后。总之,陈氏非常重视《黄帝内经》关于保持人与自然环境统一协调的理论和"春夏养阳,秋冬养阴"的摄生观。

②四时摄养的方法:陈氏以阴阳五行的基本理论,结合《黄帝内经》四气调神,

起居作息等基本原则,制定了适宜于老年特点的四季摄养措施,今以其"春时摄养"为例。陈氏指出,春为阳气初生,万物萌发之季,"春属木,主发生,宜戒杀,藏于恩惠,以顺生气"。在饮食方面,他认为春主肝,木能胜土,所以春应减酸益肝,以养脾气,老年人注意酒不可多饮,不宜食"黏冷肥僻之物",否则"多伤脾胃,难得消化"。在情志方面,老年人应"常择和暖日,引侍尊亲于园亭楼阁虚敞之处,使放意登眺,用摅滞怀,以畅生气。时寻花木游赏,以快其意"。这完全符合《黄帝内经》所谓"广步于庭,被发缓形,以使志生"的摄养精神。在健身方面,他建议采用呼吸吐纳法,因肝气盛,故调"嘘气以利之","顺之则安,逆之则少阳不生,肝气内变"。在衣着方面,"遇天气转暖,不可顿减棉衣……但多穿夹衣,遇暖之时一重渐减一重,即不致暴伤也"。此外,在药治方面,因"正二月乍寒乍热,高年之人,多有宿疾",又经冬季蕴积了内热,在春阳之时"多所发泄,致体热头昏,膈塞涎嗽,四肢劳倦,腰脚不任"等症,主张宜调和的"凉膈化疾之药消解",或"选食治方中性稍凉,利饮食,调停于进,自然通畅"。陈氏还提供了老年人"春时用诸药方",如春时多昏倦的细辛散,热毒风攻头面的菊花散,偏正头痛的神效方,胸膈不利的坠痰饮子等。

　　综上所述,医家陈直、邹铉关于老年摄生领域的论述,是理论联系实际的产物,他们提倡饮食调治,强调精神护养,力主四时之序的养生办法及对老人生活起居的将息等,都是以《黄帝内经》思想为指导,结合老年人生理、心理变化的特点加以探讨和研究,不仅丰富了《黄帝内经》养生学说的内容,而且对中医老年医学的发展起到强有力的推动作用。

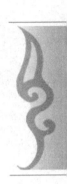

四、张元素与《黄帝内经》补泻思想

　　张元素,字洁古,金代易州(今河北易县)人,生于公元 12—13 世纪,为易水学派的开山之人。他的学术思想主要渊源于《黄帝内经》《难经》《伤寒论》及华氏《中藏经》和钱乙《小儿药证直诀》等。著有《珍珠书》《脏腑标本药式》《洁古家珍》《医学启源》《药注难经》等,其中以《脏腑标本药式》《医学启源》为代表作。

1. 学术思想

　　张元素的学术思想,主要具体表现在脏腑辨证、遣药与制方及治疗脾胃病等方面。

　　在脏腑辨证学说方面,张元素综合《中藏经》《小儿药证直诀》《黄帝内经》等书之相关内容,系统性地介绍各脏腑病证、脉象,并附以相应的药性配伍原则及补泻用药、方剂,在学术和临床上都具有指导价值。

　　在遣药与制方上,张元素受运气变化对人体影响的启发,深入研究《黄帝内经》"七篇大论"中气机升降浮沉趋势、气的阴阳厚薄及药物四性五味的特点等,将其广泛应用于药物功效原理及作用特异性等内容的阐发中,创立了一整套包括性味学说、阴阳厚薄学说、升降学说、归经及引经报使学说等在内的系统药物学理论。

在脾胃病的治疗方面,张氏则强调"扶养胃气"的观点,重视"养正"之法的应用。对一般脾胃病,他主张以甘味或气温药补之,创制了加减冲和汤、枳术丸、白术散等健脾、强胃的方剂,并直接影响"易水学派"中"扶护元气"特色的产生。

此外,张元素的"内伤三阴证"、依脉辨证用方学说、伤寒病及针灸治疗等理论,多被其传入吸收应用于相关著作中,如李杲继承其"古方新病"思想,注重以临床实际出发,创制新方,张元素的药物学理论经过李杲的灵活应用,充分表现出其临床价值,而其脏腑辨证及扶养胃气的思想,对李杲创立以"补土"为特色的系统脾胃理论亦有重要影响。

2. 张元素对《黄帝内经》补泻思想的发挥

(1)补泻强调药物四气五味:张元素在深入研究《黄帝内经》理论的基础上,提出了药物的升降浮沉、性味归经理论。因此,在脏腑的补泻方面,他主要强调根据药之性味来调节五脏之阴阳。故张元素指出:"凡药之五味,随五脏所入而为补泻,亦不过因其性而调之"(《本草纲目·序例》引张元素语)。

①用药升降浮沉补泻法:张元素在《医学启源·卷之下·用药备旨》中,开篇就对《素问·阴阳应象大论》中有关气味阴阳的论述进行了讨论,指出"味为阴,味厚为纯阴,味薄为阴中之阳;气为阳,气厚为纯阳,气薄为阳中之阴。味厚则泄,薄则通;气厚则发热,气薄则发泄。"也就是说气之与味,各有阴阳,各有厚薄,各有功效。气者未必尽升,味者未必尽降。在这种认识指导之下他创制了"气味厚薄寒热阴阳升降图"。其中提出"心者厚之气,肺者薄之气,肝者薄之味,肾者厚之味。"

同时他还提出了药物气味升降浮沉对药物的补泻规律,如下:

肝胆:味辛补,酸泻;气温补,凉泻。

心小肠:味咸补,甘泻;气热补,寒泻。

脾胃:味甘补,苦泻;气温热补,寒凉泻。

肺大肠:味酸补,辛泻;气凉补,温泻。

肾膀胱:味苦补,咸泻;气寒补,热泻。

②脏气法时补泻法:《素问·脏气法时论》中有:"肝欲散,急食辛以散之,用辛补之,酸泻之。……心欲软,急食咸以软之,用咸补之,甘泻之。……脾欲缓,急食甘以缓之,用苦泻之,甘补之。……肺欲收,急食酸以收之,用酸补之,辛泻之。……肾欲坚,急食苦以坚之,用苦补之,咸泻之。"

张氏针对《黄帝内经》的这段理论进行了阐发,并将其创立的药物归经理论应用于五脏的补泻之中,并配以具体药物。在《医学启源·脏气法时补泻法》中指出:"肝苦急,急食甘以缓之,甘草。心苦缓,急食酸以收之,五味子。脾苦湿,急食苦以燥之,白术。肺苦气上逆,急食苦以泻之,黄芩。肾苦燥,急食辛以润之,黄柏、知母。……肝欲散,急食辛以散之,川芎;以辛补之,细辛;以酸泻之,白芍药。心欲软,急食咸以软之,芒硝;以咸补之,泽泻;以甘泻之,黄芪、甘草、人参。脾欲缓,急食甘以缓之,甘草;以甘补之,人参;以苦泻之,黄连。肺欲收,急食酸以收之,白芍药;以酸补之,五味子;以辛泻之,桑白皮。肾欲坚,急食苦以坚之,知母;以苦补之,黄柏;以咸泻之,泽泻。"

简而言之,可总结为川芎散肝,细辛补肝,白芍泻肝;芒硝软心,泽泻补心,黄芪、甘草、人参泻心;甘草缓脾,人参补脾,黄连泻脾;白芍敛肝,五味子补肺,桑白皮泻肺;知母坚肾,黄柏补肾,泽泻泻肾。

这里张氏主要是根据药物的五味归属来对五脏进行补泻,同时他也指出,这种对五脏的补泻与季节变化也要相应。所以他说:"此五者,有酸、辛、甘、苦、咸,各有所利,或散、或收、或缓、或软、或坚。四时五脏病,随五味所宜也。"

(2)补泻重视药物归经:张元素认为人体各经均有相应的引经药,深刻了解药物的性味使之各归其经,则力专用宏,可以使临床补泻的疗效更加显著。比如:"升麻,气平,味微苦,足阳明胃、足太阴脾引经药,若补其脾胃,非此为引用不能补。若得葱白、香芷之类,亦能走手阳明、太阳。"又如"黄芪、气温、味甘平,治虚劳自汗,补肺气,实皮毛,泻肺中火,脉弦,自汗。善治脾胃虚弱,疮疡血脉不行,内托阴证,疮疡必用之药也"。"羌活,气微温,味甘苦,治肢节疼痛,手足太阳经风药也。加川芎治足太阳、少阴头痛,透关利节"。"良姜,气热味辛,主胃中逆冷,霍乱腹痛,翻胃吐食,转筋泻利,下气消食"。"泽泻,气平味甘,除湿之圣药也。治小便淋沥,去阴间汗"。"黄芩,气寒,味微苦,治肺中湿热,疗上热目中肿赤,瘀血壅盛,必用之药,泄肺中火邪,上逆于膈上,补膀胱之寒水不足,乃滋其化源也。"等等。

(3)以养胃气为本:张元素在《黄帝内经》理论的基础上,结合自己的临床实践,认识到脾胃在人体的重要作用。提出了"养胃气为本"的学术思想。他在《医学启源》中指出:"五脏更相平也。一脏不平,所胜平之,此之谓也。故云:安谷则昌,绝谷则亡,水去则荣散,谷消则卫亡,荣散卫亡,神无所居。又仲景云:水入于经,其血乃成;谷入于胃,脉道乃行。故血不可不养,卫不可不温,血温卫和,荣卫乃行,常有天命。"张元素这种以养胃气为本的治疗思想,成了易水诸家弟子的相传家法。如其弟子李东垣,在张元素思想的影响下,创立了独特的"脾胃学说"。这是他继承发挥张元素以"养胃气为本"的学术思想的结果。

张元素"枳术丸"即是以养胃气为本的代表方。本方治痞、消食、强胃。主治脾不健运,饮食不化,气滞积聚而成心下痞闷之证。张元素倍用白术之苦甘,补脾以去湿痰,佐以枳实之甘降,泄痞闷而消积滞,佐以荷叶芬芳养胃,与术协以滋养胃气。药虽三味,但却突出表达了张元素以"养胃气为本"的学术思想,同时也体现了他养胃补泻结合,调畅气机的特点。

张氏在《脏腑虚实标本用药式》中对脾胃病的论证及用药方面更是做了详尽系统的叙述。

①土虚补之,方法有:补母(肉桂、茯苓);补气(人参、升麻、葛根、甘草、陈皮、藿香、葳蕤、砂仁、木香、扁豆);补血(白术、苍术、白芍、饴糖、大枣、干姜、木瓜、乌梅、蜂蜜)。

②土实泻之,方法有:泻子(诃子、防风、桑皮、葶苈子);涌吐(淡豆豉、栀子、莱菔子、常山、瓜蒂、郁金、韭汁、藜芦、苦参、赤小豆、盐汤、苦茶);泻下(大黄、芒硝、礞石、大戟、续随之、芫花、甘遂)。

③本(指"本病")湿除之,方法有:燥中宫(白术、苍术、陈皮、半夏、吴茱萸、南星、草豆蔻、白芥子);洁净府(木通、赤茯苓、猪苓、藿香)。

④标(指"标病")湿渗之,方法有:开鬼门(葛根、苍术、麻黄、独活)。

⑤胃实泻之,方法有:泻湿热(大黄、芒硝);消饮食(巴豆、神曲、山楂肉、阿魏、砂仁、郁金、三棱、轻粉)。

⑥胃虚补之,方法有:补胃气以化湿热(苍术、白术、半夏、茯苓、陈皮、生姜);散寒湿(干姜、附子、草果、肉桂、丁香、肉豆蔻、人参、黄芪)。

⑦本热寒之,方法有:降火(石膏、地黄、犀角、黄连)。

⑧标热解之,方法有:解肌(升麻、葛根、淡豆豉)。

从以上对脾胃病的治疗用药内容,不难看出,张氏是根据脾喜温运、胃宜润降的生理特点,而分别确定了治脾宜守、宜补、宜升;治胃宜和、宜攻、宜降等治则,从而在临床应用上发展了《黄帝内经》顾护脾胃的养生思想。

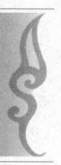

五、李杲与《黄帝内经》补法

李杲(1180—1251),字明之,号东垣老人,宋金时正定人。世代以富有称雄乡里。幼学儒亦爱好医药,20多岁时,因痛悼其母死于庸医,而发誓学医。当时张元素以医名燕赵间,李杲捐千金从学之,不数年,尽得其传。公元1232年因避元兵围汴梁,辗转聊城、东平等地,于1244年回归故里。李杲被誉为金元四大家之一,其遵《黄帝内经》劳倦内伤之义,发明甘温治内伤之法,是"补土派"的创始人,其主要著作有《脉诀指掌病式图说》《内外伤辨惑论》《脾胃论》《兰室密藏》《活法机要》《医学发明》《东垣试效方》。其中《脾胃论》论述了"内伤脾胃,百病由生"的理论。

1. 补法理论

李杲所处时代正值金元混战,人民疲于奔命,恐惧忧伤,饥困劳役,致损伤脾胃,脾胃内伤疾病很是多见。而时医执古不化,或滥用《局方》温燥,或不善师仲景、河间,妄用发表寒凉,重损胃气,因此治病每多不效。正如李杲所说,"举世尽将内伤饮食、劳役不足之病,作外感寒邪、表实有余之证,及泻其表,枉死者岂胜言哉"。有感于此,他通过临床实践,以整体观为指导,创造性地总结出新的医学理论,阐发了《素问》"土者生万物"的理论,认为只有脾胃气机旺盛,升降正常,才能维持正常的生命活动。

李杲的理论大体而言,可分为三个部分,即脾胃升降、元气和阴火。他在其著作中对此作了详尽的论述。

(1)脾胃的升降功能:根据《素问·六微旨大论》"出入废则神机化灭,升降息则气立孤危,故非出入无以生长壮老已,非升降则无以生长化收藏。是以升降出入无器不有"的论述,李杲认为,人体的生命活动从根本上讲,"无非是元气的升降出入运动"。脾胃位居中州,交通斡旋,承担着脏腑气机升降出入的枢纽作用。他在《脾胃论》中说:"万物之中,人一也,呼吸升降,放象天地,准绳阴阳。盖胃为水谷之海,饮食入胃,而精气先输脾归肺,上行春夏之令,以滋养周身,乃清气为天者也。升已而下输膀胱,行秋冬之令,为传化糟粕转味而出,乃浊阴为地者也。"五脏之中,心肺在上,上者宜降;肝肾在下,下者宜升。脾胃居中,通上连下,为精气升降之枢纽。脾主升清,输布精微化气生血,维持着机体的营养供给;胃主降浊,促使着水谷运化和传导,从而维持着"清阳出上窍,浊阴出下窍,清阳发腠理,浊阴走五脏,清阳实四肢,浊阴归六腑"的生理功能,肺之肃降、肝之升发、心肾交泰、水火既济,无不赖脾胃中运之枢机作用。李杲尤其重视脾之升举功能。他认为:只有谷气上行,脾气升发,元气功能充沛,生机才能洋溢活跃,阴火自会收敛潜藏。若脾胃损伤,气机升降失常,则会阴火内生,出现发热病症。表现:气高而喘,为烦热,为渴、头痛,而脉洪。兼见肢体沉重,四肢不收,怠惰嗜卧等。李杲在《脾胃论》中所述道:"脾胃一伤,五乱互作,其实病,遍身壮热,为头痛目眩;肢体沉重,四肢不收,怠惰嗜卧。"又道:"盖阴火上冲,则气高而喘,为烦热,为头痛,为渴而脉洪。"

(2)脾胃与元气的关系:元气,又名"原气""真气",是维持人体生命的物质基础,是人体生命活动的原动力,元气根源于肾,由先天之精所化生,并赖后天之精充养而成。正如李杲所言:"真气又名元气,乃先身生之精气也,非胃气不能滋之,"又云:"夫元气、谷气、荣气、清气、卫气,生发诸阳上升之气,此六者饮食入胃,谷气上行,胃气之异名,其实一也。"元气具有推动人体的生长、发育,温煦和激发各脏腑、经络等组织器官的作用。《金匮要略·脏腑经络先后病脉证》说:"五脏元真通畅,人即安和。"所以,元气充沛,各脏腑经络等组织器官功能活动就旺盛,机体强健而少病。元气的存亡,即生命的存亡。故元气对人体的正常生理活动起着重要作用。而脾胃为元气之本,对元气的盛衰,起着决定性作用。李杲论述脾胃总与元气和阳气升发联系起来,认为脾胃是元气生发输布的根蒂,"元气之充足,皆由脾胃之气无所伤,而后能滋养元气"。反之,若元气的温煦和激发作用低下时,各脏腑功能就不能得到正常发挥而产生种种病变。李杲在《脾胃论·脾胃虚实传变论》中说:"若脾胃之本弱,饮食自倍,则脾胃之气既伤,而元气亦不能充,而诸病之所由生也。"在《脾胃论·三焦元气衰旺》中又说:"三元真气衰惫,皆由脾胃先虚,而气不上行之所致也。"即脾胃是后天之本,气血生化之源,是元气升发转输的枢纽,若饮食所伤,导

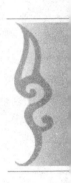

致脾胃气虚,则元气不足或不得正常升发和转输,就可引起诸多病理变化。《脾胃论》所论述的疾病,多是由于劳倦内伤,元气不足而出现的五脏、六腑、四肢、九窍所生之疾病。比如由于元气不足,阴火上冲,可出现发热,这种发热应与外感发热区别。总之,他所论述的内伤病,其病机概为元气不足或元气不能正常升发布散。此种疾病很多,最常见者有以下方面。①气虚发热:特点为发热乏力;②气虚下陷:特点为内脏下垂;③气虚失血:特点为出血证;④气虚喘咳:特点为咳嗽、气喘;⑤气虚昏厥:特点为眩晕、两目昏花;⑥气虚九窍不利:特点为耳目失聪;⑦气虚不固:特点为自汗盗汗;⑧气虚生湿:特点为面浮肢肿。

(3)对"阴火"的论述:李杲以《素问·调经论》中"有所劳倦,形气衰少,谷气不盛,上焦不行,下脘不通,胃气热,气热熏胸中,故为内热"作为阐发阴火产生的理论依据。在正常的生理情况下,"君火之下,阴精承之,相火之下,水气承之。"君相之火必须在阴精、水气的承制下,才不致过亢,而维持着正常的温煦、化气功能。正如张介宾在《类经·阴阳类》中所言:"夫肾者水也,火中生液,即真水也,水火互藏,乃至之道之所在,医家首宜省察,水藏于肾中,肾居于下焦,火藏于心,心居上焦";《素问·阴阳应象大论》也有"故清阳为天,浊阴为地,地气上为云,天气下为雨,雨出地气,云出天气"的论述。对于心肾而言,心居上而为天,肾居下而为地。李杲说:"地气者人之脾胃也,脾主五脏之气,肾主五脏之精,皆上奉于天,二者俱主生化以奉升浮。"就是说肾永在脾乏气化升发作用下上升,藏于心,化为真火,更确切地说是火中之阴。心火在肺之肃降作用下,下交于地气,在胃之和降作用下,下藏于肾中,而化为真水。可见水火既济的过程是靠脾胃的枢机功能来完成的。《医学求是·血证求原论》云:"脾以阴土而升于阳,胃以阳土而降于阴……五行(五脏)之升降,水火(心肾)之上下交济者,升则赖脾胃气之左旋,降则赖胃气之右旋。"若脾胃无损,不仅生化有源,气机升降亦如常,肝肾心肺之气赖此得以升降交泰,上下和济。如此则水火既济,君相之火,不致过亢。龚廷贤说:"予谓人之一身,以脾胃为主,脾胃气实则得其所养,肺气既盛,水自生焉,水升则火降,水火既济,而全天地交泰之令矣。"在病理情况下,比如饮食劳倦,内伤脾胃,致脾胃虚弱,失其升降枢机之职,则心肾之水火不能赖此得以升降交泰,阴精水气不能承制君相之火,君相之火则过于亢盛而化为"阴火"。李杲指出:"内伤脾胃,乃伤其气","苟饮食不节,寒湿不运,则脾胃乃伤;喜怒忧恐,损耗元气。既脾胃气衰,元气不足而心火独盛。心火者,阴火也;起于下焦,其系系于心,心不主令,相火代之。相火,下焦包络之火,元气之贼火也。火与元气不两立,一胜则一负。脾胃气虚,则下流于肾,阴火得以乘其土位"。

2. 治则治法与举例

李杲受《黄帝内经》"劳者温之,损者益之""火郁发之"理论的启发,认识到:"内伤脾胃,乃伤其气……伤其内为不足,不足者补之,惟当以辛甘温之剂,补其中而升其阳,甘寒以泻其火。"这是东垣治内伤病的总原则。

（1）治法：①甘温除热：甘温除热的精神贯穿了《脾胃论》全书的始终。李杲曰："饮食失节，寒温不适，脾胃乃伤。此因喜、怒、忧、恐损耗元气，资助心火。火与元气不两立，火盛则乘其土位，此所以病也"。又说："饮食不节则胃病，胃病则气短，精神少而生大热，有时而显火上行独燎其面"。可见他认为气虚发热的病机是由于脾胃虚弱，元气不足，阴火上冲所致。并以《黄帝内经》"劳者温之，损者益之"的理论为指导，结合个人临床经验，创立了"惟当以辛甘温之剂，补其中而升其阳，甘寒以泻其火则愈"的甘温除热法。

②补气升阳：内伤不足证的主要病机是元气不足或不能正常升发输布，对这一类疾病的主要治疗法则应当培补升发元气。《脾胃论》说："脾胃既虚，不能升浮，为阴火伤其生发之气。……甘温之剂生阳，阳生则阴长。"又说："脾胃不足之源，乃阳气不足，阴气有余，当从元气不足升降浮沉法，随证用药治之。"

（2）治法举例：①气虚咳喘，培土生金：《脾胃论·脾胃胜衰论》云："肺金受邪，由脾胃虚弱不能生肺，乃所生受病也。故咳嗽，气短，气上，皮毛不能御寒，精神少而渴，情惨惨而不乐，皆阳气不足，阴气有余，是体有余而用不足也。"又曰："所生受病者，言肺受土、火、木之邪，而清肃之气伤，或胸满、少气、短气者，肺主诸气，五脏之气皆不足，而阳道不行也。"李杲以五行"生克制化"之原理来阐述脾与肺在病理上的相互影响，反映了五脏生理功能是相互关联和制约的关系，但均以脾胃为中心。外邪犯肺，壅阻肺气，宣降失司，日久则内伤脾气，此为子病及母。脾虚不运，痰浊内生，上干于肺，最终而致咳喘缠绵难愈。按照"治病求本"的原则，此时宜用培土生金之法，令元气充足，杜绝生痰之源则咳喘自止。沈湘妹应用此法治疗小儿间质性肺炎伴纳呆，多汗，面黄或兼低热者48例，年龄10个月至12岁，病程最长者11个月，最短者40天，其基本方以党参、黄芪、白术、茯苓、杏仁、桔梗、防风、当归、桃仁、甘草为主，加减服用，1日1剂，5天为1个疗程，治疗3个疗程，总有效率为83%。

②气虚出血，健脾以摄：早在《难经·四十二难》中就有"脾……主裹血"之说，即脾有统摄血液在脉内运行，不使其逸出脉外的作用。沈自南《金匮要略注》："五脏六腑之血，全赖脾气统摄。"李杲则认为"胃虚元气不足，诸病所生。"而脾之所以能统摄血液，是因为脾为气血生化之源，脾气健运，气血生化有源，则气能摄血。反之，脾气虚，气血生化不足，气的固摄作用减弱，则可使血逸出脉外而致各种出血。临床上多种慢性出血性病症，属于脾气虚不能摄血者不在少数。其表现主要有胃肠道出血（呕血、便血），子宫出血（崩漏），皮下出血（紫癜）等，常伴有脾胃气虚症状。故可用健脾摄血法治之。云南中医学院附属医院尹文艳治一王姓患者，女，52岁。左侧鼻出血反复发作5天，量多，色淡，伴气短乏力，面色苍白，食少便溏，舌质淡，苔薄白，脉细弱。曾用大量清热凉血药无效，后用补中益气汤加味治疗。10剂血止，续服补中益气丸善后而愈。

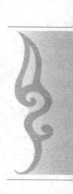

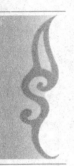

③上气不足,从脾论治:上气不足是指以头部上窍失养为主的病证。临床表现以头晕、头痛、耳鸣、耳聋、视物模糊为特征。常伴有倦怠乏力,面色无华,劳累后症状加重,脉细弱等症。《素问·玉机真脏论》曰:"脾不及则令人九窍不通。"《素问·通评虚实论》又说:"头痛,耳鸣,九窍不利,胃肠之所生也。"李杲通过长期的实践,从脾胃与元气的相互联系出发,论证了这一理论,并提出"胃气一虚,耳、目、口、鼻俱为之病"(《脾胃论·脾胃虚实传变论》),认为真气,元气,谷气,阳气……虽然名称不同,其实皆由胃气所衍化。所以,胃气一病,则水谷之海不足,清气不能荣上窍,则九窍不通。只要脾之气强,则耳目就聪明。江苏无锡中医院根据李杲健脾益气升阳之法,以补中益气汤、益气聪明汤为主,加减治疗此类疾病,在临床上获得明显的疗效。

④肢痿不用,健脾可愈:痿者萎也,是指肢体筋脉弛缓,手足软弱无力,不能随意活动,久则肌肉萎缩的一种病证。其病机主要是津液、气血、精髓亏虚,筋脉失养所致。《素问·痿论》"肺热叶焦",则皮毛虚弱急薄,著则痿也,"对这一病机进行了高度的概括。同时还提出了"治痿者,独取阳明"的治疗大法。李杲承《素问》之理论,进一步阐述脾与肌肉的密切联系和痿证由脾肺转化为肝肾的病理过程,认为:"脾胃俱旺,则能食而肥;脾胃俱虚,则不能食而瘦;……脾虚则肌肉削……"(《脾胃论·脾胃胜衰论》)。"病甚,则传肝肾为痿"(《脾胃论·脾胃虚弱随时为病随病制方》)。只要脾机健运,就能上输精于心肺,下散精于肝肾,则清阳出上窍,实四肢,诸症自能缓解。故后世在对痿证的治疗中,不论起于何因,在立法用药时均把顾护脾胃置于首位,如:万春等治一李姓患者,男,65岁,患糖尿病多年,突发行路无力,时常仆倒,并日渐加重,肢体无力,不为所用。伴手足肿胀,纳呆便秘,气短乏力,面白,舌淡苔薄白,脉沉细。其认为是脾虚气血不足,元气虚衰,血脉瘀阻所致,以补中益气汤加味治之。服6剂后症状好转,四肢自觉有力,后以此法治疗1个月余痿愈。

3. 方药举例

调理脾胃气机,恢复脾胃的正常升降功能,是治疗疾病的根本。李氏在论治上非常重视升降浮沉原理,处方立法强调升降。因而王鸣岗赞曰:"余尝考治脾胃莫详于东垣,求东垣治脾之法,莫精于升降。"他针对脾胃病的各种病证,创立了补中益气汤、清暑益气汤、升阳散火汤、交泰丸、生姜和中汤等等。通过升提脾气,和降胃气,清升浊降,使阴阳谷归其位。脾胃升降功能正常,阴阳相对平衡,气机运行畅达,则诸症自愈。考《脾胃论》一书,立方63首。除其中8首外,其余55首都是东垣自创,方中大多以升阳益气药为君为臣。

(1)补中益气汤:补中益气汤是补气升阳的代表方剂,贯彻扶正以达邪、益气以除热的精神。本方重用甘温补气,兼有升提之功的黄芪为君;辅以参、术、甘草大补脾胃元气;佐以升麻、柴胡鼓动中焦阳气升发,引脾胃之气上升而换其下陷之阳气,柴胡又是疏肝解郁,条达气机之品,引脾气上腾,则有利于脾升胃降;陈皮理气而分清浊,助胃气和降;用当归少许以养血通脉,使诸甘温之药,补气有根。脾胃气足,清升浊除,则阳生阴长,气血旺盛,则虚热自除。药仅八味,补而不滞,围绕升阳补气。本方证因于饮食劳倦伤脾,致脾胃之气虚馁,清阳下陷,脾湿下流,郁遏阳气。症见少气懒言,身热有汗,头痛畏寒,渴喜热饮,饮食无味,四肢乏力,舌淡苔白,脉虚软无力。

补中益气汤深受历代医家推崇,目前被广泛地应用于内、妇科许多疾病的治疗,如胃下垂、重症肌无力、乳糜尿、泄泻、内伤发热、脱肛、慢性肝病、崩漏、子宫下垂、带下、胎动、产后恶露不净、尿失禁等。中医研究院中药研究所通过对患宫颈癌动物饲以补中益气汤表明:可以延长存活期,增加红细胞数,提高白蛋白与球蛋白比值,改善机体代谢,防止贫血的发展,增强体力。各种实验和临床实践表明:补中益气汤有调整胃肠及提高机体免疫之功能。

(2)升阳散火汤:东垣根据《素问·六元正纪大论》"火郁发之"的原理,制升阳散火汤。升阳散火汤用于脾胃虚弱,阴火乘脾,谷气闭塞而下流,清气不升,阳气抑遏,火郁不伸而见表热里虚之证。方中取人参、炙甘草甘温益气,以升麻、柴胡、葛根升引脾胃中清气,上行阳道,亦引甘温气味上行,使中焦元气充实,以羌活、独活、防风升发。

(3)东垣清暑益气汤:脾胃阳虚之体,而于夏令劳倦伤暑,暑性升散,而伤津耗气;暑多夹湿,湿热合抑。临床表现为神疲肢倦,胸满气短,心下痞闷,身热而烦,自汗体重,不思饮食,小便黄而数,大便溏而频等。本证元气虚是本,暑邪是标,暑邪不解,元气更伤,故须标本兼顾。东垣制清暑益气汤标本煎顾。方中二术同用,运脾而燥湿;葛根和升麻以解肌散热,升举阳气;加泽泻渗湿;青皮、神曲以助运消痞而利气机;麦冬、五味子合人参,益气养阴清热以滋肺之化源;少佐黄柏之苦寒,助麦冬之甘寒,泻热而养阴,亦助参芪术草益气清暑热而燥湿。暑湿清,脾胃之元气得复,则发热自退,乃东垣立方之旨。

(4)生姜和中汤:脾为阴土,胃为阳土,土气充健,乃能安和。若土气不足,湿遏气机,都会引起脾胃升降功能障碍。东垣曰:"大抵脾胃虚弱,阳气不能生长,是春夏之令不行,五脏之气不生。……若用辛甘之药滋胃,当升当浮,使生长之气旺。"据此制生姜和中汤,方用人参、苍术、白术、甘草,健脾燥湿、补中益气以治本;酒炒黄芩、生甘草清上热、止口干以治标;粉葛根致津液以止虚渴;羌活、藁本祛风胜湿,清头目以疏四肢酸困;升麻、柴胡助清阳上行;陈皮导浊气下降,用姜、枣协外和中。

(5)清阳汤:东垣曰:"中风者,非外来风邪,乃本气自病。……气虚者多。"气血充盈则肝木平和,若中气不足,络脉空虚,贼邪不泻,则内风始动。治宜升阳益气,驱风通络。针对病机,立清阳汤。方中当归、桂枝、红花、苏木辛温通络;升麻、葛根入阳明经,升阳散火以防胃火复炽;黄芪、炙甘草补中益气敛汗;黄柏、生甘草降冲

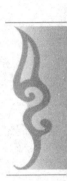

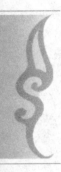

泻火以缓其急。

(6)丁香吴茱萸汤:阳居上,阴居下。所谓离照当空,阴霾自散,若阳不当位,阴邪主合,则寒自内生。丁香吴茱萸汤升阳益气散寒。方中生姜、吴茱萸温胃散寒;丁香、草豆蔻暖胃化浊;半夏、陈皮和胃降逆止呕;柴胡、升麻升提阳气;人参、黄芪、炙甘草补中益气;苍术宣发;少佐黄柏泻阴火,滋上燥。

4. 典型病例

(1)气虚发热:徐某,女,34岁,农民,于1998年4月3日初诊。自诉长期低热,身倦畏冷,气短懒言,纳食不佳,夜梦纷纭,经期延长8～11天,量偏多,色红,每天疲劳后或月经期病情加重,舌质淡红,苔薄白,脉细弱。证属气虚发热,治宜补中益气,甘温除热,用补中益气汤。

太子参15g,生黄芪20g,白术10g,茯苓30g,当归身10g,升麻5g,柴胡5g,阿胶10g(烊化吞服),陈皮3g。5剂,每日1剂,水煎分2次服。

4月9日二诊:低热较前减轻,纳食略增加,身倦畏冷,气短懒言较前也有好转,舌脉同前,原方再服5剂,每日1剂,水煎分2次服。4月15日三诊:自诉仍有低热,纳食明显增加,气短懒言已明显有好转,舌脉无明显改变。仍宗原方,再服5剂,每日1剂,水煎分2次服。4月21日四诊:低热基本好转,身倦畏冷、气短懒言明显好转,精神转佳,舌淡红,苔薄白,脉细弱。原方加山药20g,去太子参加党参15g,再服5剂,每日1剂,水煎服。4月28日患者自诉诸症消失,要求改丸药,遂予补中益气丸、归脾丸调理。随访至今,未再复发。

按:本例升降失调,乃脾气当升不升,致水谷精气下流,阴火上逆,诸证由生,治疗着重在升阳益气,调理脾胃气机,令脾复健运,阴阳各归其位,则诸证自愈。

(2)经期泄泻:刘某,女,28岁,于1999年5月20日初诊。每值月经期间,大便泄泻,日行三四次。泻前腹痛,泻后疼痛减轻,月经于5月18日来潮,未净。身倦乏力,纳食不佳。舌淡红,苔薄白,脉细弱。证属脾胃气虚。治宜升阳益气,调理脾胃。

升阳益胃汤出入:太子参20g,黄芪30g,白术10g,山药15g,半夏6g,陈皮6g,柴胡6g,防风6g,木香6g,泽泻10g,茯苓10g,甘草3g,黄连3g。3剂,每日1剂,水煎分2次服。

6月14日二诊:月经昨日来潮,诉昨日又泄泻2次,泻前仍有腹痛,但较以前轻,泻后腹减,纳食不佳,身倦乏力较上月好转,舌脉同前。宗原方,再进5剂。后告知经行时未再泄泻。

按:患者脾胃气虚,健运失司,精微不得转输,水湿不得运化。当其行经之时,遂下趋大肠而为泄泻。欲治其泻,必先升发阳气,调理脾胃气机。此例药证相符,取效迅捷。

六、汪机与《黄帝内经》补法

汪机(1463—1539),字省之,安徽祁门人,因其世代居住祁门之石山,故世称汪石山。汪机是明代著名的温补学派医家,主要代表作有《医学原理》十三卷、《运气易览》三卷、《伤寒选录》八卷、补注《读素问抄》三卷、《本草会编》二十卷、《针灸问对》三卷、《外科理例》八卷、《痘治理辨》一卷、《推求师意》二卷、《医读》七卷、《本草汇集》二十卷、《补订脉诀刊误》二卷,及其弟子为之临床治案编著的《石山医案》三卷。

1. 汪机对《黄帝内经》虚证的运用及发挥

汪机对《黄帝内经》、《难经》有较为深厚的研究,对其虚损一证亦进行了运用和阐发。他认为虚损一证尽由饮食、劳欲所伤。如《医学原理·虚损门·论》说:"虚损者,元气、真阴亏败之谓也。原其所由,尽因饮食起居、情欲劳役失宜,而真元走泄所致。是以经云:饮食饮甚,汗出于胃;惊而夺精,汗出于肾;疾走恐惧,汗出于心;房色劳役,汗出于肝;持重远行,汗出于脾。此皆汗出走泄真元也。又云:劳则气耗,久视伤血,久卧伤气,久坐伤肉,久立伤骨,久行伤筋。与夫情欲飞越,此皆火动消烁真阴也。虚损之症,由此基焉,但中有阴阳两者之别。"

并且指出虚有阴阳之别,由阴阳之别又引出了骨痿病变的进展变异。如《医学原理·虚损门·论》说:经云:阳虚生外寒。寒邪则损阳。肺为气之本,是以其病发于肺,起渐下而终于肾,故《难经》云:"一损损于肺,皮聚而毛落;二损损于心,血脉虚少,不能荣于脏腑;三损损于脾,肌肉消烁,饮食不为肌肤;四损损于肝,筋脉不能自收持;五损损于肾,骨痿不能起于床而终焉。"

"经云:阴虚生内热。热邪则损阴。肾为阴之根,是以其病发于肾,起渐上而终于肺。故《难经》云:一损损于肾,骨痿不能起于床;二损损于肝,筋缓不能自收持;三损损于胃,饮食不能消克;四损损于心,血脉不能荣养脏腑;五损损于肺,皮聚而毛落终焉。治疗之法,损其肺者益其气,损其心者益其血,损其脾者调其饮食,适其寒温,损其肝者缓其中,损其肾者益其精。"

当然,虚损之证有阴阳之分,治亦有所不同,根据虚损病情而适当地运用补气和补血药,则为虚损保养之法。如《医学原理·虚损门·治虚损大法》并提出治疗大法,"虚损之病乃不足之症,当以保养为主,如八珍汤及十全大补汤之类为主加减。如血分虚重,宜补血药倍于补气药;如气分虚重,宜补气药倍于补血药。兼参天时为之佐使。"

2. 汪机的甘温补气观点

汪机十分强调胃气的重要性,如《推求师意·中风》说:"经曰:人以胃气为本,无胃气则死。盖元精、元气、元神不可一日无水谷以养之,其水谷药石入胃,而气属阳,味属阴。"属阳者,则上输气海;属阴者,则下输血海;二海者,气血之所归,五脏六腑、十二经脉皆取资于此。故二海盈溢,则一身内外气血皆充足矣。气充则荣卫流行,而手足百骸之力涌出矣;血充则冲脉引以渗灌于溪谷,而四属、九窍各为之用,而带脉得以约束十二经脉,不至于缓纵痿弱矣。"

汪机认为《素问·阴阳应象大论》说的"形不足者,温之以气,精不足者,补之以味",是以调补气血、平衡阴阳为主,并且根据人体气血经脉的多少而采用相应的补法,促使气血保持和调。他认为人体阴阳之气不可分割,即使补气补血,均以人参和黄芪为主。如《石山医案·营卫论》说:"天依形,地附气。可见人身之卫,即天之乾;人身之形,即地之坤。营运于脏腑之内者,营气也,即天地中发生之气也。故以气质言,卫气为阳,形质为阴;以内外言,卫气护卫于外为阳,营气营养于内为阴。细而分之,营中亦自有阴阳焉,所谓一阴阳互为其根是也。"汪机认为伤阴、伤阳、伤气、伤血皆可伤营气,因为营气具有阴阳性质。而伤营气又皆可伤营,即伤阴,并把阴虚的范围扩大到一切虚损证。

《石山医案·营卫论》说:"经曰营气者,水谷之精气,入于脉内,与息数呼吸应,此即所谓阴气不能无盈虚也,不能不待于补也。分而言之,卫气为阳,营气为阴。合而言之,营阴而不禀卫之阳,莫能营昼夜利关节矣。"又说:"补阳者,补营之阳;补阴者,补营之阴。"

他用营气说来贯穿朱丹溪的滋阴观和李东垣的补气观,谓"丹溪以补阴为主,固为补营;东垣以补气为主,亦补营也。以营兼血气而然也。阴中有阳,阳中有阴,阴阳同一气也。阴、阳、营、卫、气、血归根结底都成了一个气字,补气也就成了最基本的原则。"

3. 重用参芪的治疗思路

汪机的补益气血方法中,善于运用人参和黄芪,如《石山医案·营卫论》说:"人参黄芪补气,亦补营之气,补营之气,即补营也,补营即补阴也。可见人身之虚皆阴虚也。经曰'阴不足者,补之以味',参芪味甘,甘能生血,非补阴而何?又'阳不足者,温之以气',参芪性温,又能补阳,故仲景曰气虚血弱,以人参补之,可见参芪不惟补阳,而亦补阴。东垣曰血脱益气,仲景曰阳生阴长,义本诸此。世谓参芪补阳不补阴,特未之考耳。"这种通过补气摄血及阴生阳长的理论来强调参芪的重要性有独到见解。

《石山医案·病用参芪论》说:"慄悍之卫,其气不虚,无待于补。丹溪曰此气若虚,则一旦暴绝而死矣。兹所补者,乃荣中之卫,其气曷常不虚?经曰劳则气耗,悲则气消,又曰热伤气,精食气,又曰壮火食气,非藉于补,安能营运于外而为血所使哉?参、芪之补,补此营中之气也,补营之气即补营也,营者,阴血也,丹溪曰人身之虚,皆阴虚者也。"又说:"经曰脾胃喜温而恶寒,参、芪味甘性温,宜其为补脾胃之圣药也。脾胃无伤,则水谷可入,而营卫有所资,元气有所助,病亦不生,邪亦可除矣。

故诸病兼有呕吐、泄泻、痞满食少、怠倦嗜卧、口淡无味，自汗；体重、精神不足、懒于言语、恶风恶寒等证，皆脾胃有伤之所生也，须以参、芪为主，其他诸证，可随证加入佐使，以兼治之。"

汪机善用参芪治疗许多疾病，如烦闷恶食、脘腹胀满、咳嗽咯血、身热谵语、面赤呕泻、阳虚、耳聋、瘀血、淋、梦遗等，均取得良好效果。并且用药加减损益，常随病证而异，因人而异，决不固守一方，不知变通。如《石山医案·病用参芪论》说："又谓参芪性温，只恐积温成热，又谓参芪补气，尤恐气旺血衰，殊不知有是病，用是药，有病则病气当之，何至于积温成热、气旺血伤乎。且参芪性虽温，而用芩连监之，则温亦从而减矣。功虽补气，而用枳朴以制之，则补性亦从而降杀矣。"

《石山医案·答银台宋公书》说："人参不惟补气，亦补血也。况药无定性，与热药同用则热，寒药同用则寒。今用人参而以寒药制之，人参虽温，亦莫能逞其势矣。又曰人参补气，今以耗气之药监之，虽欲补气，亦莫恣其性矣。"可见，汪机用参芪不仅是为了一般地补气，同样也考虑到补阴血的方面。重视参芪补阴血的意义，是汪机用参芪的一大特色。

汪机强调参芪的温补功能，又指出了世之用参芪失治者，非参芪之过，而是用药不精，医之过也。如《石山医案·病用参芪论》说："或者病宜参、芪，有用之而反害者，非参、芪之过，乃用者之过也。如病宜一两，只用一钱，而佐使分两又过于参、芪，则参、芪夺于群众之势，弗得以专其功矣。以此而归咎于参、芪，宁不惑哉？"

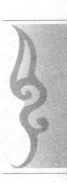

石山先生弟子最后说明了师父用参芪实是遍尝诸药用治百病得出的经验成果。如《石山医案·病用参芪论》说："予幸受业于石山汪先生，见其所治之病，多用参、芪，盖以其病已尝遍试诸医，历尝诸药、非发散之过，则降泄之多，非伤于刚燥，则损于柔润，胃气之存也几希矣。而先生最后至，不得不用参、芪以救其胃气，实出于不得已也，非性偏也。"

4. 汪机在临证中对部分虚证疾患的诊治

肾虚疾患者：《石山医案·条答福建举人谢邦实所患书》载："……示孤骨下间有火热，或升于右脚股、一团三指许，有时微热如灯照。丹溪有曰，火自涌泉穴起者，乃火起于九泉也。孤骨须也属于膀胱，与肾相为表里，而又近于涌泉。即此观之，是亦肾水衰少，不足以制火，起于九泉之类也。此宜滋养肾水以制妄火，经云滋阴水以制阳光是也。"久疟患者：《石山医案·疟》载："曰：经云'阴火之动，发为喉痹'是也。此必色欲不谨，久服参芪，徒增肺中伏火耳。"

痢疾患者：《石山医案·痢》载："经云'下者举之，虚者补之'，其治此病之法欤！遂以参、术为君，茯苓、芍药为臣，陈皮、升麻为佐，甘草为使，研末。每服6g，清米饮调，一日二次或三次，遂安。"

疝肿患者：《石山医案·疝肿》载治疗一脉缓无力气虚之小儿疝肿："经云膀胱者，津液之府，气化出焉。气虚不足，无能运化而使之出矣。宜升阳补气可也。遂以人参为君,黄芪、白术、茯苓为臣,牛膝、升麻、陈皮为佐,甘草梢为使,煎服一二帖,囊皱肿消,三帖痊愈。"

阳虚患者:《石山医案·阳虚》载:"经曰阳气者,精则养神,柔则养筋。今阳既虚,则阳之精气不能养神,而心藏神,神失所养,则飘荡气扬而多梦矣;阳之柔气不能养筋,而肝主筋以藏魂,筋失所养,则遍身筋骨为之疼痛。魂亦不藏,故梦寐欠安,何得而不遗乎?经曰气固形实。阳虚则不能固,而精门失守,此遗之所以频而不禁也。"遂以人参黄芪等治愈之。

痿症:《石山医案·附录》载:"经云痿有五,皆起于肺热。只此一句,便晓其治之法矣。经又云治痿独取阳明。盖阳明胃与大肠与。胃属土,肺属金,大肠亦属阳金,金赖土生,土亏金失所养而不能下生肾水,水涸火盛,肺愈被伤,况胃主四肢,肺主皮毛。今病四肢不举者,胃土亏也;自汗如雨者,肺金伤也。故治痿之法,独取阳明而兼清肺金之热,正合东垣清燥汤。服百帖,果愈。"对痿证提出了自己独特的治法。

5. 汪机对针灸补法的运用

汪机论述针灸治疗对机体虚证的适应证时,说明针灸可以治疗许多疾患,但并非一切虚损劳伤,皆可用针灸治疗。如元气大伤,宜以甘药调之,绝非针灸所能宜也,医不明此,则遗患后世。如《针灸问对》卷之上说:"若夫病邪大甚,元气已伤,决非针之所能济矣。假如痨瘵阴虚火动,法当滋阴降火,针能滋阴否乎?痿证肺热叶焦,法当清金补水,针能补水否乎?经曰:阴阳形气俱不足,勿取以针,而调以甘药。是也。知此,则病之可针不可针,亦可以类推矣。奈何世之专针科者,既不识脉,又不察形,但问何病,便针何穴,以致误针成痼疾者有矣。"同时说:"凡病皆当辨别邪正、内外、虚实,然后施针补泻,庶不致误。"

汪机针对《素问》《难经》所论述的迎随补泻方法不一,认为应该从结合病情实际出发而进行调补虚实,病合于《素问》者,用《素问》法,病合于《难经》者,用《难经》法。如《针灸问对》卷之中说:"机按:《素问》《难经》所论,迎随不同者,《素问》通各经受病言,《难经》主一经受病言。病合于《素问》者,宜依《素问》各经补泻之法治之;病合于《难经》者,宜从《难经》子母迎随之法治之。各适其宜,庶合经意。"

6. 汪机临证中的补益方剂

汪机对《黄帝内经》虚损病证提出了自己独特的观点,即重用人参、黄芪甘温补气,对许多虚症疾患亦有很好的疗效,临床运用了较多补益方剂,如《医学原理》中的诸多补益方剂:

(1)八物汤【组方】当归甘温二钱,川芎辛多六分,熟地黄甘寒二钱,白芍酸寒钱半,人参甘温一钱,白术苦甘温二钱,茯苓甘淡平二钱,炙甘草甘温五分,水煎。温服。【主治】气血两虚证。

(2)十全大补汤:【组方】人参甘温二钱,黄芪甘温二钱,白术苦甘温二钱,茯苓甘淡平

二钱,炙甘草_{甘温}五分,当归_{辛甘温}二钱,川芎_{辛温}六分,熟地黄_{甘寒}二钱,白芍_{苦酸寒}二钱,肉桂_{辛甘温}七分,水煎。温服。【主治】气血两亏。

(3)六君子汤:【组方】人参_{甘温}二钱,白术_{苦甘温}二钱,茯苓_{甘淡平}一钱,炙甘草_{苦温}五分,橘红_{苦辛温}钱半,半夏_{苦辛温}一钱,加姜片,水煎。温服。【主治】气虚夹痰。

(4)大补阴丸:【组方】知母_{苦辛寒,酒浸,焙}三两,熟地黄_{甘寒,酒浸,焙干}四两,龟甲_{甘酸温,酥炙黄}二两,黄柏_{苦辛寒,酒拌炒}三两,共为末,加猪脊髓,捣烂为丸如梧子大。每空心以淡盐姜汤下七八十丸。【主治】肾亏败,阴火沸腾。

(5)补阴丸:【组方】黄柏_{苦辛寒}三两,龟甲_{甘酸寒,香油炙}二两,知母_{辛苦寒}三两,当归_{辛甘温}三两,熟地黄_{苦甘寒真阴}四两,锁阳_{甘酸温,益精补肾}二两,白芍_{苦酸寒}一两,豹胫骨_{甘酸温,酥炙}一两,牛膝_{甘酸温}一两,陈皮_{苦辛温}二两,共研为末,以酒煮羊羯肉,捣烂,丸如梧子大。每空腹白开水送下50～70丸。【主治】肾元亏败,阴血虚耗,筋骨无力。

(6) 滋 阴 大 补 丸:【组 方】 枸 杞 子_{甘温,益精强阳、济虚弱}三 两,肉 苁蓉_{甘酸温,益精补肾,酒浸洗,瓦焙干}二两,熟地黄_{甘寒,滋肾水、益真阴、补血}四两,巴戟_{辛甘温,益精气,去心}七分,小茴香_{辛甘温,通肾气}七钱,远志_{苦温,安心神、定怔忪、补虚劳,去心}七钱,甘草水煮,山药_{甘温,补中、益精气}二两,牛膝_{甘酸平,行血、益精、壮筋}二两,杜仲_{辛甘温,益精填精,炒,去丝}二两,白茯苓_{甘淡平,止惊悸,去皮}二两,五味子_{甘酸平}五钱,石菖蒲_{苦辛平,开心气、通心神}八钱,山茱萸_{甘酸涩,益元阳、补肾填精,去核}二两,共为细末,以大枣四两蒸烂去核捣膏,和炼蜜丸如梧子大。空腹淡盐汤下50～70丸。【主治】筋骨无力,心神恍惚。

(7)六味地黄丸:【组方】山茱_{甘酸涩,去核}四两,泽泻_{甘咸寒,为肾引使}二两,熟地黄_{甘寒}八两,白茯苓_{甘淡平}三两,山药_{甘温}四两,丹皮_{苦辛寒,衄血、吐血必用之药}三两,炼蜜为丸如梧子大。每空腹淡盐汤下50～70丸。【主治】肾元不足,瘦弱虚损,骨蒸痿弱。

(8)人参固本丸:【组方】生地_{甘寒}四两,熟地黄_{甘寒}四两,天冬、麦冬_{甘寒,清肺金、定喘嗽}各二两,人参_{甘温,润肺止咳}三两,先将人参另研末,余四味以童便浸,捣膏和参末为丸。每以盐姜汤下50～70丸。【主治】元气亏败,阴火上炎,熏铄肺金,以至发热,咳嗽。

(9)益胃升阳汤:【组方】人参_{甘温}二钱,黄芪_{甘温}二钱,白术_{苦甘温}二钱,炙甘草_{甘温}七分,神曲_{甘辛温}一钱,升麻_{苦寒}五分,柴胡_{苦寒}五分,黄芩_{苦寒}一钱,当归_{辛甘温}一钱,陈皮(去白)八分,水煎,温服。如腹痛,加芍药五分,肉桂三分。如渴或口燥者,加葛根五分。【主治】口淡无味,不思饮食,宿食不化,发热汗出。

(10)茯神汤:【组方】人参_{甘温}五钱,黄芪_{甘温}三钱,五味子_{甘酸温}七分,麦冬_{甘凉}一钱,木通_{淡平}一钱,桔梗_{苦辛温}八分,甘草_{甘寒}七分,远志_{苦平}七分,茯神_{甘淡平}八分,水煎。温服。【主治】咳嗽引心胸痛,头眩,恍惚不宁,喉中肿痛,小便涩数,六脉濡小。

(11)牛膝丸:【组方】补骨脂_{苦辛温,补肾}二两,菟丝子_{辛甘温}四两,肉苁蓉_{甘酸温}二两,胡芦巴_{辛甘温}二两,防风_{辛温}两半,蒺藜_{甘温}二两,牛膝_{甘酸}二两,杜仲_{炒,去丝}三两,草薢_{甘温}二两,肉桂_{辛甘温}一两,为末,以酒煮羊肉,捣丸如梧子大。每服80～90丸。如冬月,

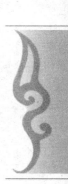

加干姜五钱。【主治】骨痿不能起于床,筋缓不能自收持。

(12)补虚丸:【组方】人参_{甘温}四两,白术_{甘温}三两,山药_{苦甘点}二两,枸杞子_{甘温}三两,锁阳_{甘咸温}二两,共为末,以面糊丸如芡实大,每服50丸,每日二服。【主治】精气不足。

(13)补阴丸:【组方】龟甲_{甘咸平}六两,黄柏_{苦寒}四两,苦参_{苦寒}二两,黄连_{苦寒}二两,侧柏叶_{苦辛寒}三两,乌药_{苦辛温}两半,共为末,用熟地黄八两酒煮、捣膏丸如梧子大。如冬月加干姜,夏加砂仁。【主治】阴虚火动吐血。

(14)八味定志丸:【组方】人参_{甘温}四两,白术_{苦甘温}三两,茯苓_{甘淡平}三两,牛黄_{甘凉}三钱,麦冬_{去心}二两,朱砂_{辛凉}三钱,菖蒲_{苦辛温}五钱,茯神_{甘平}四两,远志_{苦甘平,去心}五钱,共为末,炼蜜丸如梧子大。每服30~50丸。【主治】中气虚败,以致心气不足,邪热上攻,恍惚惊悸,喘嗽不宁。

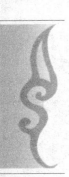

(15)十四味建中汤:【组方】人参_{甘温}三钱,白术_{苦甘温}三钱,白茯苓_{甘淡平}一钱,炙甘草_{甘温}五分,肉苁蓉_{咸温}一钱,肉桂_{辛甘温}五分,麦冬_{甘凉}一钱,附子_{辛热}五分,半夏_{苦辛温}七分,黄芪_{甘温}二钱,加姜三片,枣二枚,水煎。日进二服。【主治】气血虚败,肾元失所,以致形体羸瘦,倦怠嗜卧。

(16)人参养荣汤:【组方】人参_{甘温}二钱,黄芪_{甘温}二钱半,白术_{苦甘温}二钱,炙甘草_{甘温}五分,当归_{辛甘温}二钱,川芎_{辛温}八分,熟地黄_{甘温}二钱,白芍_{酸寒}八分,五味子_{甘酸}五分,肉桂_{辛甘温}五分,远志_{苦辛}七分,水煎。如遗精,加龙骨。咯血,加阿胶。【主治】饮食无味,肌肉消瘦,四肢倦怠,呼吸短气,面无颜色,恍惚,咳嗽等证。

(17)固精丸:【组方】黄柏_{苦辛寒}四两,知母_{甘辛寒}四两,芡实_{甘淡}二两,牡蛎_{凉寒}五分,龙骨_{酸湿弱}五钱,莲蔻_{甘温平}一两,茯神_{甘温平}一两,远志_{去心}五钱,共为末,以山药磨粉,打糊为丸如梧子大,以朱砂为衣。每服50~70丸。【主治】心神恍惚,遗精滑泄。

(18)补中益气汤:【组方】黄芪_{甘温}三钱,人参_{甘温}二钱,白术_{苦甘清}二钱,陈皮七分,炙甘草_{甘温}五分,升麻_{甘寒}四分,黄柏_{苦寒}五分,当归_{辛苦温}五分,柴胡_{苦辛}四分,水煎。温服。随证而加减之。【主治】内伤中气,脾湿不流,以致阴火上乘而发蒸蒸之热,表上无阳,不能卫护皮毛,以致恶寒自汗。

(19)四君子汤:【组方】人参_{甘温}三钱,白术_{苦甘温}二钱,白茯苓_{甘淡平}一钱,炙甘草_{甘温}七分,水煎。温服。不拘时,每日2次服。【主治】一切气虚。

(20)保命生地黄散:【组方】天冬_{苦甘温}八分,生地黄_{苦甘寒}三钱,熟地黄_{甘寒}三分,枸杞子_{甘寒}二钱,白芍药_{酸寒}一钱,地骨皮_{苦寒}一钱,黄芩_{苦寒}二钱,黄芪_{甘温}二钱,炙甘草_{甘温}研细粉七分,每日2次服。【主治】呕血,蒸热,出汗。

(21)天冬汤:【组方】阿胶_{苦甘平}二钱,天冬_{苦寒}二钱,贝母_{辛寒}一钱,茯苓_{甘平}八分,杏仁_{苦平}五分,生甘草_{甘寒}三分,水煎,阿胶调之。食后服,每日3次。【主治】吐血、咯血。

(22)茯苓补心汤:【组方】当归_{甘辛温}二钱,熟地黄_{苦辛寒}二钱,白芍药_{苦酸寒}一钱,川芎_{辛温}六分,人参_{甘温}二钱,茯苓_{甘平}二钱,炙甘草_{甘温}六分,紫苏_{辛温}二钱,陈皮_{苦辛温}八分,桔梗_{辛辛温}八分,前胡_{苦辛温}八分,枳壳_{甘温}八分,半夏_{辛温}八分,葛根_{苦甘凉}一钱,水煎。食后服,1 日 3 次。【主治】心气虚耗,不能生血,以致阴虚火动,咳吐脓血。

(23)黄芪散:【组方】黄芪_{甘温}二钱,麦冬_{苦甘寒}二钱,桔梗_{苦辛温}一钱,熟地黄_{甘寒}二钱,白芍药_{苦酸寒}一钱,生甘草_{甘寒}六分,研细粉,作 2 次服。【主治】咯血,或成劳,发热汗出。

(24)归脾汤:【组方】人参_{甘温}二钱,白术_{苦甘温}一钱,黄芪_{甘温}一钱,龙眼肉二钱,炙甘草_{甘温}五分,木香_{苦辛温}五分,酸枣仁_{辛甘酸}八分,茯神_{淡平}一钱,水煎。温服。【主治】思虑伤脾,脾不能统摄心血,以至迫血妄行,或吐或下,心神恍惚。

(25)四物汤:【组方】当归_{苦辛温}、熟地黄_{苦辛寒}、川芎_{辛温}、芍药_{苦辛寒}各一钱,水煎。不拘时服。【主治】一切血虚之证。

(26)三黄补血汤:【组方】黄芪_{甘温}一钱,柴胡_{苦寒}七分,升麻_{苦寒}三分,牡丹皮_{辛苦寒}三分,熟地黄_{辛寒}一钱,当归_{辛温}一钱,白芍药_{苦酸寒}七分,川芎_{辛温}五分,水煎。温服。【主治】吐血。

七、薛己与《黄帝内经》补法

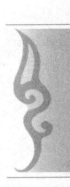

薛己,字新甫,号立斋,明代吴郡(江苏苏州)人,生活于公元 1486—1558 年,是明代著名医学家。其主要著作有《内科摘要》《外科发挥》《外科枢要》《外科心法》《外科经验方》《疬疡机要》《口齿类要》《女科撮要》《保婴粹要》《正体类要》《过秦新录》《本草约言》等;其评注医书有《保婴撮要》《小儿药证直诀》《明医杂著》《小儿痘疹方论》《平治荟萃》《原机启微》《妇人大全良方》等;后人将他的著作与评注之书汇编成《薛氏医案》,刊行于世。

薛己所处的时代是明嘉靖至万历年间,国家统一,政治安定,经济繁荣,文化科学也随之发展。这一时期理学盛行,医学界特别注重经典著作研究,因而影响到他重视研究《黄帝内经》的理论,"以岐黄世业,旁通诸家,微词颐旨,靡不究竟"(《疬疡机要·序》),结合临床实践,著书立说,自成一家,他极力反对恣用寒凉之剂克伐生气的流弊,在研究《黄帝内经》的脏腑辨证基础上,强调脾胃与肾命的重要性,力倡温补脾肾的治疗法则,从而发展了《黄帝内经》的治则学说,成为温补学派的先驱;并且在研究《黄帝内经》杂证的论治中,突出这些学术观点。

1. 对"治病求本"的发挥

薛氏在《素问·阴阳应象大论》"治病必求于本"的学术思想指导下,提出临证治病时重视以治本为主的原则。《疬疡机要·序》认为:薛己治病"不问大小,必以治本为第一要义"。

　　薛氏重视"治病求本",其主要论点有二:一是指临床辨证必须抓住疾病的本质,也就是要抓住导致疾病的根本原因和病机而治疗。他在评注《明医杂著·续医论》时指出:"凡医生治病,治标不治本,是不明正理也"。所以他对外感、内伤之证,均以掌握疾病的本原而为治疗大法。如对腹痛的治疗,前人有"痛无补法"之说,而他认为不能胶柱鼓瑟,死守这一治则,应以发生腹痛的主要病机的根本所在治之。如腹痛见有面色黄青,左关脉弦长,右关脉弦紧的症状,此系土衰木旺之证,故用益气汤加半夏、木香来扶土抑木,则腹痛可愈。又如治疗伤科疾病,出现肿痛不消、肌肉坏死、新肉不生、损伤后瘀血作痛及出血等损伤症状时,他认为其病本因于元气不足、脾胃气虚所致,主张用补气调补脾胃之法治疗,用八珍汤加白芷,或用十全大补汤补之,以图正气恢复,肿消肉生,损伤痊愈的目的。二是言调治脾肾为治本的关键。他在《明医杂著·医论》中说:"经云:治病必求其本,本于四时五脏之根也",这就是说从五脏而论,虽然各脏功能失调均能导致疾病的发生,然而脾胃为气血生化之源,五脏之根蒂,人身之本原,所以,脾胃一虚则诸证蜂起,故薛氏辨证论治强调"以胃气为本"。又因肾阴、肾阳为脏腑阴阳之根本,五脏之病久则及肾,使肾命受损,故肾命亦为治疗疾病的根本之脏。《折肱漫录》赞赏薛己这一观点时说:"治病必以脾胃为本,东垣、立斋之书,养生家当奉为蓍蔡也。如治脾无效,则求之于肾"。《四库全书·总目提要》亦高度评价说:"薛己治病在于务求本源"。

　　薛己"治病求本"的观点,关键在于滋其化源,而化源是指脾胃为人体生化之源。故黄履素在《折肱漫录·医药篇一》解释说:"化源者何? 盖补脾土以滋肺金,使金能生水。水足木自平,而心火自降"。因为脾胃为人体后天生化之源,脾胃化生的元气充足,诸脏得以滋养,生气才能盎然勃发,因而薛氏强调脾胃为其他四脏之化源,滋其化源,实为补脾土之本。尤其是治疗虚损之症,皆可用滋其化源之法。他在注《明医杂著·续医论》时指出:"证属形气、病气俱不足,脾胃虚弱,津血枯涸,而大便难耳,法当滋补化源"。如他治疗脾肺亏损咳嗽、痰喘等病证时,认为应当补脾土,滋化源,使金水自能相生,咳喘可愈。

　　不仅如此,薛氏在补脾胃的基础上将滋其化源扩充到肾与命门,以先天而促进后天之生化,用六味丸、八味丸作为滋其肾命化源之主方。同时,薛氏以虚则补其母的治法,从调治五脏的相互关系入手,达到滋其化源的目的。他在注《明医杂著·医论》中指出:"五脏子母虚实,鬼邪微正,若不达其旨意,不易得而入焉"。如治疗肝虚之疾病,用六味丸滋补肾水之母,以生肝木之子;治肺气虚弱之患,以健脾补土为补其母,滋其化源,如仍效不显著,再补脾土之母,补肾命之火,以达火旺生土、土旺生金的目的。

　　总之,薛氏将《黄帝内经》"治病必求于本"的理论发挥,为既抓住疾病的根本病因病机治疗,又指出具体调治脏腑之本的内容,从而丰富和发展了这一理论。

2. 对《黄帝内经》补虚法则的发挥

薛己对《黄帝内经》的治则学说研究深入,尤其是对补虚法则有很大的发挥。他在《素问·阴阳应象大论》的"形不足者,温之以气;精不足者,补之以味",《素问·至真要大论》的"劳者温之"、"损者温之"等治则理论指导下,结合《难经》治疗五脏虚损的方法,确立了他重视补法的治疗原则。他力避寒凉,用药偏温,强调温补脾肾并重,成为温补派的首创者。其对《黄帝内经》补法的发挥有以下三个方面。

(1)提倡朝夕补法:薛己根据《素问·生气通天论》指出的:"阳气者,一日而主外,平旦人气生,日中而阳气隆,日西而阳气已虚,气门乃闭"的论点,认识到人体在一天之中,阳气消长进退与自然界昼夜晨昏阳气的变化相适应,不仅在生理上如此,而且在病理上也有这一变化规律,在治疗时亦应按照这一变化规律制定治疗方法,从而提出朝夕温补法。他在《疡疡机要·辨证治法》中提出:"若朝宽暮急,属阴虚;暮宽朝急,属阳虚。朝暮皆急,阴阳俱虚也"。鉴于这种对病理朝暮阴阳偏虚不同的认识,对于阴阳虚弱之证的治疗,分别采用朝夕用药配合疗法,以图阴阳互相资生,恢复平衡协调的目的。

具体治法施方,他在《疡疡机要·辨证治法》中指出:"阳虚者,朝用六君子汤,夕用加减肾气丸。阴虚者,朝用四物汤加参、术,夕用加减肾气丸。真阴虚者,朝用八味地黄丸,夕用补中益气汤"。如他治疗阴囊肿胀,日久溃破,疮口大开,难以愈合之证,认为此时为五脏气血俱虚,故以调补为主,朝用补中益气汤,夕用六君子加当归,各服50余剂,气血渐复,疮口渐愈,又用六味丸调补肾气而痊愈。

(2)治疗急症用急补法:薛己在治疗虚弱危急的病证时,强调应用急补法,以图扶助正气,挽救生命。其常用方剂以八味丸温补元阳之气,或用独参汤补气固脱;或用参附汤回阳救逆。详言之,八味丸用于命门火衰、虚寒内盛的危急病证。如症见发热夜重,热从足起,而口干舌燥,小便频数,淋漓作痛,恶寒发热等,此为无根之虚火证,急用八味丸引火归原,以固肾命之本。或因误用寒凉泻火之剂,复伤脾肾,出现胸腹虚痞、小便不利、脘腹膨胀、手足厥冷的三阴亏损之虚寒证,急用八味丸温补命门之火,回阳救逆。或因脾肾阳虚,下元不固,五更泄泻,反复发作,服四神丸不效者,急用八味丸补命门之火,以生脾土。或因命门火衰,肾不纳气,喘促脉微,手足厥冷者,亦急用八味丸补肾纳气。

独参汤用治气血脱失之重证。如失血过多之证,无论其脉症如何,急用独参汤益气固脱。或者疮疡病久,发汗汗出不止者,此气血皆大伤,亦以独参汤急救固气。参附汤用于阳虚气脱的虚寒危证。如疮疡一证,因过用寒凉之剂阳气大伤,或犯房事损伤真阳,或因吐泻阳气虚脱,出现发热头痛、恶寒憎寒、扬手掷足、汗出如水、腰背反张、郑声不绝等虚阳外越之真寒假热证,急用参附汤回阳救脱。亦有疮疡之阳气脱陷的真寒急证,如见畏寒头痛、耳聋目蒙、玉茎短缩、冷汗时出,或厥冷身痛,或咬舌啮唇、舌根强硬等证,亦应急用参附汤急补之,使阳回寒祛,病人可救。可见薛

氏的急补法虽然应用于各种病证,但总是以图温补脾肾和气血,挽救危重之病人。

(3)阴阳偏虚者用纯补法:薛氏虽然注重温补阳气,但是,临床出现阴虚和阳虚、血虚和气虚比较明显者,亦应区别论治,故提出纯补阴、阳、气、血的治法。如他治疗发热证,内伤发热昼夜俱重者,为重阳无阴,以阴虚为主,常以四物汤或六味丸纯补其阴;若系发热面赤,脉大虚弱,此为阴血虚弱所致,用当归补血汤纯补其血。又如治疗疮疡,见有疮疡微肿痛,或色黯不痛,脉洪大按之微细软弱者,此为纯阴无阳证,以阳虚为主,服回阳汤(干姜、附子、人参、白术、黄芪、当归、陈皮、甘草、柴胡、升麻)以纯补其阳气。若见疮疡脓多而清,或淤肉不腐,溃而不敛,脉大无力或涩微者,为气血两虚,则用八珍汤双补气血。

(4)强调温补脾肾法:薛氏根据《素问·上古天真论》"肾者主水,受五脏六腑之精而脏之"的论点,认识到肾之藏精,与五脏的关系密切,尤以脾之化生水谷之精与肾之藏精的关系更为密切。因为生理上脾主运化,化生精微,须借助肾阳的温煦;而肾中精气亦有赖于脾之化生水谷精微的培植和充养,才能不断充盈和成熟,因此,脾与肾是相互资助,相互促进的。在病理上两者亦相互影响,互为因果,即脾土久虚可损及肾阳,导致肾虚;相反肾气虚损,不能温煦脾阳,亦能导致脾虚,从而出现脾肾之亏虚病证。尤其是内伤杂证或疮疡久病,必然久则伤正,损伤脾肾,故薛氏强调久病用温补脾肾法。

在具体施方用药中,对于脾肾两虚,而以脾虚为主者,主张"补肾不如补脾"之治则;若系肾虚为主者,则当补益肾气。若系脾肾虚寒者,宜以四神丸温补脾肾。如系脾肾虚脱者,以六君子汤加姜桂温健脾阳,如不应,急补肾命,以生脾土,用八味丸补火生土。这是薛氏强调温补脾肾的同时,须分轻重缓急而区别应用,一般以补脾为主,但病情急而补脾不能取效时,急补肾命,其目的通过补肾以生土,以图脾肾健旺,使久病痊愈。薛氏在辨证论治中注重脾肾双补法的观点,不仅发展了《黄帝内经》的脾肾学说,而且为后世创立先天、后天之本奠定了理论基础。

综上所述,薛己对《黄帝内经》补虚治则学说的发挥,偏重于发展温补之理论,用方以古方为主,但赋予新的见解,为后世温补的理论发展奠定了一定的基础。

3. 对《黄帝内经》内伤杂证的研究

薛己在深入研究《黄帝内经》理论的同时,注重从临床实践中加以充实和发展。他虽然以善治外科病著称,但从其医案记载,其所治病证以内伤杂证为多。故他在治疗内伤杂证时对《黄帝内经》的虚证理论多有发挥,为后世医家所推崇。

首先,薛氏认为杂证以虚证为多见。《素问·通评虚实论》说:"邪气盛则实,精气夺则虚。"在《黄帝内经》对虚证实证定义的基础上,他通过毕生的临床研究,认为"大凡杂病属内因,乃形气、病气俱不足,当补不当泻"(《明医杂著·医论》),强调内伤杂证以虚证为主要证候。而究其虚证的病机,以阴虚为主。此处所言阴虚,他指出不是津液、精血之虚,而是概括足三阴肝、脾、肾三脏之虚。他在《妇人良方·精血篇》中说："阴虚乃脾虚也,脾为至阴"。在《内科摘要·饮食劳倦亏损元气证》中亦说："大凡足三阴虚,多因饮食劳役,以致胃不能生肝,肝不能生火,而害脾土不能滋化,但补胃土则金旺水生,水得平而自相生矣"。他在《明医杂著·劳瘵》中更为明确地指出："大抵此症属足三阴亏损"。可见虚损之证,以足太阴脾、足少阴肾、足厥阴肝三脏亏虚为主要病机。由于脾为至阴之脏,气血生化之源,生命之根本,因而三者之间尤以脾土虚损为关键。治疗内伤杂证时,调补脾、肾、肝的基础上尤重调补脾土。

其次,薛氏将内伤杂证从虚证论治。例如治疗内伤发热证,他从足三阴调治。对于阳虚发热多属脾气虚者,用补中益气汤以升补阳气;阴虚发热多属肾阴虚者,宜用六味地黄丸,以培补阴血;脾肺虚热者用补中益气汤送服六味丸。他在《明医杂著·医论》中指出："总论二证(指阴虚和阳虚发热证),虽有阴阳气血之分,实则皆因脾胃阳气不足所致,其发热属形病俱虚,余故禁服黄柏、知母,恐复伤阳气耳"。说明他治疗内伤发热以调补脾肾为主,反对滥用寒凉损伤脾胃之阳气。对于血虚证,在分辨病因的基础上,主张以温补之法治疗。认为血虚之证,或气虚血弱证,或阳气脱陷证,或大失血证,均可用四君加归、芪,或用独参汤之甘温之剂,使阳旺则阴生,其病自愈。故他在《明医杂著·劳瘵》中指出："肾经虚热,阴火内动而咯吐血,用六味丸、补中益气汤。怒动肝火而见血者,用加味逍遥散;肾涸肝火动而见血者,用六味丸。……以上诸证,皆属足三阴亏损,虚火内动所作,非外因所致,皆宜六味丸、补中益气汤,滋其化源,是治本也"。

可见他对血证的治疗,重在调补肝、脾、肾三脏。对于中风的论治,他强调肾精、肝血之亏损为其病本,他在《明医杂著·风症》中指出:"此风非外来之风邪,乃本气病也",因为病"在半体者,肝肾所居之地,肝主筋,肾主骨,肝藏血,肾藏精,精血枯槁,不能滋养,故筋骨偏废而不用也"。治疗亦以肝、肾、脾三脏用药为主,从而为中风的内风说奠定理论基础。对于痰证的论治,除以健脾化痰之法外,还认为肾经亏损,津液难降,败浊为痰,是真脏之病,治以六味丸以补肾水,从而使脾健肾壮,痰无由生,其病即愈。

同时,薛氏对内伤杂证的虚损者,在某些情况下可变生假象,必须分辨真假而论治。如对脾、胃虚弱之假证,出现气高而喘,身热而烦,或扬手掷足,口中痰甚者,应不为这些假象所惑,仍以补中益气汤治之。又如真寒假热证,既有四肢厥冷、大便清利、引衣蜷卧的真寒之证,又有躁扰狂越、欲入水中之假热之象,他从肚腹喜暖和口畏冷热与否加以鉴别,确定为病本真寒,仍以八味丸等方温阳救逆治之。

综上所述,薛氏对《黄帝内经》"虚则补之"治则学说的发挥,偏重于发展了温补理论,用方以古方为主,但赋予新的见解,为后世温补理论发展,奠定了一定的基础。对于内伤杂证的论治,他突出了以脾、肝、肾三脏之虚损为主要辨证要点,其病性以虚证为主,治以温补为大法。

八、缪希雍与《黄帝内经》补法

缪希雍,字仲淳,号慕台,江苏常熟人,明代著名医学家,其主要代表作有《先醒斋医学广笔记》四卷、《神农本草经疏》三十卷。

缪希雍对《黄帝内经》中的脾胃学说有重要的研究成就。

缪氏论治脾胃突出之处在于发展了前人之说。首先,他非常重视胃气。其次,他对脾肾关系较为重视。再次,也是最重要的一点,缪氏对脾阴问题提出了新的观点。他认为,如饮食不进、食不能消、膜胀、肢痿等证,不能仅责之于脾气虚,而其往往是"脾阴不足之候"。

缪氏调理脾胃,有四个特点:第一,调理胃气,注重甘润清灵。常用人参、白扁豆、山药、莲肉、橘红、茯苓、炙甘草、大枣或枣仁、石斛、沙参、麦冬、白芍、砂仁、麦芽等,随证配伍。第二,补脾阴,主张酸甘柔润。常用石斛、木瓜、牛膝、白芍、酸枣仁为君,以生地黄、甘枸杞、白茯苓、黄柏为臣,甘草、车前子为使。第三,治脾不忘调肝。对肝脾不和者,多用白芍、木瓜、沙参、麦冬、石斛柔润之品缓肝益脾,使肝气平而脾自健。第四,注意益火补土。当脾胃虚及肾阳时,则用脾肾双补丸培补脾肾。

具体体现在下面诸多内容中。

1. 保护胃气

缪氏在《本草经疏》卷一说:"夫胃气者,即后天元气也,以谷气为本。是故经曰:脉有胃气曰生,无胃气曰死。又曰:安谷则昌,绝谷则亡。"又说:"谷气者,譬国家之饷道也,饷道一绝,则万众立散,胃气一败,则百药难施。"胃为后天之本,胃气的充盛与否关系着健康,是疾病转化的重要标志。其在强调胃气的时候,甚至与先天之元气对比,认为胃气比先天元气更为重要。如《本草经疏》卷一说:"先天之气,纵犹未尽,而他脏亦不至尽伤,独胃气偶有败伤,以至于绝,则速死矣。"

胃气为后天之本,气血生化之源。因此,在临床治疗上,缪希雍处处注重保护胃气,调摄脾胃。治疗阴阳诸虚证皆以保护胃气为急。不论对气血阴阳等虚证,还是中风、中暑、泻利滞下、胎前产后、疔肿痈疽、惊疳等,皆以保护胃气为首要前提。《本草经疏》卷一说:"若阴虚,若阳虚,或中风,或中暑,乃至泻利滞下,胎前产后,疔肿痈疽,痘疹、痧疹、惊疳,靡不以保护胃气,补养脾气为先务,本所当急也。"

缪氏提出了保护胃气为治病第一要诀,因而在治疗过程中凡与胃气相违逆的药物皆应考虑甚至禁忌。《本草经疏》卷一说:"益阴宜远苦寒,益阳宜防泄气,祛风勿过燥散,消暑毋轻下通,泻利勿加消导,滞下之忌芒硝、巴豆、牵牛,胎前泄泻之忌当归,产后寒热之忌芩、连、栀子,疔肿痈疽之未溃忌当归,痘疹之不可妄下,其他内外诸疾,应投药之中,凡与胃气相违者,概勿使用,投药之顷,宜加三思。"《本草经疏》卷一说:"没有芩、连、栀子苦寒之剂以攻热,则徒败胃气。苦寒损胃而伤血,血愈不足而热愈炽热。胃气伤则后天之元气愈无所养,而病转增剧也。"说明治病用药时要防止苦寒败胃以耗伤胃气。

在论及四气所伤时,强调了要以保护胃气为主。如《本草经疏》卷一中说:"邪若内陷,必便脓血,药宜祛暑消滞,专保胃气,黄连、滑石、芍药、升麻、莲实、人参;白扁豆、甘草之属是已。"在论及痰饮时,认为"总之必由脾胃有湿,或脾胃本虚,又感饮食之湿,则停而不消,此饮之人略也。治宜燥湿利水,行气健脾,乃为得也。其药大都以半夏、茯苓、人参、白术为君"(《本草经疏》卷一)。

2. 强调脾阴的重要性

缪希雍强调脾阴虚证不宜滥施香燥温补之品,要注意辨证施治,而甘寒滋润之品更为值得考虑。他对脾阴非常重视,并常用人参、白扁豆、山药、莲肉、橘红、茯苓、炙甘草等,随证配伍药物甘润清灵以补脾阴。

《本草经疏》卷一《似中风问答》说:"脾为土脏,胃为之腑,乃后天元气之所自出。胃主纳,脾主消。脾阴亏则不能消,胃气弱则不能纳,饮食少则后天元气无自而生,精血坐是日益不足也。经曰:损其脾者,调其饮食,节其起居,适其寒温,此至论也。不如是则不足以复其脾阴。"脾胃为后天之本,脾虚胃弱则精血日益不足,因而重视胃气,保护脾阴尤显得重要。

临证中运用健脾药治愈脾虚证患者,并指出甘寒滋润实为治脾阴虚的一个重要方法。如《先醒斋医学广笔记》卷三《痧疹续论》举一脾虚患者例证说:"顾鸣六乃郎,禀赋素弱,年数岁,患脾虚证,饮食绝不沾唇,父母强之,终日不满稀粥半盂,形体倍削,鸣六深以为忧。予为之疏一丸方,以人参为君,茯苓、山药、橘红、白芍、莲肉、扁豆为佐,更定一加味集灵膏相间服之。百日后,饮食顿加,半年肌体丰满。世人徒知香燥温补为治脾虚之法,而不知甘寒滋润益阴之有益于脾也。治病全在活法,不宜拘滞。"突出了缪氏的灵活变通的治疗方法。

作者又进一步指出香燥温补,虽可健胃除湿,但多服则损伤津液,反而不利于脾的健运。如《先醒斋医学广笔记》卷二《泄泻》说:"虽云健胃除湿,救标则可,多服反能泻脾,以其燥能损津液故耳。"

同时,缪氏补脾阴不忘清肝热,多用白芍、沙参、麦冬、石斛等柔润之品以缓肝急,则脾邪丸减少而脾气自和。《本草经疏》卷二说:"补脾阴,兼制肝清热,甘平,酸寒,淡渗。酸枣仁、白芍、石斛、白扁豆、莲肉、陈皮、山药、苏子、五味子、木瓜、桑白皮、车前子、茯苓"。

3. 重视脾肾的关系

缪氏开始重视脾与肾的关系,认为脾胃的腐熟水谷需要借肾阳的温煦和蒸腾。若肾脏虚衰,则脾胃的阳气亦无力运化。如《先醒斋医学广笔记》卷之一《泻泄》说"人脾胃受纳水谷,必藉肾间真阳之气熏蒸鼓动,然后能腐熟而消化之。肾脏一虚,阳火不应。此火乃先天之真气,丹溪所谓人非此火不能有生者也。治宜益火之原,当以四神丸加人参、沉香,甚者加熟附子、小茴香、川椒。"并创立脾肾双补丸治肾泄。即"人参_{去芦}一斤,莲肉_{去心,每粒分作八小块,炒黄}一斤,菟丝子_{如法另末}一斤半,五味子_{蜜蒸烘干}一斤半,山茱萸_{肉拣鲜红肉厚者,去核,烘干}一斤,真怀山_{炒黄}一斤,车前子_{米泔淘净,炒}十二两,肉豆蔻十两,橘红六两,砂仁_炒六两,_{最后入}巴戟天十二两,_{甘草汁煮,去骨}补骨脂_{圆而黑色者佳,盐水拌炒,研末}一斤,为细末,炼蜜和丸如绿豆大"。方中菟丝子、五味子、补骨脂、巴戟天温补肾阳,人参、莲肉、山药健脾,肉豆蔻、橘红、砂仁和中理气,共取益火补土之功。

《先醒斋医学广笔记》卷之二《脾胃》说:"若肾虚脾弱者,宜用金匮肾气丸、十全大补汤去当归,加车前子、肉桂。"

4. 对《黄帝内经》中五脏虚实补泻的认识及发挥

缪氏根据《黄帝内经》中五脏虚实补泄"虚则补其母"理论,认为肝虚可补肾,心虚可补肝,脾虚可补心,肺虚可补脾,而肾无实证,不可泻,只宜补其母,即肺脏。同时,举出了适宜的补益五脏药物。如《本草经疏》卷一说:"水能生木,肾乃肝之母。肾,水也。苦以补肾,熟地黄、黄柏是矣。如无他证,钱氏地黄丸主之"。心"虚以炒盐补之,虚则补其母,木能生火,肝乃心之母。肝,木也,以生姜补肝,如无他证,钱氏安神丸主之"。脾"虚以甘草、大枣之类补之,如无他证,钱氏益黄散主之。心乃脾之每,以甘盐补心。"肺"虚则五味子补之,如无他证,钱氏阿胶散补之。脾乃肺之母,以甘草补脾。""肾本无实,不可泻,钱氏只有补肾地黄丸,无泻肾之药。肺乃肾之母,以五味子补肺。"

缪氏认为脏无实证,一般情况下只宜补而不宜泻,需要泻的也是邪气。而所谓的实证也是邪气导致,因而泻的是邪气,并非泻脏。并对肝脏的无补法认识问题提出自己的不同卓见。如《本草经疏》卷一经说:"五脏者,藏精气而不泻者也。故曰满而不能实。是有补而无泻者,其常也,脏偶受邪,则泻其邪,邪尽即止。是泻其邪,非泻脏也。脏不受邪,毋轻犯也。世谓肝无补法,知其谬也。"

同时缪氏亦提出治疗虚证必须遵守的原则,切不可盲目的从速从巧。即"病属于虚,宜治以缓。虚者精气夺也。若属沉痼,亦必从缓。治虚无速法,亦无巧法。"

5. 四时用药补泄说

缪氏认为人身之气顺乎四时之气的春生夏长,秋收冬藏,而药物之气亦然,运用药物治疗疾患时应注意春夏养阴,秋冬养阳,因时制用,有利于机体阴精阳气的保存。故《本草经疏》卷一说:"药之顺乎天者也。春温夏热,元气外泄,阴精不足,药宜养阴;秋凉冬寒,阳气潜藏,勿轻开通,药宜养阳。此药之因时制用,补不足以和其气者也。"《本草经疏》卷一说:"春夏禁用麻黄、桂枝;秋冬禁用石膏、知母、芩、连、芍药之谓。即春夏养阴、秋冬养阳之义耳!乃所以遵养天和之道也。"

6. 辨证的运用补法

缪氏认为当时的大多疾患多为虚证,因而药物应多为补药。如《本草经疏》卷一说:"世人之病,十有九虚,医师之药,百无一补,宁知用药之误,则实者虚,虚者死,是死于药,而非死于疾病也。"又说:"精者,阴也,气者,阳也,设被削夺,是五脏六腑之阴精阳三皆虚也。宜从其类以补之。阴精虚者,补阴精;阳气虚者,益阳气。一切克伐攻击之药,概勿便用。犯之者,是为虚虚。"

缪氏在强调补法时亦告诫人们,切不可一切表面看似虚证的皆用补法,要认真辨证施治。如少年人阳痿因于失志者就不宜补阳。认为"此非真火衰也,乃闷郁之故也。宜其抑郁,通其志意,则阳气立舒,而其痿立起矣。若误谓阳精不足,过投补火之剂,多致痈疽而殁,可不戒哉!"(《本草经疏》卷一)。

《先醒斋医学广笔记》卷四《不必忌而忌之过》说:"凡久病之人,胃气虚弱者,忽思荤茹,亦当少少与之,图引浆水谷气入胃,此权变之道也。若专以淡粥责之,则病不悦而食减不进,胃气所以难复,病所以难瘥。此忌之之过也。智者通之。"告诫人们治病时应有所忌而有所不忌,关键在于对虚实证的正确把握。

7. 缪氏治疗的某些虚证医案举例

缪氏巧妙的寓补泄于一体论治补泄,如《本草经疏》卷一说:"以补为泻,是补中有泻也;以泻为补,是泻中有补也。譬夫参、芪、甘草之退劳倦气虚发热;地黄、黄柏之滋水坚肾,以除阴虚潮热,是补中之泻也。桑根白皮之泻肺火,车前子之利小便除湿,是泻中之补也"。

虚证内伤病患而误医之,则更虚,缪氏运用补肾等法而瘥愈之。《先醒斋医学广笔记》卷三说:"存之幼郎病内伤,大小便俱血。诸医竞用红花、桃仁,病愈甚。仲淳曰:桃仁之类,疏其瘀也,血且行,奈何又重伤之? 伤则补之而已,以生地黄四钱,川续断及杜仲、牛膝等饮之,稍平,而腹痛不已。仲淳曰:是在《黄帝内经》强者气盈则愈,弱者着而成病。加人参二钱,一剂而愈。"

缪氏认为治痧疹时,不宜妄施温补。如《先醒斋医学广笔记》卷三《痧疹论并治法》说:"误施温补,祸不旋踵"。痧后脾胃虚弱,予以甘润之品以补养脾胃。如《先醒斋医学广笔记》卷三《痧疹续论》说:"痧后元气不复,脾胃虚弱,宜用白芍药、炙甘草为君;莲肉、白扁豆、山药、青黛、麦门冬、龙眼肉为臣。"

8. 缪氏诊疗中的部分补益方剂(《先醒斋医学广笔记》卷之二《虚弱》)

(1)天王补心丹:【组方】人参、怀山药坚白者、麦冬去心、当归身酒洗各一两,怀生地黄、天冬去心各一两三钱三分,丹参去黄皮八钱,百部去芦、土白茯神去粗皮,坚白者良、石菖蒲去毛、柏子仁去油者佳(另研)、甘草长滚水润炙、五味子去枯者、杜仲以上七味各六钱六分,远志三钱三分,白茯苓两五钱四分,研细末,炼蜜如弹丸,重一钱,朱砂一两研极细为衣。【功效】宁心保神,益气固精,壮力强志,令人不忘,清三焦,化痰涎,去烦热,除惊悸,疗咽干,养育心神。

(2)加味六味地黄丸:【组方】 怀生地八两,怀山药四两,白茯苓坚白者,人乳拌,晒干又拌,多多更妙四两,山茱萸去核 四两,牡丹皮三两,麦冬去心 六两,泽泻原方目病减半三两,甘菊花苦者不用六两,甘枸杞去蒂六两,北五味子去枯者六两,研细末,蜜丸如梧子大。空心淡盐水服四钱。【主治】目疾久不愈。天王补心丹临卧服,加味六味地黄丸空腹服。

(3)治虚眼方:【组方】枸杞子、生地黄、麦冬各三钱,龙胆草一钱,下焦无湿热者勿用,水二盅,煎七分半,饥时服。如脾气不佳,加白豆蔻末五六分。

(4)治肝肾二经目疾方:【组方】甘枸杞去蒂一斤,怀生地黄一斤,极服大者,酒洗净。

(5)治盗汗方:【组方】黄氏蜜炙三钱,北五味子二钱,酸枣仁炒研五钱,炙甘草一钱,麦门冬去心三钱,人参三钱,白芍药酒炒三钱,香附童便浸炒二钱,龙眼肉十枚。

(6)治溺有余沥,精不固方:【组方】菟丝子净半斤,牛膝与何首乌同蒸,净半斤,柏子仁去油者,酒蒸,另研如泥十二两,杜仲净四两,麦冬去心六两,枸杞子六两,北五味子六两,血鹿角一斤,鹿茸去毛,酥炙 六两,车前子米泔浸四两,白茯苓多用人乳拌晒四两,大何首乌赤白各半,蒸如法一斤,没石子细末三两,炼蜜丸如梧子,每服五钱,空腹白汤吞。

(7)治鼻衄、肠风、腹胀、便燥方:【组方】麦冬去心十两,怀生地黄十两,天冬去心六两,五味子去枯者四两,鹤虱胡麻酒拌,九蒸九晒,去壳,另研如泥十二两,山茱萸肉六两,白芍药八两,当归身五两,砂仁炒二两,紫苏子六两,另研,后入,炼蜜丸,如梧子大。每五钱,空腹白汤吞。

(8)治腿酸足胫痛方:【组方】牛膝去芦,酒蒸八两,杜仲六两,怀生地黄蒸热八两,甘枸杞子八两,山茱萸六两,五味子、黄柏各六两,白茯苓三两,砂仁三两,细末,炼蜜丸如梧子大。每五钱,空腹白汤吞。

(9)补肾固精方:【组方】北五味子为细末,每服以好酒下服,久之兼可御女。

(10)补肾健脾益气方:【组方】白茯苓三钱,枸杞子一两,怀生地黄二钱,麦冬五钱,人参二钱,陈皮三钱,白术三钱。

(11)养阴凉血补心滋肾丸方:【组方】麦冬六两,鳖甲六两,五味子六两,怀生地黄八两,山茱萸四两,牡丹皮三两,白茯苓三两拌人乳晒至 六两,天冬四两,杜仲去皮切片,酥炙 四两,黄柏四两,砂仁二两,甘草二两,怀山药四两,柏子仁拣净,酒蒸,另研细如泥八两,车前子三两,菟丝子净末八两,枸杞子去枯者八两,远志肉三两,牛膝四两,炼蜜为丸,空腹白汤服五钱。

(12)集灵方(出内府):【组方】人参、枸杞子、牛膝酒蒸,天冬去心、麦冬去心、怀生地黄、怀熟地黄、七味各一斤,河水砂锅熬膏如法,加炼蜜,白汤或酒调服。

功效:补心肾,益气血,延年益寿。

(13)通真延龄丹:【组方】五味子三斤,山茱萸二斤,菟丝子二斤,砂仁一斤,车前子一斤,巴戟天一斤,甘菊花二斤,枸杞子三斤,生地黄三斤,熟地黄三斤,狗肾四斤,怀山药二斤,天冬一斤,麦冬三斤,柏子仁二斤,鹿角霜二斤,鹿角胶四斤,人参二斤,黄柏一斤半,杜仲一斤半,肉苁蓉三斤,覆盆子一斤,没食子一斤,紫河车十具,何首乌四斤,牛膝三斤,补骨脂一斤,胡桃肉二斤,鹿茸一斤,沙苑蒺藜四斤,二斤炒磨人药,二斤磨粉打糊,为末,同柏子仁、胡桃肉泥、蒺藜糊、酒化鹿角胶,炼蜜和丸如梧子大。每服五钱,空腹时服,龙眼汤吞。有火者不可服。

总之,缪希雍对《黄帝内经》中脾胃学说有重要的深入研究,形成了其独特的脾胃观,尤其是他的甘寒滋润益脾阴,具有开拓性的医学成就。缪氏脾胃调理,注重甘润清灵或酸甘柔润,"甘寒滋润益阴之有益于脾也",着意制肝实脾或益火补土,既补充了李杲脾胃学说的不足,发展了脏象学说,而且对叶桂提出胃阴说有很大的影响,促进了调理脾胃方法的成熟和完善。缪氏治病,长于保护脾胃、兼顾气血、喜用润剂,得到了世人的首肯和效法。

九、李中梓与《黄帝内经》补法

"补法"又称补益法、补虚法,是一种补益正气,改善机体虚弱状态,增强体质的治疗大法,临床运用范围广泛。李中梓,字士材,号念莪,明末华亭人,著有《内经知要》《医宗必读》等。李氏治学,主张贯通诸家之长而不偏不倚。他承东垣、立斋、介宾之说,谓"先天之本在肾,后天之体在脾"。论治主张补气在补血之先,养血当在滋阴之上。

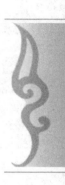

1. 医论

(1)水火阴阳论:水为阴,火为阳,水火相济,阴阳互根,是中医学的基本理论之一。历代医学皆从自己的实践经验进行了新的理解和不同的体会。如刘完素强调"火""热"发病说,李杲重脾胃阳气;朱震亨提出了"阳有余阴不足论";张介宾则认为"阳非有余而阴本不足",李氏对医理的研究,是以人体阴阳水火的互济、变变为基础的。认为脾有阴阳、肾分水火,宜平不宜偏,宜交不宜分。论治则主张补气在补血之先,养阳在滋阴之上。其对人之气血、阴阳、水火的认识更为深刻。

①论水火,重互济:中医基础理论认为:心在五行属火,位居于上而属阳;肾在五行属水,位居于下而属于阴。从阴阳、水火和升降理论来说,位于下者,以上升为顺;位于上者,以下降为和。《素问·六微旨大论》说的"升已而降,降者为天;降已而升,升者为地。天气下降,气流于地;地气上升,气腾于天",即是从宇宙的范围来说明阴阳、水火的升降。李氏认为:"天地造化之机,水火而已矣"这种水火之机在于互济,"炎上者欲其下降,润下者欲其上升,谓之水火交而成既济。火不制其上炎,水不禁其就下。谓之水火不交而成未济。"如:"太旱物不生,火偏盛也;太涝物亦不生,水偏盛也。"于是"煦之以阳光,滋之以雨露,水火和平,物将番滋。"李氏认为,人体之水火与天地之水火互济同理。心属火,肾属水,心火须下降于肾,以温肾

水,使肾水不寒;肾水亦须上济于心,以养心火,使心火不炎。在生理状态下的这种"水火既济"表现为"心肾相交"的关系。若肾阴不足,心火独亢,不能下交于肾,则为心肾水火未济。可见心烦、失眠、腰酸、遗精等病理变化。治当交通心肾、既济水火。肾又为水火之宅,寓阴阳之用,故李氏治先天根本亦有水火之分。水不足而引起火旺者,用六味丸壮水之源以制阳光;火不足而导致水盛的,用八味丸益火之主以消阴翳。

②论阴阳,养阳在滋阴之上:阴阳燮理是万物变化的根本。阴阳交合,则万物化生,阴阳分离,则万物息也。故李氏说:"万物之生杀,莫不以阴阳为本始也。"天有四时,春生夏长,秋收冬藏,长夏居中,为四时升降浮沉之枢纽。而人以脾胃为枢纽,升则上输于心肺,降则下归于肝肾。只有阴阳协调,则精足而神全。如阴阳一方偏盛或偏衰,将破坏正常的平衡而波及五脏六腑、表里内外、四肢九窍,影响机体整个气化功能而发生种种病理变化。故李氏曰:"阴阳和则得其平,一至有偏胜病斯作矣。"在阴阳互为生化的过程中,李氏认为阳是起主要作用的。故曰:"在于人者,亦惟此阳气为要,苟无阳气,孰分清浊、孰布三焦,孰为呼吸,孰为运行,血何由生,食何由化,与天之无日等矣。欲保天年,其可得乎?"认为人体的生长、衰老也是和阳气息息相关的。只有阳气旺盛,才能温养五脏,使君火昭明,营卫调和,肌表固密,水谷腐熟,开合有度,以尽天年。为此,李氏强调:"阴阳并需,而养阳在滋阴之上。是非昂火而抑水,不如是不得其平也。"可见李氏于阴阳二端非平均而待、而是重视阳的一面,以维持其相对的平衡。

③论气血,补气在补血之先:李氏论人体之水火、阴阳、气血是相互参合的。认为人身之水火,即阴阳,即气血也。三位一体,异称而同理。然气血之中,他又颇重阳气之功,故曰"阳气生旺,则阴血赖以长养;阳气衰杀,则阴血无由调和,此阴从阳之至理。"气之于血,有温煦、化生、推动、统摄的作用。气虚无以化生,血必因之而虚少;气虚无以温煦,血必因之而凝滞;气衰无以推动,血必因之而瘀阻;气陷而不能统摄,则血常因之而外溢。为此,李氏强调:"气药有生血之功,血药无益气之理也。"在辨证施治时,亦是多用温补而远避寒凉,注重调养而专防克伐。并且对药性也据此而加以解释:"药性之温者,于时为春,所以生万物者也;药性之热者,于时为夏,所以长万物者也;药性之凉者,于时为秋,所以萧万物者也;药性之寒者,于时为冬,所以杀万物者也"在治疗上又提出了,"气血俱要,而补气在补血之先。"的原则。并常以补血药中配以益气之品,足见李氏重视人体阳气之一斑。

(2)古今元气不同论:古人有言"用古方疗今病,譬之拆旧料改新房,不再经匠之手,其可用乎?"李氏指出其原因"当天地初开,气化浓密,则受气常强,及其久也,气化渐薄,则受气常弱。故东汉之世,仲景处方,辄以两计;宋元而后,东垣、丹溪不过钱计而已。"李氏认为随着时间推移天地之气由浓密逐渐稀薄,人之元气转薄,故用药补益应加量,泻下应减量。中医学的气一元论认为,气是世界本原,是构成天地万物的基本元素。人为万物之灵,是自然的产物。气一元论以"气"为中介将人与天地联系起来。天地人三才一体,统一于气。人的生命现象必然受天地自然界规律的影响。李氏的古今元气不同论正体现了天地人三才一体的思想。现代科技发展带来的环境污染等负面影响以及人为的乱砍滥伐等行为对环境造成的影响,导致我们居住的环境已大不如前,环境污染日益严重,自然环境的破坏必然打乱天地人三才一体的统一,导致人元气的虚弱。因此,我们应考虑到随着时代的变迁所产生的自然环境的变化,在临证之时做到"假令病宜用热,亦当先之以温;病宜用寒,亦当先之以清,纵有积宜消,必须先养胃气;纵有邪宜祛,必须随时逐散,不得过剂,以伤气血。"

(3)肾为先天之本,脾为后天之本论:《黄帝内经》认为"肾者主蛰,封藏之本,精之处也""精者身之本""人始生,先成精""肾者主水,受五脏六腑之精而藏之"。李氏出于对"治病必求于本"的中医基本理念的明晰化追求,集宋代以降各家之说,在《医宗必读》中提出了专篇"肾为先天本脾为后天本论",文中称"先天之本在肾,肾应北方之水,水为天一之源,后天之本在脾,脾为中宫之土,土为万物之母。……水生木而后肝成,木成火而后肝心成,火生土而后脾成,土成金而后肺成,五脏既成,六腑随之,四肢乃具,百骸乃全。……故肾为脏腑之本,十二脉之根,呼吸之本,三焦之源,而人资之以为始者。……盖婴儿既生,一日不再食则饥,七日不食则肠胃涸绝而死,……一有此身,必资谷气,谷入于胃,洒陈于六腑而气至,和调于五脏而血生,而人资以为生者,故曰肝后天之本在脾。"李中梓又强调说:"肾何以为先天之本?盖婴儿未成,先结胞胎,其象中空,一茎透起,形如莲芯,一茎即脐带,莲蕊即两肾也,而命寓焉。水生木而后肝成,木生火而后心成,火生土而后脾成,土生金而后肺成,五脏既成,六腑随之,四肢乃具,百骸乃全。"明确表明"肾"先他脏而成,并对他脏的形成起着决定性的影响,其意即在于强调胎儿时期"肾"之功能对胎孕发育过程中其他脏器的温煦、推动、激发、濡养的重要作用。肾藏精,而精为身之本,先身而生。

(4)富贵贫贱辨论:张子和"其所用药,惟人攻人伐,其于病也,所在神奇。"薛立斋"其所用药,惟大温大补,其于病也,亦所在神奇。""何两公之用药相反,而收效若一耶?"李氏以为"富贵之人多劳心,贫贱之人多劳力。富贵者膏粱自奉,贫贱者藜藿苟充。富贵者曲房广厦,贫贱者陋巷茅茨。劳心则中虚而筋柔骨脆,劳力则中实而骨劲筋强。膏粱自奉者脏腑恒娇,藜藿苟充者脏腑恒固。曲房广厦者,玄府疏而六淫易客,茅茨陋巷者,腠理密而外邪难干。故富贵之疾,宜于补正;贫贱之疾,利于攻邪。"李氏的富贵贫贱治病有别论实质体现了中医按体质论治的精神。体质是治疗疾病的重要依据。在疾病的防治过程中,按体质论治既是因人制宜的重要内容,又是中医治疗的特色所在。临床所见同一种病变,同一种治法,但是对此人有效,对他人则不但无效,反而有害,其原因就在于病同而人不同。人的体质在一生中并非是一成不变的,而是在后天各种因素的综合影响下不断变化着的。"富贵者膏粱自奉,贫贱者藜藿苟充。""膏粱自奉者脏腑恒娇,藜藿苟充者脏腑恒固。"正是说明了饮食营养是决定体质强弱的重要因素。《黄帝内经》正是认识到了饮食偏嗜对机体的危害;诸如"肥者令人内热,甘者令人中满。""膏粱之变,足生大丁"等。在现实社会来说,合理的膳食结构,科学的饮食习惯,保持适当的营养水平,对维护和增强体质有很大影响。"富贵之人多劳心,贫贱之人多劳力。""劳心则中虚而筋柔骨脆,劳力则中实而骨劲筋强。"说明了劳动和运动对体质的影响。现代社会,随着科学技术的高度发展,体力劳动和脑力劳动的关系越来越密不可分。一般来说,劳逸适度,劳而不倦对体质的增强有积极的作用。但是过于繁重的体力劳动对体质必将产生不利的影响。而且,形体过度安逸,又可使机体气血运行迟缓,气机阻滞,脏腑功能减弱,正气不足。故当有劳有逸,劳逸适度。"富贵者曲房广厦,贫贱者陋巷茅茨。"曲房广厦者,玄府疏而六淫易客;茅茨陋巷者,腠理密而外邪难干。说明了环境因素对体质的影响。中国幅员广大,人体体质的地区性差异颇为明显,早在《素问·异法方宜论》中就曾详细地论述过东西南北中各地人的体质特征。因此,中医在诊断和治疗上强调"因地制宜",所谓"善疗疾病者,必先别方土。"从临证中可以看到,在同样的致病因素下,常会发生不同的病理反应。虽同是一种疾病,又有许多不同证型,这些差异性常常是以体质因素为基点的。不同的体质产生了不同性质的代谢过程,因而又产生了不同的机体反应,这就决定了临床上疾病的症状表现、病机病理诸方面的差别。李氏的富贵贫贱治病有别论,论述了饮食、劳动、环境三个方面的后天因素对体质的影响,并提出了依据体质不同而论治的观点。为我们今天诊治个体化问题及贯彻诊治个体化原则提供了理论指导。

2. 临证论治经验

(1)脾肾同治:孙思邈注重先天,提出补脾不如补肾;许叔微重视后天,提出补肾不如补脾。金元以降,诸医家众说纷纭,各有所重。李中梓则继承薛己之说,淹通诸医家之长而不偏不倚。提出了:"肾为先天之本,脾为后天之本"的脾肾并重的观点。认为无论养生、治病皆必求其根本。"本之为言根也,源也。世未有无源之流,无根之本,澄其源而流自清,灌其根而枝乃茂。"因此,在治伤寒危急之时,"必诊大细,以察肾气之盛衰;必诊冲阳,以察胃气之有无。两脉既在,他脉可弗问也。其理论根据是:"人之有尺,犹树之有根,枝叶虽枯槁。根本将自生。"而对脾肾的治疗,李氏谓:"治先天根本,则有水火之分,水不足者用六味丸,壮水之源以制阳光;火不足者用八味丸,益火之主以消阴翳。治后天根本,则有饮食劳倦之分,饮食伤者。枳术丸主之;劳倦伤者,补中益气主之。"

李氏认为脾肾之间的关系十分密切。营血化生在脾,真精密藏在肾;脾是五脏六腑供养之本、肾是五脏六腑生成之本。两者有"相赞之功能""为生人之根本"所以必须脾肾并重,脾肾同治,先天济后天,后天助先天。这是李氏兼取诸家,灵活变通又平正不颇之例证。

李氏还进一步指出:"夫脾具土德,脾安则土为余母,金实水源,且土不凌水,水安其位,故脾安则肾愈安也。肾兼水火,肾安则水不挟肝上泛而凌土湿,火能益土运行而化精微,故肾安则脾愈安。"通过对脾肾互济的精当阐述,从而突出了脾肾同治的重要性,应用于治理虚弱疾患就更为明白,更为切合。具体应用可分以下方面。

①脾肾同补:李氏指出,"补肾理脾法当兼行。"这是因为脾肾分主气血,故有水火之用,阴阳之变。而"无阳则阴无以生,无阴则阳无以化,宜不可偏也。"如虚劳证伤及脾肾两脏时,可脾肾同补。如《医宗必读·虚劳》曰:"水为万物之源,土为万物之母,二藏安和,一身皆治,百疾不生,夫脾具土德,脾安则土为金母,金实水源且土不凌水,水安其位。故脾安则肾安也。肾兼水火,肾安则水不挟肝上泛而凌上,湿火能益土运行而化精微,故肾安则脾愈安也……救肾者必本于阴血,血主濡之,血属阴主下降,虚则上升当敛,而抑六味丸是也,救脾者必本于阳气,气主煦之,气为阳主上升,虚则下陷当升而举补中益气汤是也。"补脾常用补中益气、四君、六君、归脾等方,补肾常用六味、八味、大补阴、左归、右归等方。或一日之中,朝服补中益气汤以培补元气,夕进六味丸、八味丸以滋肾中水火。其特点是:理脾不拘于辛燥升提,治肾不拘于滋腻呆滞。随证化裁,灵活变通。不仅仅是养正和补虚,而着重于治本。李氏这种"水为万物之源,土为万物之母,二脏安和,一身皆治,百疾不生的观点,统一了孙思邈"补脾不如补肾";许叔微"补肾不如补脾"的两家之说。

②补肾为主兼以补脾:救肾者必本于阴血,故肾病为急,当补肾为主,六味丸是也。然李氏认为:"补肾之中,不脱扶脾……气药有生血之功,血药无益气之理也。"故"虚者必补以人参之甘温,阳生明长之理也。"同时,如欲以甘寒补肾,又恐减食而不利于脾,故在滋肾药中佐以砂仁、沉香行气以助脾胃。如李氏在《医宗必读·虚劳》中曰:"痨症之死多死于泄泻,……又如补肾理脾法当兼行,然方欲以甘寒补肾,其人减食又恐不利于脾,方欲以辛温"他在《医宗必读·痢疾》中指出:久痢必致肾衰,故治痢不知补肾,非其治也,需用附、桂大补命门,兼以四君、归脾、补中益气补脾虚,以复肾中之阴,以救脾家之母。否则,"饮食何由进,门户何由固,真元何由复?"

③补脾为主兼以补肾:对于后天之本而言,"脾胃者具坤顺之德。有乾健之运,故坤德或渐,补土以平其卑监,乾健稍驰,益火以助其转运"说明滋养无源重在治脾以补土,运化不健须益肾火以助运。如欲辛温扶脾,又恐愈耗肾水,可在扶脾之中,参以五味子,以酸甘化阴。李氏在《医宗必读·泄泻》中指出,泻皆成于土湿,湿皆本于脾虚。故其治法首用四君、归脾、十全、补中以补脾虚,但"积虚者必挟寒,脾虚者必补肾",故在健脾之中加以附、桂、姜等温肾以助脾运。

(2)肝肾同补:李氏以八卦、五行、相火、气血理论为根据,结合补泻方略,在《医宗必读》中专篇推论了"乙癸同源论"。文中称:"相火有二,乃肾与肝。肾应北方任癸,于卦为坎,于象为龙;龙潜海底,龙起而火随之。肝应东方甲乙,于卦为震,于象为雷;雷藏泽中,雷起而火随之。泽也,海也,莫非水也,故曰乙癸同源。东方之木,无虚不可补,补肾即所以补肝。北方之水,无实不可泻,泻即所以泻肾。……然木既无虚,又言补肝者,肝气不可犯,肝血自当养也。血不足濡之,水之属也。壮水之主,木赖以荣。水既无实,又言泻肾者,肾阴不可亏,而肾气不可亢也。气有余者伐之,木之属也。伐木之子,水赖以安。夫一补一泻,气血攸分,即泻即补,水火同府。总之,相火易正,身中所苦,泻水所以降气,补水所以制火。气即火,火即气,同物而异名也。故知气有余便是火,愈知乙癸同源之说矣。"从这段理论可看出:李氏把肝肾放在一起辨证论治。

(3)虚证化源论:"化源"一词,多次见于《黄帝内经》中,王冰注曰:"资其化源,补不足也……化源者,化生之源。"张介宾解说为:"化源者,即必求其本之义。"李氏的化源论实总王、张两家之成。他在《删补颐生微论》中专列《化源论》专篇,指出:"不取化源而逐病求疗,譬犹草木将萎,枝叶绻挛,不知固其根蒂,灌其本源,而仅仅润其枝叶,虽欲不稿,焉可得也。"并将"虚则补其母。实则泻其子"的理论,衍化为隔二、隔三之治。

虚证求化源即虚者补其母。如脾土虚者,必温燥以益火之源,即补火生土法;肝木虚者,必濡滋以壮水之主,即滋水涵木法;肺金虚者,必甘缓以培土之基,即培土生命法;心火虚者,必酸收以滋木之荣;肾水虚者,必辛润以保金之宗,此治虚之本也。其中补火生土,滋水涵木,培土生金是临床常用之法。同时,李氏还衍化为隔二、隔三之治。当推"小便闭癃"法为最切实。如肾水燥热,膀胱不利,理应滋肾涤热(黄柏、知母、茯苓、泽泻、通草之类);但肺燥不能生水,则气化不及州都,法当清金润肺(车前子、紫菀、麦冬、茯苓、桑白皮之类),此为隔二治肺,赖母补子虚;若脾湿不运而精不上升,致肺不能生水,法当燥脾健胃(苍术、白术、茯苓、半夏之类),此为隔三理脾,脾土助金母,金实水源。这种治法既体现了其资化源之说,又融合了先后天的理论,在临床上很有使用价值。

(4)疑似之证的辨治:李氏擅长于疑似之证的辨识,在《医宗必读》中列有专篇,而在《删补颐生微论》中又称做"别症"列举治例,加以阐明。认为"脉有雷同,症有疑似"在这雷同与"疑似"的脉证中,提出了难于辨别而必须辨别的四个方面。

①"水火亢制,阴阳相类。"举例案为:东垣治劳倦发热,口干烦躁,面目皆赤的内真寒、外假热,与恶寒发战。两脉细微,按之甚数的内真热、外假寒相对。前者以参、术、姜、附冷服取效;后者以黄连、石膏清火之剂,趁热服而治愈。说明水火亢制而有兼化之象,设不从脉而按证治之,则祸不旋踵。

②"踵之发也混于腑。"例如:一人平素劳心,患小便不通,前医与六一散不效,再用木通、泽泻、茯苓、车前子等药又不效。诊脉两寸洪数,知为心火刑金,故气化

不及州郡,亟用黄连、茯神、人参、麦冬、牛膝,一剂而愈。说明脏病(心火刑金)治腑(通利小肠膀胱)不切病机。另一为饭后腹痛胀闷,众皆疑其脾虚多食,不能运化,治以枳、术、青、陈皮、神曲、胀闷转增。诊得有关洪滑,知为胃火上冲,用石膏、陈皮、甘草、黄芩、升麻,二剂而胀减,再用四君子汤加姜汁炒土栀子,十剂而康。说明腑病(胃火蕴结)治脏(健脾疏脾)也不切病机。他还启示我们:"脏腑本不相悬,而用药若斯之异"。

③"血之变也近于气"。如一妇人多郁多产,体渐瘦,肢微肿,咳嗽咳痰,动辄头晕耳鸣,有用八珍汤久而无功。李认为肝脾郁伤血分,先用逍遥散加木香、龟甲、熟地黄,十剂而病减其七,再用八珍汤加丹皮、香附而瘥。另一童孩发热咳嗽,头晕瘦弱,前医都治以二冬、二母、四物、芩、柏,反见似疟非疟,倦怠异常。李诊得右三部极弱,诊为脾肺气虚,火不生土之候,用补中益气加姜、桂,十剂而安,四十剂而平复。他的理解是,治气者主阳而升,治血者土阴而降,现证颇类,而治法恰不相侔。其对气血的辨治,更有卓识。

④"至实有羸状,至虚有盛候"。对虚实的辨证施治,李氏一再强调"至实有羸状,误补益疾;至虚有盛候,反泻含冤。"并在《必读》及《微论》中引证病例,反复阐明。

附:李氏治泄九法

李氏学验兼优,治验以内科杂病为长。治泻九法是杂病治法中较为精湛的一组,理法兼赅,是治泻之大法。李氏认为,风、湿、寒、热四气皆能致泄,其中以湿为主,即"无湿则不泄";并认为"脾土强者自能胜湿。"可见他对泄泻强调湿为主因,脾为主脏,总结出治泄泻九法如下。

①淡渗:适用于湿滞泄泻,使湿从小便而去。理论根据是:"治湿不利小便,非其治也。"常用方药如六一散、五苓散、四苓汤、五皮饮等。

②升提:适用于气虚下陷作泻。泄泻之病,不离脾胃,脾气下陷,则清浊水分。应"下者举之。"常用升麻、柴胡、羌活、葛根之类鼓舞胃气上腾,则注下自止;且风药多燥,风亦胜湿。

③清凉:适用于暴注下迫的热泻。根据"热者清之"的原则。常用戊己丸、葛根芩连汤等。

④疏利:适用于痰凝气滞,食积水停的泄泻。可采用祛痰、理气、消积、逐水等"通因通用"之法。

⑤甘缓:适用于泻下有急迫感。李氏根据"甘能缓中""急则缓之"之义,常于方中加入甘药,取甘能缓中培土,以缓解之。

⑥酸收:适用于久泻中气耗散,气散而不收,无能统摄。而"酸之一味,能助收肃之权。"方如乌梅丸。此乃"散者收之"之义。

⑦燥脾:适用于脾为湿困而作泻。李氏认为"泻皆成于土湿,湿皆本于脾虚。"

故燥湿培土为治本之法。可分选四君、六君、参苓白术、平胃散等。

⑧温肾:适用于脾肾虚寒的泄泻。肾虽属水,但真阳寓焉,火为土母,下元火衰,何以运行三焦,腐熟水谷。故以四神丸、八味丸等"寒者温之。"

⑨固涩:此法比酸收更进一步,适用于久泻滑脱,虽投温补,未克奏功,须行固涩。方如赤石脂禹余粮丸等。"滑者涩之"是也。

李氏治泻九法,清·张璐《医通》、罗国纲《会约医镜》都全部转引,可见临床的实用价值:罗国纲还补上"平肝"一法,适用于肝木侮脾之泄泻,更臻完备。

十、绮石与《黄帝内经》治未病

绮石,明末医家,姓名、籍贯及生卒年代均不可考。人们常称之绮石先生(一说姓汪),约生活于17世纪。绮石先生独擅于诊治虚劳,根据其多年的临床经验,著有虚劳专著《理虚元鉴》二卷。

在这一历史时期,虚劳之病盛行,而治疗往往不能令人满意。若委命于庸医,而轻者重,重者危。《理虚元鉴》一书专门研究虚劳病的防治,并以《素问》《灵枢》为宗,又广采东垣、丹溪、薛己之学,从中取长补短,形成独具一格的学术思想,可谓从虚劳防治方面发挥《内经》理论的代表作。

1. 对《黄帝内经》虚损病因的阐发

对于诸虚损病证的成因,《素问·上古天真论》说:"今时之人,以酒为浆,以妄为常,醉以入房,以欲竭其精,以耗散其真,不知持满,不时御神,务快其心,逆于生乐,起居无常,故半百而衰也"。《素问·通评虚实论》说:"精气夺则虚"。绮石先生本此精神,结合自己临证经验,把虚劳的成因归纳为先天之因、后天之因、痘疹及病后之因、外感之因、境遇之因、医药之因六个方面。

(1)先天之因:因先天者,指受气之初,父母或年老已衰,或乘劳入房,或病后入房,或妊娠失调,或色欲过度。此皆精血不旺,致令所生之子夭弱,故有生来而或肾、或肝心、或肺脾,其根蒂处先有亏,则至二十左右,易成劳怯。《素问·经脉别论》说:"勇者气行则已,怯者则着而为病",故易患虚劳之兆,如幼多惊风,骨软行迟,稍长读书不能出声,或写字动辄手振,或喉中痰多,或胸中气滞,或头摇目瞬等,迨至二十岁左右,往往易患劳怯。

(2)后天之因:因后天者,不外酒色、劳倦、七情、饮食所伤。或色欲伤肾,而肾不强固;或劳神伤心,而心神耗惫;或郁怒伤肝,而肝弱不复调和;或忧悉伤肺,而肺弱不复清肃;或思虑伤脾,而脾弱不复健运。总之,"先伤其气者,气伤必及于精;先伤其精者,精伤必及于气"(《理虚元鉴·治虚二统》)。故后天之因,多属于精、气、神受伤,日久形成虚劳。

(3)痘疹及病后之因:因痘疹及病后者,痘乃先天阳毒,疹乃先天阴毒。痘宜益气补中,则阳毒之发也净,而终生少脾病;疹宜清散养荣,则阴毒之发也彻,而终生少肺病。若治疗不当,及病后调理失宜,则易出现种种阳衰阴亏之证。若伤阳,则多见脾胃气弱诸证,不耐劳动,面白神萎,不禁风寒;若伤阴,则阴亏血枯,肺风哮喘,音哑声嘶,易患伤风咳嗽等,这些都能成为虚劳的病因。

（4）外感之因:主要指感受外邪,不能及时治疗,久咳成痨而言。元气素虚之人,感受外邪,不能驱邪外出;加之酒色过度,或心血过伤,或肝火易动,以致肺经伏热,则水精不布,肾源告竭,而成劳嗽。绮石先生谓此"伤风不醒结成痨"。

（5）境遇之因:因境遇者,孤臣泣血,孽子坠心,远客有异乡之悲,闺妇有征人之怨,或富贵而骄淫滋甚,或贫贱而窘迫难堪,以致七情动中,乱人情志,伤人气血,神病而身亦病,渐成劳损。

（6）医药之因:因医药者,或病非因感冒而重用发散,或稍有停滞而妄用削伐,或并无里热而概用苦寒,或弱体侵邪,未经宣发,因其倦怠,骤患其虚,而漫用固表滋里,遂致邪热胶固,用不得解。凡此种种皆可酿成虚劳。

2. 提出治虚三本和二统

绮石先生通过对《黄帝内经》中五脏之间存在着相互依存和制约关系的认识,把《素问·脏气法时论》中五脏精气亏损皆能引起虚损的病变,归纳为治虚有三本（肺、脾、肾）,而三本之中,又以二统（肺、脾）最为重要。

（1）治虚三本:虚劳病由于五脏精气亏损所引起。绮石先生通过对五脏相互关系的分析,认为其中以肺、脾、肾最为重要。他说:"治虚有三本,肺、脾、肾是也。肺为五脏之天,脾为白骸之母,肾为性命之根,治肺、治肾、治脾,治虚之道毕矣"（《理虚元鉴·治虚有三本》）。

所谓"肺为五脏之天",是说肺"司治节之令,秉肃清之化,外输精于皮毛,内通调乎凹渎。故饮食水谷之精微,由脾蒸发以后,悉从肺为主,上荣七窍,下封骨髓,中和血脉,油然沛然,施于周身"（《理虚元鉴·劳嗽证论》）。

"脾为百骸之母",是说"人之一身,心上肾下,肺右肝左,唯脾胃独居于中,……主宰中州。中央旌帜一建,而五方失位之师,各就其列。……其建立如墙壁之不可攻,其节制如将令不可违,其饶益如太仓不可竭。其御邪扶止,如兵家之前旄"（《理虚元鉴·治虚药讹一十八辨·黄芪宜用》）。所以说营卫气血、四肢百骸皆赖之以成。无疑,这些论述,是《素问·灵兰秘典论》所论五脏功能的发挥。

论及肾脏,绮石先生认为肾是"性命之本",象坎卦,"一阳陷于二阴之间。二阴者,真水也,一阳者,真火也。肾中真水,次第而上生肝木,肝木又上生心火;肾中真火,次第而上生脾土,脾土又上生肺金。故人生之本,从下而起,如伏羲之画卦然。盖肾之为脏,合水火二气,以为五脏六腑之根"（《理虚元鉴·治虚有三本》）。

如果肺、脾、肾三脏受损,则诸虚证起矣。如肺虚则营卫不能正常运行;津液也不能正常输布,日久百病蜂起,受风则喘,遇火则咳,痰扰则嗽,血溢则咯。脾虚不

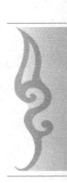

能腐熟与运化水谷,则气血生化无源,营卫衰弱,日久百病由生。肾水虚则相火偏亢,并累及肝、心;而阴亏血弱,木火升腾,又能使劳嗽、骨蒸、滑精、梦泄阴虚诸证由此而作。肾阳式微,真阳不足,则见盛夏裹棉;或腰酸足软而成痿证;或肾虚生寒,木实生风,脾弱湿滞,腰背难于俯仰,胻股不可屈伸,而成痹证;或面色㿠白,语言低微,累及脾肺,中气弱而阳虚诸证自然而生。因此,治疗虚证要以肺、脾、肾三脏为主,其施治的次序应为“先以清金为主,金气少肃,则以调脾为主,金土咸调,则以补肾为其终”(《理虚元鉴·治虚药一十八诫·杞子宜用》)。

(2)治虚二统:在治虚三本之中,绮石先生尤其重视肺、脾二脏。他说:“治虚二统,统于肺、脾而已”,从而把虚劳的症状归纳为阴虚、阳虚二证。阳虚者,统之于脾;阴虚者,统之于肺。因为“人之病,或为阳虚,或为阴虚。阳虚之久者阴亦虚,终是阳虚之本;阴虚之久者阳亦虚,终是阴虚之本”(《理虚元鉴·治虚二统》)。

绮石先生对明代兴起的温补学派治阳虚唯言命火、治阴虚但求肾水的理论,极为不满。认为“前人治阳虚者统之以命火,八味丸、十全汤之类,不离桂附者是;前人治阴虚者统之于肾水,六味丸、百补丸之类,不离知柏者是”(《理虚元鉴·治虚二统》)。但阳虚之证用辛热的桂附足以煽其虚焰,阴虚之证用苦寒之知柏,势必燥津败胃。

于是,他把补肾之法分别寄于肺、脾之中。他用《黄帝内经》和《易经》中的阴阳学说来解释自己的观点:“盖阴阳者,天地之二气,二气交感,乾得坤之中画而为离,离为火;坤得乾之中画而为坎,坎为水。水火者,阴阳二气之所以生。故乾坤可以兼坎离之功,而坎离不能尽乾坤之量”,得出“专补肾水者,不如补肺以滋其源,肺为五脏之天,孰有大于天者哉。专补命火者,不如补脾以建其中,脾为百骸之母,孰有大于地者哉”的理论(《理虚元鉴·治虚二统》)。

事实上,他的“治虚二统”不仅包括“三本”的治疗,而且还避免辛热补益命火、苦寒补益肾水的弊端。同时也为虚劳病的治疗,开辟了一条新的途径。

3. 阳虚三夺统于脾

绮石先生根据自己的临证经验,发挥《灵枢·决气》篇“精脱者耳聋,气脱者目不明”的论述,增“夺火”一项,把虚劳病属于阳虚者归纳为三个类型。他说:“就阳虚成劳统于脾者言之,约有三种:说夺精,说夺气,说夺火。气为阳,火者阳气之属,精者水火之兼”(《理虚元鉴·阳虚三夺统于脾》)。所谓夺精,主要是指色欲过度,耗损阴精,以致精竭。由于精为火之原,气之所主,故夺精者,必兼伤火损气。所谓夺气,是指劳役辛勤太过,耗伤真气。然因气为火之属,精之用,故夺气者,又常兼损火伤精。所谓夺火,是指真阳耗散,多为夺精发展而来,然亦有多服寒药,以致命火衰弱,阳痿不起者。

从三夺证型分析,夺精、夺火与肾有关,夺气才与脾有关,而绮石先生把此三者悉统于脾,其理由是:“盖阳虚之证,虽有夺精、夺火、夺气之不一,而以中气不守为

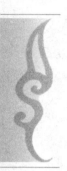

最险。故阳虚之治,虽有填精、益气、补火之各别,而以急救中气为最先。有形之精血不能速生,无形之真气所宜急固,此益气之所以急于填精也。回衰甚之火者,有相激之危;续清纯之气者,有冲和之美,此益气之所以妙于益火也。夫气之重于精与火也如此,而脾气又为诸火之原,安得不以脾为统哉"(《理虚元鉴·阳虚三夺统于脾》)。何况虚劳之阳虚症状,虽然"种种不一,然皆以胃口不进饮食,及脾气不化为最危"(《理虚元鉴·阳虚三夺统于脾》)。

所以,绮石先生把虚劳之属于阳虚者,悉统于脾,而对于阳虚证的治疗则以益气补脾为主。只要"脾胃稍调,形肉不脱,则神气精血,可以次第而生,又何有亡阳之虞哉"(《理虚元鉴·阳虚三夺统于脾》)。前人于此虽有填精、益气、补火之别,而实际上也是以急救中气为最先的。

4. 阴虚之证统于肺

绮石先生根据《黄帝内经》有关阴虚证的论述,把虚劳属于阴虚者统之于肺。他说:"就阴虚成劳之统于肺者言之,约有数种:说劳嗽,说吐血,说骨蒸。极则成尸疰"(《理虚元鉴·阴虚之证统于肺》)。其证候比较复杂,有数症兼见的,有单见一症不兼余症的。病情发展亦很不一致,"有从骨蒸而渐至劳嗽者,有从劳嗽而渐至吐血者,有竟以骨蒸枯竭而死不待成劳嗽者,有从劳嗽起而兼吐血者,有竟从吐血起而兼劳嗽者,有久而成尸疰者,有始终只一症而或痊或弊者"(《理虚元鉴·阴虚之证统于肺》)。

从具体症状分析,劳嗽是"肺有伏逆之火,膈有胶固之痰,皆畏非时之感,胸多壅塞之邪"(《理虚元鉴·心肾不交与劳嗽总论》)。其中以肺有伏逆之火为主,其余三候,则相因而致。吐血为心火、肝木之为病,其中有煎厥、薄厥之分。"煎厥者,从阴虚火动,煎灼既久,血络渐伤,旋至吐血,其势较缓;薄厥者,……心热为火,火热为风,风火相薄,厥逆上冲,血遂菀乱涌出,其势较急"(《理虚元鉴·吐血论》)。骨蒸主要是虚劳损伤气血,荣卫不和而热,热久变蒸。"夜热、内热、虚热为虚劳为初病,骨蒸、内热、潮热,则(为)虚劳之本病"(《理虚元鉴·虚劳内热骨蒸论》)。尸疰乃"劳极之候,血虚血少,艰于流布,甚至血不脱于外,而但蓄于内,蓄之日久,周身血走之隧道,悉瘀不流,而营分日虚,于是气之所过,徒蒸瘀血为热,热久则蒸其所淤之血,化而为虫,遂成尸疰瘵证"(《理虚元鉴·尸疰传尸劳等症》)。

对于虚劳阴虚证的治疗,绮石先生认为:"阴虚劳证,虽有五劳、七伤之异名,而要之以肺为极则。故未见骨蒸、劳嗽、吐血者,预宜清金保肺,已见骨蒸、劳嗽、吐血者,急宜清金保肺"(《理虚元鉴·阴虚之证统于肺》)。在清金理肺以后,再用清凉滋阴之法。否则,滋阴过早,会使"邪气深滞腠理,胶固难拔"(《理虚元鉴·劳嗽初起治法》)。至于中土素弱,脾胃不实的阴虚劳证,绮石先生则主张用培土生金法。此外,虚劳施治收功之剂,也非培土生金不可。

5. 把"治未病"精神应用于虚劳病的防治

《黄帝内经》提出的"治未病"思想,强调"防患于未然",是中医学的基本精神之一。《素问·四时调神大论》说:"圣人不治已病治未病,不治已乱治未乱。……夫病已成而后药之,乱已成而后治之,譬犹渴而穿井,斗而铸锥,不亦晚乎"。绮石先生把这种预防为主的思想,应用到虚劳病的防治中。认为"一服药,二摄养",为虚劳之"二守",并告诫"勿惜费,勿恣情,勿始勤终怠,则得之矣"(《理虚元鉴·二守》)。他尤其重视"虚劳当治其未成",认为善治者"当于未成之先,审其现何机兆?中何病根?尔时即以要言一二语指示之,令其善为调摄,随用汤药十数剂,或用丸剂、胶剂二三斤,以断其根"(《理虚元鉴·虚劳当治其未成》)。若待虚劳已成而后治之,无异于"渴而穿井,斗而铸锥",其病虽愈,亦终成不禁风浪、不耐辛苦之人。对防治虚劳的具体方法,绮石先生总结为知节、知防、二护、三候、二守五个方面。

(1)知节:知节,即保养精神。因为虚劳之成,常因情志失节,故非药石之所能疗,根本之法在于搏节精神。如其人"在荡而不收者,宜节嗜欲以养精:在滞而不化者,宜节烦恼以养神;在激而不化者,宜节忿怒以养肝;在躁而不静者,宜节辛勤以养力;在琐屑而不坦夷者,宜节思虑以养心;在慈悲而不解脱者,宜节悲以养肺"(《理虚元鉴·知节》)。以上六种,最宜注意。

(2)知防:虚弱之人,既易受邪,又经不得新加之病,故在一年中须注意"春防风,又防寒;夏防暑热,又防因暑取凉而致感寒;长夏防湿;秋防燥;冬防寒,又防风"(《理虚元鉴·知防》)。凡此八者,宜预为调摄,以防感邪耗伤正气。

(3)二护:两足、肩俞和眉际,是一身最易感邪之处。所谓寒从足起,风从肩俞、眉际而入,平时常宜保护此二处,以免在无意中感邪。

(4)三候:一年四季之中,对于虚劳病人最为不利的是三个时候:"一为春初木盛火升,一为仲夏湿热令行,一为夏秋之交,伏火烁金"(《理虚元鉴·三候》)。在此三候之中,如有一候未曾度过,虽嗽平吐止,火降痰宁,也会有病情反复。即"平者必复,复者必深,深者不救。惟时时防外邪,节嗜欲,调七情,勤医药,思患而预防之,方得步险如夷耳"(《理虚元鉴·三候》)。

(5)二守:一曰"服药";二曰"摄养"。病轻者,但以静养安乐而自愈;病重者,坚持服药便可断除病根。

此外,绮石先生还指出了治疗虚劳的禁忌有三:"一禁燥烈,二禁苦寒,三禁伐气"。选药宜用黄芪、茯苓、桔梗、牡丹皮、泽泻、桑皮之类;禁用黄柏、知母之属。

总之,绮石先生对于虚劳的病因、病机、预防、治疗多有创见,其学术思想一宗《素问》《灵枢》,兼采各家之长,并形成自己独特的虚劳治疗大法。

对于虚劳的病因,他提出"虚证有六因"之说,比较全面地总结出导致虚劳病的各种原因。对于虚劳病的病机,从阴虚、阳虚两方面加以归纳,提出"阴虚之证统于肺","阳虚三夺统于脾"的独特见解。对于虚劳的治法,他在重视五脏整体关系的基础上,强调肺、脾、肾三脏为"治虚三本",而在这三脏之中又突出肺、脾二脏的统摄作用,并制定出清金保肺和益气补脾的治疗大法。

至于虚劳的预防,绮石先生重视"虚劳当治其未成",并提出六节、八防、二护、三候、二守等一系列防治措施。

十一、程国彭与《黄帝内经》补法

程国彭,字钟龄,号恒阳子,清代名医,天都(今安徽歙县)人。少时因多病而刻苦学医,钻研多年,临证经验丰富,名噪于康熙、雍正年间。程氏笃信佛教,晚年至天都普陀寺修行,法号普明子。

程国彭撰有《医学心悟》一书,成书于公元 1732 年(清·雍正十年),系其晚年作品,可谓数十年医学研究成果的结晶。全书分五卷,卷一为总论,总述四诊八纲及汗、吐、下、和、温、清、补、消八法的理论法则和临床应用。卷二阐述《伤寒论》的理论和证治;卷三至卷五分述内、外、妇、产、五官等科主要病证的辨证论治,每证分别记述病原、症状、诊断和治法。全书分类清楚,论述简要,选方切于实用,并有个人新创名方(如止嗽散、拈手散、蠲痹汤)等。

1. 主要学术观点

程国彭主张学贵沉潜深研,并务求对医道有所悟,能广采各家之长。他"博极九书,自《灵枢》、《素问》、《难经》而下,于先贤四大家之旨无不融会贯通"(《医学心悟·吴体仁序》)。他认为医之为道出于《黄帝内经》《难经》《伤寒论》诸经典。他虽未有专门研究《黄帝内经》的专著,但确能潜心研究其理论,溯源知流,并结合诸家之论和临床实践,融会贯通,提出八纲的辨证论治总纲,使之定型化,对中医辨证论治理论贡献卓越,至今仍为医家遵从而未被突破。细究其八纲理论,无一不是对《黄帝内经》辨证理论研究结果的高度概括和总结所得的结论,无一不是对《黄帝内经》的发挥。

程国彭从《黄帝内经》治则受到启迪,结合对《伤寒论》的治疗法则的研究,概括了历代中医临床治疗法则,归纳出治病的八法(汗、吐、下、和、温、清、补、消)。此八法被后世医学奉为准则,并广泛采用。"八法之中,百法备焉"(《医学心悟·医门八法》),程国彭对中医治法法则及其临床应用的贡献,功不可没。任应秋主编的《中医各家学说》认为他"列论汗、和、下、消、吐、清、温、补八法,较刘完素、张从正、张介宾、汪刃庵诸家,均为约确……而繁简适中,颇有助于临证云尔"。

程国彭的著作阐发医理提纲挈领,切合实用,虽《医学心悟》被称为医学门径书,但影响巨大,对中医学术发展起到了良好的作用。程氏还撰有《外科十法》一书,论述痈疽、疔癣、瘰疬等证的诊治,亦为后世医家所采用。程国彭一生门人很多,且教学严谨,言教身教并重,为培养中医人才也做出很大的贡献。

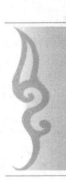

2. 辨证论治,精切周详

通观程氏论补专节,最为显著的特点在于辨证精细,论治确切。不仅知其所当用,亦审其所不当用,不仅审其常,而且言其变,条分缕析,一丝不苟。

程氏认为,用补当及时得宜,相机而行。首先,应辨证属虚实,再予施治。由于虚为损之渐,损为虚之积,若见虚不补,延误病期,则会消耗气血,使天真荣卫之气渐绝而成亏损。所以,应抓紧时机,当补即补。然若为虚人初感外邪,病邪方张之时,却又不可骤然补之,否则有闭门留寇之弊。对此,他主张用补正药加以汗药治之。阳虚者,宜补中发汗,用补中汤加表药;阴虚者,宜养阴发汗,用芎归汤加表药,总以保元气,除病气为宗旨。

鉴于古人有"至虚有盛候,反泻含冤""大实有羸状,误补益疾"的经验之谈,程氏指出辨明虚实真假也十分重要。如大虚,内实不足,外似有余,见脉浮大而涩、出汗虚脱者,证属真虚假实证,治当用归脾、养荣辈加收敛药以收摄元神。而大实之证,积热在里,脉反细涩,神昏体倦,酷似虚寒的,为真实假虚证,尤当辨证精切,以防误投补剂而助其病势。

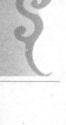

在明确虚实的前提下,程氏要求对证型进一步的分析,要"分气血""辨寒热""识开合""知缓急""分五脏""明根本"。只有这样,才能做到方对其证,丝丝入扣。其中,对如何"知缓急"、"明根本"的见解更是权衡利弊,别具一格。书中根据虚的程度、缓急,相应有峻补、缓补、平补之分,极虚垂危之人,非大剂汤液不能挽回者,当以峻补,可予参附煎膏,日服数两,救阳微将脱;予参麦煎膏,服至数两,救津液将枯。若病邪未尽,元气亏虚,不任重补者,则从容和缓补之。而对体质素虚,别无大寒大热之证的,则予服丸散平和之约,调理气血,保其真元。只有这样,方可做到轻重有度,药随证变。又如,他在治自汗、盗汗时,以参、芪、术为敛汗圣药,轻剂不效,则以重剂投之,若仍不效,以龙牡、北五味等收涩之品辅助而行,或以人参养荣汤相兼而用。程氏对温补药作用强弱的描述亦很形象生动,渭:"参、芪、归、术,积平之性,温存之温也,春日煦煦是也;附子、姜、桂,辛辣之性,温热之温也,夏日烈烈是也。和煦之日,人人可近;燥烈之日,非积雪凝寒,升冰解冻不可近也"。

程氏还针对前人"补脾不如补肾""补肾不如补脾"的争论,表明了自己的观点:"是知脾肾两脏,皆为根本,不可偏废",并进一步说明到:"须知脾弱而肾不虚者,以补脾为亟;肾弱而脾不虚者,则补肾为先;若脾肾两虚,则并补之"。这一见解,持论平正,是对两说的重要补充。同时,世人当根据证情,脾肾两顾,因人制宜,灵活用治。

3. 以补为攻,别具慧眼

"以补为攻""攻补兼施"是程氏论补的又一特点。他认为"治宜通变,正当临证制宜,未可一途而取",应据邪正的强弱盛衰,证候的虚实多寡来决定攻补两法的主次轻重,组方遣药亦随之变更。

在治疗因正虚而致邪气稽留不去的后期病证时,程氏一再强调当以补为主,或补泻迭相为用治之,目的在于保存正气,驱除邪气。他告诫人们:滥施攻下,不切病情,不顾体质,往往邪未去而正已伤,致虚实夹杂,数脏同病,化源不继,预后欠佳。如在论下法时指出,若见脉虚体弱不胜攻者,须先补之而后攻之,或暂攻之而随补之,或以人参汤送下三黄枳术丸,又或以人参、瓜蒌、枳实,攻补并行不悖。盖峻剂一投,即以参、术、归、芍维持调护于中,俾邪气潜消而正气安固。又如,他治邪从经络、口鼻侵入所致疫证,一般用发散、解秽、清中、攻下四法。但对体虚受邪者,则于前四法中加以补法驾驭其间,选用参苏饮、人参白虎汤、人参败毒散、芎龙汤等方治之。如此,则能左右咸宜,纵横如意,使邪气退而元气安。再如,前人尝谓"痢无止法",治痢当"通因通用",多用坠下的槟榔、枳、朴、大黄之属。程氏观察到用上法治痢"效者半,不效者半"的现状,力陈其弊,宗"行血则便脓自愈,调气则后重自除"之旨,主张初痢者,当用调气行血法治之。日久脾虚,食少痢多者,则治以五味异功散加白芍、黄连、木香,清而补之。气虚下陷的,以补中益气汤升提之。虚寒厥逆,脉微细的,以附子理中汤加肉桂温之。这是因为久患痢疾,中本虚,气本陷,若复行坠下,则"降者愈降而痢愈甚","每至缠绵难愈,或呕逆不食,而成败症"。故此,当用补气、升提药治之,正气恢复,则利于驱邪。这种以补为攻的思想,在其治疗心痛、疟疾、臌胀、积聚等病症的过程中也有所体现。

4. 注重脾胃,饮食摄养

程氏论补,亦重视顾护脾胃。他认为:"脾胃者,吉凶之关也""后天之本,尤当培养,不可忽视",肯定了脾胃健运,中气得固在疾病预后、转归中的重要意义。如他治积聚日久,块消及半者,主张停用攻击之药,但和中养胃,导达经脉,俾荣卫流通,而块自消。对虚人患积的,则用先补后攻之法,先补其虚,理其脾,增其饮食,待元气恢复,然后用药攻积。他又指出"补脾养胃,不专在药,而在饮食得宜。诚以饮食之补,远胜于药耳""粥浆入胃,则虚者活"。对邪祛之后,脉症相安者,当渐为减药,用谷肉果菜,食养尽之,以至康复。如他治老人、久病人、新产妇人、大便闭结者,就喜用饮食药物,如枸杞子、柏子仁、芝麻、松子仁、人乳、梨汁、蜂蜜之类。

程氏还强调养生调摄的重要性,谓:"药既补矣,更加摄养有方,斯为善道""食补不如精补,精补不如神补",要求人们起居有常,饮食有节,和平恬淡。并提出"保生四要",即节饮食,慎风寒,惜精神,戒嗔怒。如此,则气血流通,谷神充畅,心田宁静,强身御病。

第四讲 《黄帝内经》论药补

一、气 的 药 补

俗话说：人活着就是一口气。民间人们检查一个人是死是活，通常摸一摸这个人还有没有气，可见，气对于人体是多么重要。事实上也确实如此，中医学认为：人身三宝精、气、神。气是生命活动的根本和动力，它充满全身，运行不息，关系着人体的健康与寿命，中医学经典著作《黄帝内经》中早就指出过："百病生于气"，意思是许多疾病的发生都与人体气的运行有关。因此，要养好生，必须注意补气。

补气法，适用于气虚之人，不是气虚，不能用这种方法。所谓气虚，即气不够用，动则即喘。经常感到疲倦乏力、少言懒语、面色㿠白、食欲缺乏、舌淡苔白，舌边有齿痕（即有牙印），脉虚弱无力。

目前，临床上常用的补气药主要如下。

人 参

人参系五加科植物人参的根。人参生于深山茂密的森林中，分布于黑龙江、吉林、辽宁和河北北部。现已有大量的栽培品，野生品称"野山参"，栽培品称"园参"；倘将野山参的幼苗移植于田间而生长的，或将园参的幼苗移植于山野而生长的称"移山参"。人参的根茎（人参芦）、根茎的不定根（人参条）、细支根和须根（人参须）、叶（人参叶）、花（人参花）、果实（人参子）均可入药。

朝鲜人参，亦称高丽参，系产于朝鲜的人参。日本栽培的人参习称东洋参。西洋参，亦称花旗参，原产于北美，主产于美国、加拿大和法国，我国已有栽培。

性温，味甘、微苦。能大补元气，健脾益肺，生津止渴，安神益智。

主要成分：人参的化学成分复杂，如含人参皂苷、人参多糖、挥发油、植物甾醇、胆碱、氨基酸和肽类、糖（葡萄糖、果糖、麦芽糖、蔗糖、人参三糖）、果胶以及维生素 B_1、维生素 B_2、烟酸、泛酸等。

人参皂苷是人参的主要有效成分，以其苷元不同分为 2 类，即人参二醇系皂苷，以原人参二醇为苷元；人参三醇系皂苷，以原人参三醇为苷元，另尚有以齐墩果酸为苷元的人参皂苷。

人参多糖主要为酸性杂多糖和葡聚糖。多糖中大都含一定量的多肽,即人参糖肽,是人参中天然存在的生物活性物质,具有调整免疫,抗肿瘤,抗溃疡和降血压作用。

作用:人参具有多方面药理作用。

①强心:人参能增强心肌收缩力,减慢心率,增加心输出量和冠状动脉血流量以及抗心律失常。人参皂苷尚具有抗缺氧和保护心肌作用。

②促造血:人参能促进骨髓 DNA、RNA、蛋白质和脂质合成,促进骨髓细胞有丝分裂,刺激骨髓的造血功能,从而使正常和贫血动物红细胞、白细胞数和血红蛋白量增加,当骨髓受到抑制时,这种作用更为明显。此外,人参皂苷尚能促进淋巴细胞和骨髓基质细胞合成造血因子和造血相关因子。

③降血糖:人参皂苷和人参多糖(或糖肽类)有明显的降血糖作用。此两类化合物能调整糖代谢的某些酶活性,从而使糖的利用正常化或减少糖原的合成,导致血糖降低。

④降血脂:人参甲醇提取物可使乙醇所致肝中毒小鼠的肝组织过氧化物明显降低;人参茎叶皂苷能明显降低中、老龄大鼠心、肝、脑线粒体、微粒体和红细胞膜丙二醛的含量;甲醇提取物中的麦芽醇、水杨酸、香草酸也具有抗脂质过氧化作用,而麦芽醇不仅能捕捉自由基,抗氧化,尚能降低细胞膜蛋白分子中硫氢基团的外露,从而稳定膜蛋白的结构。

人参含有多种抗氧化物质。此类化合物可能是人参延缓衰老作用的物质基础。

⑤增强免疫功能:人参根和茎叶皂苷能增强网状内皮系统的吞噬功能,并能提高血清特异性抗体的水平;人参花皂苷能促进淋巴细胞转化反应;人参皂苷能增强脾 T 细胞对刀豆素 A 的增殖反应,能提高白介素-2 的诱生和脾杀伤细胞的活性;人参三醇能促进激活的淋巴细胞分泌白介素-6;人参根和茎叶多糖有抗补体活性。可见,人参对细胞免疫和体液免疫功能均有影响,而人参皂苷和人参多糖则是人参调节免疫功能的活性成分。

⑥抗肿瘤:人参具有抗肿瘤作用,其抗肿瘤的有效成分为人参皂苷、人参多糖、人参烯醇类等。抗肿瘤的机制,或在于诱生天然杀伤细胞、干扰素、白介素、肿瘤坏死因子,或呈细胞静止素样、细胞毒样作用。

⑦促进核酸和蛋白质合成:人参提取物能促进核糖核酸合成,其有效成分为人参皂苷,后者可激活核糖核酸聚合酶。人参粗提物和各种人参皂苷对肝细胞去氧核糖核酸的合成无明显影响,但人参皂苷能刺激和促进发生活动很旺盛的组织,如睾丸、骨髓等的去氧核糖核酸和蛋白质合成。

⑧抗应激作用:主要表现在人参能增强实验动物耐疲劳、缺氧、高温和低温、细菌毒素、辐射和抗应激性溃疡等的能力;尚能增强内分泌系统的功能,如垂体-肾上

腺系统的功能,人参的抗应激作用主要在于增强此系统的功能;对其他内分泌功能也有增强作用,如胰腺、肾上腺,而人参水煎剂对老龄大鼠血清甲状腺素和皮质酮降低有使之正常化作用,人参根总皂苷能加速未成年雌性小鼠动情期的出现,并能增加卵巢和子宫的重量,而呈现促性激素样作用。

人参的一些作用都与延缓衰老有关。在细胞和亚细胞水平上也证明人参有抗衰老作用。

主治:劳伤虚损,食少,倦怠,反胃吐食,大便滑泄,虚咳喘促,自汗暴脱,惊悸,健忘,眩晕头痛,阳痿,尿频,消渴,崩漏,久虚不复,一切气血津液不足之证。

用法:水煎服,1.5~9g;研末服,1.5~3g或浸酒(酊剂)、熬膏、或入胶囊、丸、散剂以及注射剂;亦可入药茶、药膳。

临证应用:人参是强精强壮的要药,或称"适应原"样药,有助于调整身体脏器的功能,尤其循环、神经、内分泌和免疫等系统的功能,有助于增强机体对各种应激的适应能力,调整机体内神经-体液平衡和物质代谢,使身体能适应环境的变化。人参不仅能增强体力,也能改善智力活动。所以,人参是延缓老年人脏器功能衰退之上品,常用之,可收到强壮身体的功效。

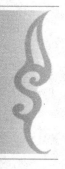

在临床上,人参及其制剂已用于治疗糖尿病、贫血、冠心病和急性心肌梗死、高脂血症、神经衰弱和性功能障碍等。

①年老体弱,倦怠乏力,脾胃气虚,消化力弱,饮食减少,腹胀肠鸣,时有大便溏稀;或大病初愈或慢性衰弱,不思饮食,食量减少,身体消瘦,语声低微,四肢无力可用四君子茶:人参6g,白术、茯苓各9g,炙甘草3g,四药研为粗末,放入保温杯中,用沸水冲泡,盖闷15~20分钟,频频饮用,每日一剂。此茶有益气强身,健脾养胃之功效;湿困中焦而脘闷、舌苔腻或舌红津伤而口干烦渴者,亦可用人参莲子茶:白人参6g,莲子肉10g,冰糖适量,前二药用清水适量浸泡,加冰糖、隔水蒸1小时即可,吃莲肉饮汤汁,每日一剂。本茶有补益脾肺,强壮体质功效。胃有湿热、痰浊、舌苔厚腻者忌用。

中、老年人气阴两亏,津血不足,体瘦乏力,或伴肺气肿而见咳喘;"老慢支"久咳不愈,动则气喘,精神不振,时有咽燥可用人参固本茶:人参120g,天冬、麦冬、生地黄、熟地黄各60g,后4药捣碎,人参切片,取方中药量1/20(为1日量;后4药放入热水瓶,用沸水冲泡,盖闷20分钟;人参片用另杯冲泡,(与前药茶兑服,人参渣可嚼食;本茶有益气养阴,扶正固本之功效)咳喘有火者,不宜用。

久病气虚症见乏力,少言懒语,动则气急,易出虚汗,血压低等可用人参药膳:人参15~30g,老母鸡(或鸭)1只,用文火清炖12~24小时,饮汤食肉,1周内用完。本药膳有补气安神,增进饮食,恢复体力之功效。

②神经衰弱可服用40%乙醇制成3%人参酊,每次5ml,给药5~7天,能明显改善患者头痛、失眠、食欲不佳等症状。

神经衰弱所致阳痿、早泄也可用前述人参酊,每次 10～15ml,每日 2 次,疗程 1 个月,有良效。

注意:实证、热证忌服,感冒初期和正气不虚者勿用;高血压者忌用。再者,人参不宜与藜芦、五灵脂、萝卜、茶同用。

此外,健康儿童也不宜服人参,原因如下。

中医学认为,人参具有大补元气,生津固脱,安神、止惊、益智、轻身延年之功效。目前,市场上各种人参补品日渐增多,有些家长由于对人参的药性和适应证了解不够全面,只是为使自己的孩子身体更加健壮,常不惜破费买来人参给他们滋补身体,结果适得其反。有些儿童服用后,可出现兴奋、激动、易怒、烦躁、失眠等症状。

自古以来,中医就有"少不服参"之说。据现代医学研究表明,人参的主要成分含有人参素、人参苷等,若儿童服用过量,能引起大脑皮质神经中枢的麻痹,还可使心脏收缩力减弱,血压和血糖降低,严重可危及儿童生命。健康儿童若滥服人参会削弱肌体免疫力,降低抗病能力,容易感染疾病。同时,由于人参具有促进人体性腺激素的分泌功效,故可导致儿童性早熟和引起性功能紊乱,严重影响儿童的身心健康。当然,对于那些患有某些疾病的儿童用参则另当别论了。

因此,奉劝爱子心切的父母,切莫随意给自己健康的孩子服用人参或含有人参的保健滋补品,以免事与愿违。

黄　芪

黄芪系豆科植物黄芪或同属其他相近种植物的根干品。

性微温,味甘。能补气升阳,固表止汗,托疮生肌,利水退肿。

主要成分:含多糖(葡聚糖、杂多糖)、三萜黄芪苷、氨基酸、胡萝卜素、胆碱、甜菜碱、烟酸、叶酸以及微量元素钪、铬、锰、铁、钴、铜、锌、硒、铷、钼、铯、镧、铈、钐等。

作用:

①增强免疫功能。实验证明膜荚黄芪、蒙古黄芪、多序岩黄芪、核果黄芪、多花黄芪和东俄洛黄芪均能增强体液和细胞免疫功能,其中以膜荚和蒙古黄芪对免疫功能的促进作用最强,其余品种的作用次之。黄芪多糖、黄芪皂苷均有免疫增强作用。

黄芪增强免疫的作用机制可能在于使血浆 cAMP 水平升高,cGMP 下降。现已知,抗体生成、免疫细胞活化、干扰素的诱导等与 cAMP 的浓度有关。泼尼松龙能致淋巴结等组织萎缩,减少其 cAMP 含量,倘合用黄芪多糖则能明显对抗泼尼松龙的影响,使 cAMP 含量增加。

②抗衰老和抗应激。实验证明黄芪煎液给小鼠灌胃,能增加皮肤组织羟脯氨酸的含量,并能增加肾上腺的重量,能增强小鼠耐缺氧,耐疲劳的能力;芪茸合剂

(益气助阳)和单味黄芪、鹿茸能明显提高老龄小鼠巨噬细胞 Pc 和 C_3b 受体的活性,此作用与其抗衰作用有关。再者,黄芪能使小鼠胸腺增大,重量增加,使老龄小鼠胸腺呈明显的形态逆转变化;另尚能促进鸡胚股骨糖胺多糖合成和骨生长。

③其他作用。黄芪尚有降血压,强心,利尿,抗炎和解毒等作用。

主治:生用自汗,盗汗,血痹,水肿,痈疽不溃或溃久不敛。炙用:内伤劳倦,脾虚泄泻,脱肛,气虚血脱,崩带及一切气衰血虚之证。

红　芪

红芪系多序岩黄芪的根干品。

功效:补气固表,利尿托毒,排脓,敛疮生肌。

主要成分:含抗菌成分(羟基-甲氧基紫檀烷)和降压成分(γ-氨基丁酸)、硬脂酸、木蜡酸、乌苏酸、氨基酸、谷甾醇、多糖、精油等。

作用:红芪多糖能提高血清皮质酮和睾酮的含量;能降低总胆固醇和高密度脂蛋白胆固醇的含量;能延长果蝇的寿命;能保护老年小鼠耐疲劳、耐高温和低温;能提高红细胞内超氧化物歧化酶的含量,减少脂褐素的形成;能增强中性白细胞的活性,并能改善老龄鼠 T 细胞对抗原刺激的应激性,而有助于增强老年机体的抗病能力。红芪水提物能升高血红蛋白和血浆白蛋白以及缺氧条件下小鼠的存活时间和存活率。以上研究结果提示,红芪具有延缓或抗衰老作用。再者,红芪多糖能增加正常和实验性免疫抑制小鼠的巨噬细胞数并能增强其吞噬功能,纠正泼尼松龙对巨噬细胞数和功能的抑制作用,尚能升高淋巴细胞转化率,说明红芪具有免疫增强作用。

除上述作用外,红芪还有降低左心室压和抑制心脏活动、镇痛抗炎、镇静催眠以及抗肿瘤等作用。

临证应用:红芪广泛用于气虚乏力,食少便溏,中气下陷,久泻脱肛,便血崩漏,表虚自汗,气虚水肿,血虚萎黄,内热消渴等。

蕨　麻

蕨麻是青藏高寒草原上的特产。在青海、西藏和新疆有分布。据清代乾隆年间编修的《西宁府新志》记载:"蕨麻为野生,状如麻根而色紫,食之益人,又谓之延寿果。"因其对人体具有多种滋补作用,故又有"人参果"之美称。

蕨麻的原植物是蔷薇种植物鹅绒委陵菜或曲尖委陵英,又名莲菜花,藏语名叫"戳玛",为多年生草本植物,细茎沿地面匍匐生长。

蕨麻既可食用,又可入药。食用味甜,可做八宝饭、煮粥、熬汤和加工罐头,蒸制糕点等,经常食用对人体有补益气力的功效。藏族农牧民冬季过藏历年时,家家都食蕨麻以示庆贺;新疆维吾尔族群众也把蕨麻视为喜庆佳节时必不可少的食品之一。

蕨麻的块根入药、性味甘平,具有健脾益胃,生津止渴,益气补血的功效。可治疗脾虚腹泻、病后贫血、营养不良、痰浊咳嗽、月经不调等病症。研究表明,蕨麻含有灰分 3.09%、还原糖 2.79%、蔗糖 1.20%、淀粉 3.30%、戊聚糖 8.34%、蛋白质 6.19%、鞣质 10.76%、粗纤维 15.42%,脂质 2%,其脂肪酸部分中含花生酸、十四碳酸、油酸、亚麻酸等,以及多种氨基酸等成分。具有收缩及松弛平滑肌、增强平滑肌蠕动、解痉、强心等多种药理作用。

近年来,在国内及国际市场上蕨麻大有供不应求之势,将成为一种很有发展前途的药食经济作物。

二、血 的 药 补

血是人体最宝贵的物质之一,《素问·调经论》言:"人之所有者,血与气耳"。血的生成与饮食水谷有直接的关系。《灵枢·决气》言:"中焦受气取汁,变化而赤,是谓血"。中焦是指脾胃,就是说血这种赤色的液体物质,源于中焦脾胃摄纳的水谷精气。血液内养脏腑,外濡皮毛筋骨,维持人体各脏腑组织器官的正常功能活动。所以,《素问·五脏生成》言:"肝受血而能视,足受血而能步,掌受血而能握,指受血而能摄"。

血虚是指血液亏虚,脏腑百脉失养,所表现的全身虚弱性症状。引起血虚的原因很多,如先天禀赋不足、后天失养、脾胃虚弱、生化之源不足、各种急慢性出血、久病伤气耗血、思虑过度致暗耗阴血、因患肠内寄生虫病而致等。

血虚证以心、肝两脏多见,其临床表现为面㿠无华或萎黄、唇色淡白、爪甲苍白、头晕目眩、视力减退、四肢麻木、手足震颤,心悸怔忡、健忘失眠、女子月经量少或闭经等。

由于血液以水谷精气为其化源,所以食物补益是补血的最佳方法之一。

目前,常用比较有效的补血药物主要如下。

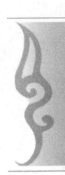

白 芍

白芍系毛茛科植物芍药的根干品。

性微寒,味苦、酸。能平肝止痛,养血调经,敛阴止汗。

主要成分:根含多种糖苷,如芍药苷、芍药内酯苷、氧化芍药苷、苯甲酰芍药苷、芍药花苷、羟基芍药苷等,总称白芍总苷。另尚含苯甲酸、鞣质、挥发油、谷甾醇以及镍、铁、铜、锰、铬等微量元素。

作用:白芍能调节机体免疫功能。实验研究表明,白芍总苷是其调节免疫功能和其他作用的重要活性物质。在免疫反应的环节上,白芍总苷既具有功能依赖性免疫调节作用,又具有浓度依赖性免疫调节作用。此外,白芍总苷尚具有抗炎、镇痛、镇静、降体温、耐缺氧、强心和保肝以及抗细菌、抗真菌和抗病毒等作用。

主治:头痛眩晕,胁痛,腹泻,四肢挛痛,血虚萎黄,月经不调,自汗,盗汗等。

用法:水煎汤,6~15g;敛阴,护肝,疗痢常生用;养血,柔肝,和脾多炒用。

临证应用:白芍是老年人常用的保健药品。

①血虚面色萎黄,唇爪无华,头晕耳鸣,月经不调;为活血补血,可用白芍、当归各12g,川芎6g,熟地黄15g;血虚气弱,加党参、黄芪各15g;痛经,加香附、延胡索各12g;崩漏不止,加阿胶、艾叶炭各10g。上药水煎,每日1剂,连服7~30日。

②头晕目眩,耳鸣目昏,心悸失眠,或高血压病伴有头晕、头痛、面赤目胀,白芍、生地黄、龙骨、牡蛎各15g,生山药、代赭石各12g,龟甲、怀牛膝各10g,水煎,每日1剂,连服7~30日。本方尚能养阴平肝,可用于肝阴不足,肝阳上亢的病证。

注意白芍不宜与藜芦同用。

当　归

当归系伞形科植物当归的根干品。根的全体习称"全当归",根头称"归头",主根称"归身",支根称"归尾"。

性温,味甘、辛、微苦。能补血活血,调经止痛,润肠通便。

主要成分:含挥发油和多糖、有机酸、氨基酸、无机元素、维生素(A、E)等。

当归挥发油以归尾含量最高,另含藁本内酯。当归多糖是当归的有效成分之一。

作用:现代研究表明,当归具有多方面药理作用。

①调节免疫功能。当归及其活性成分对非特异性免疫、细胞免疫、体液免疫和细胞因子的诱生等功能均有调节作用。

②对心脏、血管系统的作用。当归能扩张冠状动脉,增加血流量,降低心肌氧耗量,改善心肌血流量;尚能扩张外周血管,增加血流量,减少血管阻力,并能降低血压、血脂以及降低血小板聚集和抗血栓形成。

③促进造血功能。当归是中医药学上"补血活血"之要药。实验研究表明,当归多糖能增加外周血红细胞、白细胞、血红蛋白和骨髓有核细胞数,对外周血细胞减少和骨髓受抑制时,这种作用尤为明显。当归多糖是当归促进造血功能的一种有效成分,而当归补血的作用机制可能与当归多糖刺激造血组织细胞增殖、分化有关。

④抗炎作用。当归的抗炎作用类似吲哚美辛、阿司匹林,作用机制与降低毛细血管通透性,抑制 PGE_2 合成和释放,抑制血小板释放致炎物质,如5-羟色胺,以及降低补体旁路的溶血活性等有关。

⑤其他作用:当归尚有抗辐射,抗红细胞膜脂质过氧化,抗菌,抗肿瘤,保肝,平

喘,镇痛以及抑制或兴奋子宫等作用。

主治血虚萎黄,眩晕心悸,月经不调,闭经痛经,虚寒腹痛,肠燥便秘,风湿痹痛,跌打损伤,痈疽疮疡。

用法:水煎,5～10g;浸酒、熬膏或入丸、散剂。

临证应用:当归在临床上用途颇广,素有"十方九归"之说。传统认为,归头上行而养血止血;归身中守而养血补血;归尾下行而活血。

鸡 血 藤

为豆科攀缘灌木常绿木质藤本。作鸡血藤入药的植物种类很多,主要还有同种的密花豆、香花崖豆藤,内含无羁萜及其醇类,此外,含蒲公英赛酮、菜油固醇、豆固醇及谷固醇。有补血作用,能使血细胞增加,血红蛋白升高;还有降低血压,兴奋子宫的作用。

中医学认为,其性温、味苦,微甘,功能补血行血,舒筋活血,适用于血虚经闭,月经不调,痛经,或用于血虚,血瘀,手足麻木,关节酸痛,风湿痹痛等。

用量:6～15g,大剂量可用至30g。

丹 参

本品味苦、性微寒,为活血化瘀最常用的要药,有"丹参一味功同四物"之说,即丹参既补血又活血。若月经困难或经闭,可配合当归、赤芍、熟地黄、川芎等同用;一切急慢性病,只要有瘀血或血流不畅征象者都可运用。丹参是治疗高血压、冠心病、慢性肝炎、肝脾肿大、癌症等的主要药物,配制成药膳,便于长期服食而不厌。

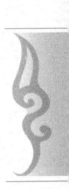

阿 胶

本品性平,味甘,入肺、肝、肾3经,功能补血止血、润肺止咳,适用于咳嗽痰少、吐血、咯血、崩漏等病症,尤其是阴血不足的身体虚弱者服之最佳。

阿胶内含骨胶原、蛋白质(水解后可产生人体所需的18种氨基酸,尤其是7种必需氨基酸)以及钾、钠、钙、镁、锌等17种微量元素和维生素E等人体必需的营养物质。现代药理研究证实,阿胶具有以下功能。

①促进红细胞和血红蛋白的生长,迅速恢复、提高失血性贫血患者体内血红蛋白和红细胞的数量,有强大的补血作用。

②能改善人体内钙的平衡,使低钙血症趋于正常,这与其含甘氨酸有关,能防治因缺钙引起的抽搐和骨质疏松症。

③预防和治疗进行性肌营养不良。阿胶中含的氨基酸与维生素E能促进肌细胞的再生,防止进行性肌变性症的发生,并且还有降低氧耗、耐疲劳、抗衰老作用。

此外,阿胶还能增强机体的免疫功能,减慢肿瘤生长,改善症状,从而达到延长生命的目的。

临证应用:

中医学认为,阿胶有滋阴润肺、补血止血之功。本品补血作用较佳,为治血虚要药,并有显著的止血作用,适用于各种出血症,因而被历代医家视为补虚、养血及治疗各种出血症的必备良药,尤其对某些妇科病有特别的疗效。与人参、鹿茸、冬虫夏草齐名,并称为"中药四宝"。

阿胶 30g,糯米 100g,红糖少许。先取糯米煮粥,待熟时调入捣碎的阿胶、红糖,边煮边搅匀,稍煮二三沸即成,每日 1 剂。可滋阴补虚、养血止血、安胎益肺,适用于血虚、虚劳咳嗽、久咳咯血、吐血、衄血、大便出血、女子月经过少、漏下不止或崩中、孕妇胎动不安、胎漏等症。

三、阴气的药补

阴气与阳气一样都是组成人体不可缺少的两个方面。一般来说,阳气是指功能,阴气是指物质,它包括血、津液、精、髓这些人体不可缺的东西。若阴虚,即阴液不足。人体即会形体消瘦,面色苍暗或潮红,平常口燥咽干,心里时时烦躁不安,手足心经常发热,睡眠少、大便干燥、小便黄、喜喝冷饮,脉搏又细又快,舌质红、苔少,此时宜用补阴的药物来纠正阴的不足。常用的补阴药物如下。

西 洋 参

西洋参,又叫华旗参,主产于美国和加拿大。移种于我国的叫种参,药用其根,为贵重药材,为清补保健之妙品。凡欲用人参而不耐人参之燥者,皆可用之。其性味甘、微苦。入心、肺、肾 3 经、功能补气养阴、清火生津,适用于肺虚劳嗽、咳嗽、喘咳、咯血、肺痿、失音等病症。以本品 1～3g,水煎代茶饮,有润喉美声之效,戏曲、歌唱演员常饮,有益于嗓音保健。西洋参亦是体育保健之佳品,可供激烈活动后疲劳乏力、口干而渴、出大汗者服用。

在使用时,可研为细末,每次服 1～3g,温开水送下;亦可单独水煎,每剂 1.5～3g。存放时要防霉、防虫蛀,可干燥后密封保存,或放于阴凉干燥处保存。

玄 参

为玄参科植物玄参和北玄参的根,含玄参李环烯醚萜苷类;还含挥发油、生物碱等。药理实验证明:玄参水浸液、醇浸液和煎剂都有降低血压作用;玄参还有扩张血管和强心作用;多种玄参活植物的浸剂都有镇静和抗抽搐作用。

中医学认为,其性寒、味甘、苦,功能滋阴降火、凉血解毒,适用于热病烦渴、发斑、骨蒸劳热、夜寐不宁、自汗盗汗、伤津便秘及咽喉肿痛等症。

用量 6～12g；但大便溏泄及湿盛者忌用。

地　黄

地黄习称生地黄（生地），系玄参科植物地黄和怀庆地黄的块根干品。生地黄经炮制而为熟地黄（熟地）。

生地黄性平，味甘；熟地黄性微温，味甘。功效为生地黄清热凉血，养阴，生津；熟地黄滋阴补血，益精填髓。

生地黄含植物甾醇类、糖类、氨基酸、环酰醚萜苷类和梓醇；怀庆地黄含梓醇、甘露醇、蔗糖、谷甾醇、胡萝卜苷和半乳糖等。

熟地黄的成分与生地黄基本相同，但经炮制，在化学成分的含量和构成上有所不同。

生地黄作用：

①生地黄水煎液能抑制过氧化脂质的生成，能清除超氧自由基和羟自由基，减轻自由基对机体组织的损伤，而起延缓组织老化的作用。

②生地黄尚有对抗血卟啉衍生物合并光照引起的红细胞溶血作用，有对抗血卟啉衍生物对红细胞膜蛋白质的光氧化作用。

③生地黄能促进被活化的淋巴细胞脱氧核糖核酸和蛋白质合成，并能增强活化的淋巴细胞产生白介素-2，所以，生地黄的抗衰老作用与它能增强细胞免疫作用有关。

④生地黄能保护糖皮质激素对垂体-肾上腺皮质系统，如可使地塞米松所致的皮质酮下降回升，也能保护地塞米松对垂体-肾上腺皮质系统的抑制作用以及对脑垂体前叶和肾上腺皮质束状带和网状带病变的恢复。

⑤生地黄还有强心、抗真菌、止血、抗肿瘤以及调节肾上腺素功能的作用。

熟地黄水煎液能明显增强血清中谷胱甘肽过氧化物酶的活性；能降低血清中过氧化脂，在一定程度上也能增强血中超氧化物歧化酶的活性，但对过氧化氢酶的活性则无影响。

生地黄能治阴虚发热，消渴，吐血，衄血，血崩，月经不调。

天　冬

本品味甘、苦，性寒。功能清肺降火，滋阴润燥。《神农本草经》里说："久服轻身，益气延年。"《日华子本草》说："润五脏，益肌肤，悦颜色，补五劳七伤。"这里说明了天冬也有润肌悦颜，健身延年的作用。天冬单用有效，如《饮膳正要》里天冬膏，即以鲜天冬捣汁熬膏，每服一汤匙，早晚空心温酒下，久服有益气延年之功。据现代研究，天冬根含天门冬素（天冬酰胺）、黏液质、β-谷甾醇及 5-甲氧基甲基糠醛，所含苦味成分为甾体皂苷。其药理有抗菌及抗肿瘤的作用。

鳖 甲

鳖甲系鳖科动物中华鳖的背甲。本动物的肉（鳖肉）、头（鳖头）、血（鳖血）、脂肪（鳖脂）、胆（鳖胆）、卵（鳖卵）和背甲所熬的胶块（鳖甲胶）均入药。

鳖甲性平，味咸。能养阴清热，平肝息风，软坚散结。

鳖甲成分为动物胶、骨胶原、碳酸钙、磷酸钙、角蛋白、碘、维生素D等。鳖背甲和腹甲均含磷、钙、钠、镁、钾、锌、铁、锰、钴、铜、砷等11种元素。鳖甲胶含17种氨基酸，其中8种必需氨基酸齐全（即苏、缬、蛋、亮、异亮、苯丙、赖和组氨酸）；腹甲和背甲均含17种氨基酸，而且腹甲氨基酸总量和每种氨基酸含量均高于背甲。

本药制剂能降低血浆 cAMP 水平；能增加血红蛋白的含量；能增强免疫功能（包括提高空斑形成细胞的溶血能力和血清溶血素的含量），增强迟发型超敏反应。另尚有抗癌，抗应激（耐疲劳、缺氧、低温）以及降低肝组织耗氧量等作用。

鳖甲主治阴虚潮热，劳热骨蒸，虚风内动，疮疡久不愈合、癥瘕、闭经。

用法：水煎，9～25g；熬膏或入丸、散剂。

鳖甲是治疗老年人肝肾不足的要药。常用于：

①阴虚多梦，遗精滑泄：鳖甲 3g，烧研末，冲服，每日 1 次，常服。

②男性不育可用鳖首生精丸：鳖首数个，炒韭菜子 100g，枸杞子 50g，菟丝子、覆盆子、淫羊藿、巴戟天、藁本各 25g，诸药碾细过筛，炼蜜为 60 丸，每服 1 丸，日服 2 次，1 个月为 1 个疗程。服药期间，勿饮酒和房事。

注意：脾胃阳衰，食减便溏者或孕妇慎用。服用鳖甲或鳖肉偶可发生过敏反应。

鸭 蛋

中医学认为，鸭蛋性凉，味甘，功能滋阴，清肺。适用于阴虚肺燥咳嗽，痰少，咽干及赤白痢疾，鼻衄，头晕胀痛等症。

阴虚肺燥咳嗽：先煮银耳 9g，后打入鸭蛋 1 只，加适量冰糖食用。

牙痛：咸鸭蛋 2 个，韭菜子 90g，食盐 9g，将上药放入砂锅内，加水同煮，空腹服食。

鼻衄，头胀头痛：青壳鸭蛋 10 个，马兰头 250g，同煮。蛋熟后去壳，再煮至蛋呈乌青色。每日适量，食蛋饮汤。

牡 蛎

牡蛎是一种药食俱优的海珍，因其味道鲜美且能滋补保健而深受古今中外人士的喜爱。

牡蛎又叫"蚝"或"海蛎子",属瓣鳃纲,牡蛎科,分布于热带和温带,我国自渤海、黄海至南沙群岛均有出产,有20多种,有些品种可以人工养殖。我国养殖牡蛎的历史悠久,早在宋朝就有"插竹养蚝"的方法。现在,广东、福建等地养殖牡蛎较多。

牡蛎的药用价值很高,我国古代医书记载:牡蛎具有滋阴潜阳、收敛固涩、软坚散结、制酸止痛等功效。《食经》中说:牡蛎"治夜不眠,志意不定"。《本草拾遗》中说:牡蛎"煮食主虚损,妇人血气,调中……于姜醋中生食之,主丹毒、酒后烦热、止渴"。《医林纂要》中说:牡蛎"甘咸、微寒、清肺、补心、滋阴养血"。《食物秘书》中说:牡蛎"清热、调中、令人细肌肤、美颜色"。中医学认为:牡蛎主男子遗精、虚劳乏损,有止盗汗、去烦热、治伤寒热痰、能补养元气等作用。牡蛎壳是一种传统中药,有潜阳、固涩、化痰、软坚的功能,主治头晕、自汗、盗汗、遗精、崩漏、带下及瘰疬等症。

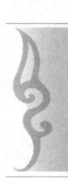

现代医学认为:新鲜牡蛎具有营养、排毒、提高免疫力、抗衰老以及增强生命力等独特功能。临床证明:牡蛎对心肌梗死、动脉硬化、心律失常、高血压、关节炎、经前紧张等多种疾病有明显疗效,特别是对心绞痛,急、慢性肝炎、肝硬化及糖尿病的防治效果更佳。

牡蛎肉营养非常丰富,含有蛋白质、脂肪以及维生素 A、维生素 B_1、维生素 B_2、维生素 C、维生素 E、微量元素等,其中维生素 A、维生素 D 和维生素 C 更为丰富,每 100g 牡蛎中维生素 C 的含量高达 30mg,在鱼、禽、蛋中名列前茅。牡蛎肉的含碘量也较高,比牛奶和蛋黄要高出约 200 倍,而含锌量每 100g 牡蛎肉中高达 100mg,在食物中位居第一。

牡蛎中含有海洋生物特有的多种活性物质和牛磺酸,牛磺酸是其他生物体中罕见的物质,它具有保肝利胆、抗心脑血管疾病、保护细胞膜、提高免疫力、促进婴儿大脑发育、明目、促进胰岛素分泌等多种药效功能,被国际医学界视为医药瑰宝。

牡蛎口味鲜美,营养丰富,自古以来,沿海人民普遍喜食牡蛎,并把牡蛎列为"海味上品"。在古代,人们认为牡蛎肉是"海族中之最贵者",古代罗马人曾誉其为"海中美味——圣鱼"。传说,恺撒远征英国就是为了获得泰晤士河肥美的牡蛎;据说,威名赫赫的拿破仑,在战争最激烈时,就以牡蛎为补品,增强精力;美国总统艾森豪威尔在病后康复阶段,靠每天吃一盘牡蛎进补;德国第一代宰相奥斯曼,曾一次吃了 175 只牡蛎。巴尔扎克也曾以一天能吃 144 个牡蛎为荣。

20 世纪 70 年代,日本科学家首先从新鲜牡蛎中提炼出精粉,用于国民医疗保健。欧美、澳大利亚也有同类厂家。近年来,我国在开发牡蛎药物方面也取得了可喜的成绩。例如,深圳开发出的金牡蛎海洋药物,富含陆生及化学合成药物所缺乏的牛磺酸、牡蛎甾醇等海洋生物特有的生理活性物质,适用于慢性肝炎、肿瘤的辅助治疗,并可降低血脂,提高机体免疫水平,改善中老年人机体内环境平衡、激发生命活力、充沛精力等,坚持服用,可收到滋补强身的功效。

熟 地 黄

本品为玄参科植物地黄的根茎经加工蒸晒而成,功能滋肾、补血、延年。此药历来被中医视为抗衰老延寿的重要植物药。精是人体生命活动的物质基础,衰老是精亏所致,熟地黄填精滋阴,故可祛病延年。可用于多种老年病的预防和治疗,如冠心病、动脉硬化症、糖尿病、脑血管病、肝硬化、肾功能不全等。将熟地黄、天门冬为末,炼蜜为丸,久服白发变黑,齿落更生,延年益寿。凡老年男子多阴虚,宜用熟地黄。每服 10～30g,可入丸、汤、膏剂,并可浸酒。但本品滋腻,凡脾胃虚弱,腹胀便溏及痰多、气滞者慎用。

麦 冬

麦冬,全名麦门冬,又名寸冬,属百合科常绿草本植物,主产于浙江、四川、湖北、河南等省。

麦冬为性凉偏寒的补阴药,其味甘,质柔多汁,长于养阴生津润燥,适用于肺热咳嗽、干咳少痰、烦热口渴、痰中带血、咽干口燥、大便秘结等症。麦冬用朱砂拌过,称为朱麦冬,具有镇静、安神作用。

麦冬内含多量葡萄糖、黏液质及少量 β-谷甾醇等。药理实验证明:麦冬有祛痰镇咳、强心、利尿和消炎抗菌作用。治咽干喉痛、舌燥口渴时,可用麦冬、金银花各9g,桔梗、生甘草各 6g,开水泡饮;治干咳痰少,痰中带血时,可用麦冬、百合各15g,白茅根 12g,冰糖适量,煎汤代茶饮;用于补益身体、滋润五脏时,可用麦冬、天冬各120g,五味子 60g,水煎,去渣,加入适量蜂蜜或白糖,浓缩成膏状备用,每次 1 汤匙,开水调服,日服 2 次。

四、阳气的药补

阳,是指阳气。中医经典著作《黄帝内经》里解释说:所谓阳气,就好像天上的太阳一样,给大自然以光明和温暖,如果失去了它,万物便不得生存。人若没有阳气,体内就失去了新陈代谢的活力,不能供给能量和热能,这样,生命就要停止,足见阳气对人体生命活动是多么重要。

补阳法,适用于阳虚之人。所谓阳虚,就是人们通常所说的"火力不足",如在寒冷的冬季,一些年老体弱的人,往往容易感觉手足不温,畏寒喜暖。人们把这种情况叫作"火力不足",即阳虚。

目前,临床上常用的有较好补阳效果的药物主要如下。

补 骨 脂

补骨脂亦称破故纸,系豆科植物补骨脂的成熟果实干品。

本药性温,味辛、苦。能补肾壮阳,固精缩尿,温脾止泻。

主要成分含香豆素类(如补骨脂素、异补骨脂素、8-甲氧基补骨脂素等)、黄酮类和挥发油。

补骨脂的种子能增加正常雌鼠和切除卵巢鼠的阴道角化,能使未成熟雌鼠阴道开放,提示其具有雌激素样作用,补骨脂素无此作用。此外,补骨脂尚有扩张冠状动脉,增加冠脉血流以及抗细菌、抗真菌、抗癌、抗衰老、激活酪氨酸酶、升白细胞等作用。

主治阳痿,腰膝冷痛,滑精,遗尿,尿频,五更泄泻;外用治白癜风、斑秃。

海 龙

海龙亦称海蛇,系海龙科动物刁海龙、拟海龙或尖海龙去皮膜和内脏的全体干品。

海龙性温,味甘、咸。能温肾壮阳,散结消肿。

主含蛋白质和氨基酸、胆固醇、脂肪酸以及钙、镁、钠、磷等 14 种微量元素。

实验研究表明,海龙对不同性周期的大、小鼠、家兔离体子宫及在体子宫均有兴奋作用。其作用较温和徐缓,且持续时间较长,不易引起强直收缩。此外,海龙尚能延长小鼠耐缺氧存活时间;对正常人外周血淋巴细胞有明显的增殖作用。本品也有抗癌作用。

主治阳痿遗精,癥瘕积聚,瘰疬痰核,跌打损伤。

用法:水煎,3～9g;或入散剂,1.6～2.5g。

用于肾虚阳痿,不育,伴腰膝酸软:海龙 3g,研末冲服,并配服菟丝子 30g,淫羊藿 12g,肉苁蓉 10g,水煎,每日 1 剂,连用 1～3 个月。

注意:孕妇和阴虚火旺者忌用。

杜 仲

传说古时有个名叫杜仲的人,服食一种树皮后得道成仙。后人沿相习用,并因人名而得药名,称这种树皮为杜仲。

俗话说:"头痛用防风,腰痛吃杜仲"。我们的祖先很早就知道用杜仲治病健身。庞元英在《谈薮》一书中记载一个故事。有人得了脚软病,无力下地走路,而且疼痛难忍。医师按脚病治疗,久而不愈。一天,名医孙琳路过这里,病家托人请他前来诊看。孙琳查验病情后提笔写下一方:杜仲 30g,用上等绍兴酒和水各半,煎作一大碗,趁热服下。病人照此办理,3 天后竟能下床走路。又过了 3 天,疼痛全消,一如常人。事后,孙琳对人说:"此乃肾虚,非脚病也。当用杜仲补肾,以热酒行药,可愈"。

杜仲是中医传统补阳药,具有补中益精气,强筋骨作用。《神农本草经》中将杜仲列为上品,所谓上品,"以其久服而不伤人也"。为此,很多古代用于延年益寿的方剂中常用杜仲。例如有名的中成药"青娥丸"亦含杜仲,长服能强腰脊,美须髯,悦颜色,还能治疗肝肾阳虚而致的腰膝酸痛、足软无力、性功能减退等症。

中医常用杜仲补肾强阴,治肾虚劳、腰膝痛以及老人虚弱造成的身项强直,小便余沥等症,李时珍在《本草纲目》中总结杜仲功效时说,古方中只用杜仲滋肾,后世医家王好古又用杜仲润肝燥,补肝虚,发前人所未发。王氏从中医"肝肾同源"理论出发,认为肝主筋,肾主骨,筋膜附于骨节。健康人的筋膜不应松弛也不应拘急,肢体才能正常屈伸运动,而维持筋膜这种生理功能靠肝来调节。杜仲正是通过对肝、肾的协同作用,发挥其独特的疗效。

现代医学研究认为,杜仲皮内的白丝是药用有效成分杜仲胶,这种胶易溶于乙醇、难溶于水,因此杜仲可以泡药酒服用。杜仲中还含有生物碱、有机酸、果胶、维生素 C、糖苷等多种成分。杜仲具有降压和利尿作用,还可以减少人体对胆固醇的吸收。

鹿　茸

为脊椎动物鹿科梅花鹿或马鹿等雄鹿头上尚未骨化而带毛茸的幼角。主产于吉林、黑龙江、辽宁、内蒙古、青海等省区。现多为人工饲养。

鹿茸、鹿茸血片、鹿茸片。本药性味又称甘、咸,温。归肝、肾经。能补肾阳,益精血,强筋骨,固冲任,托疮毒。

临床应用:

①本品甘温为补肾阳,益精血的要药。故可用治肾阳不足,精血亏虚,阳痿早泄,宫冷不孕,遗精滑精,遗尿尿频,耳鸣耳聋,肢冷畏寒,神疲乏力等症。可单用研末服,《普济方》则以之配山药泡酒服,名鹿茸酒,也可配人参、附子,肉桂及何首乌、枸杞子、肉苁蓉等同用,如参茸卫生丸。又《验方》治精少不育证,取鹿茸 30g,人参 60g,紫河车 2 具,海狗肾 2 条,共研细末分 30 包,睡前服 1 包。

②本品补肝肾,益精血,强筋骨。用治肝肾不足,筋骨痿软或小儿发育不良,骨软行迟,囟门不合等证,常以本品配熟地黄、山药、山茱萸及五加皮、麝香等同用,即《医宗金鉴》加味地黄丸。若诸虚百损,元气不足,腰痛耳鸣,形体消瘦者,常与人参、黄芪、熟地黄、当归、枸杞子、菟丝子等同用,如参茸固本丸。

③本品补益肝肾,调理冲任,固经止带。故可用治肝肾不足,冲任不固,四肢厥冷,经多色黑的虚寒性崩漏下血证,常配阿胶、当归、乌贼骨、蒲黄同用,即《备急千

金要方》鹿茸散,《济生方》则配狗脊、白蔹同用,治白带过多。

④本品温补精血,外托疮毒,用治疮疡久溃不敛,脓水清稀及阴疽内陷不起等症。本品常配肉桂、黄芪、当归、熟地黄、白芥子等药同用,以增强温补内托升陷的功效。

用量:每日 1～3g,研细末,1 日 3 次分服,或入丸散,随方配制。

使用注意:服用本品宜从小量开始,缓缓增加,不宜骤用大量,以免阳升风动,头晕目赤,或伤阴动血。凡阴虚阳亢,血分有热,胃火炽盛或肺有痰热及外感热病者均应忌服。

阳 起 石

为硅酸盐类矿物阳起石或阳起石石棉的矿石。主产于河北、河南、山东、湖北等省。全年可采,挖出后去净泥土及夹杂石块。煅用。

性味咸,微温。归肾经。能温肾壮阳。

临床用于阳痿宫冷:本品咸温,主入肾经,有温肾壮阳之效,主治男子阳痿、女子宫冷;腰冷可加茴香、桃仁治膀胱气虚。《本草纲目》云:"治冷气疝瘕,寒湿脚气;益右肾,暖丹田。"

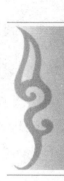

五、津液的药补

津液主要有滋润、濡养的作用,其中布散于体表的津液能滋润皮毛肌肤,进入体内的津液滋润脏腑。从津液的性状来分,清血稀薄的称为"津",津而稠厚的叫作"液",但津液同源于水气所生。

目前,临床上常用的补充津液的药物主要如下。

党 参

党参系桔梗科植物党参的根。

本药性平、微温,味甘。能补中益气,生津养血。

主要成分含糖类(如菊糖、果糖、酸性多糖、杂多糖)、苷类(如丁香苷、党参苷Ⅰ～Ⅳ等)、黄酮类、三萜类、甾醇类、生物碱(党参碱、党参次碱)、氨基酸类(其中含必需氨基酸 7 种)、糠醛、挥发油以及人体必需的微量元素(铁、锌、铜、锰、铬、钴、镍、钼、锡、锶、硒、硅、钒、氟)。

作用:

①调节免疫功能。党参能使巨噬细胞数明显增加,细胞体积明显增大,伪足增多,吞噬能力增强,而细胞内核糖核酸、去氧核糖核酸、糖类、酸性磷酸酶、三磷腺苷、酸性脂酶和乳酸脱氢酶活性均显著增加和增强;党参对实验性免疫反应下降有

增强和恢复作用。可见,党参对细胞、体液免疫具有调节作用。

②提高机体适应性。党参能提高实验动物耐疲劳、耐高温和低温的能力,能保护γ射线照射、常压缺氧、组织中毒性缺氧、脑缺氧和心肌缺血、缺氧等,党参可降低氧耗量,增加供氧。

③对血细胞的影响。党参可使正常兔的红细胞和血红蛋白略有增加,而摘除脾脏后,作用显著减弱,因而党参的"补血"作用可能与脾脏有关。

④党参对血小板聚集有抑制作用,能降低全血和血浆黏稠度,减少红细胞压积,降低低密度脂蛋白和三酰甘油。有助于防止血栓形成。

⑤强心作用。党参对实验性心肌缺血有保护作用,还能增加心肌血流量。

⑥对消化系统的作用。党参是"补中益气,和脾胃"之主药,对应激性胃溃疡有预防发生和促进愈合作用;能保护化学物质对胃黏膜的损伤。

⑦党参尚有镇静、催眠、提高学习和记忆能力,升血糖,升高血浆皮质酮水平,增强超氧化物歧化酶的活性以及抗炎、抗癌、抗菌和镇痛等作用。

主治脾胃虚弱,气血两亏,体倦无力,食少,口渴,久泻,脱肛。

用法:水煎,每日 9～15g;熬膏或入丸、散。

玉 竹

玉竹性味甘平,能养阴润燥,生津止渴,美颜不老。其作为长寿中药,一般认为其功效强过黄精。现代研究证明,玉竹有扶正固本、降血糖、强心、增强免疫功能之作用,可用于预防和治疗老年人常见的冠心病、心绞痛、心力衰竭、动脉硬化症、糖尿病、肺结核、肺功能不全等症,并起到延寿作用。在《臞仙神隐方》有服食玉竹法:九月采玉竹,切碎,水煮,以布裹取汁熬稠,渣为末,共为丸,如鸡头子大,每服一丸,日三服,有导脉、强筋骨,治中风湿毒、祛面皱悦颜色之效,久服延年益寿。每服10～30g,水煎服,可入丸、散剂,亦可熬膏,煮粥服用,但胃有痰湿、气滞者忌服。

糯稻根须

为禾木科,一年生草本植物糯稻干燥根须。全国各地都有栽培。在糯稻收割后,挖起根须,抖去泥土,洗净,晒干。生用。

性味甘,平。归心、肝、胃经。能益胃生津,止汗退热。

临床应用:

①治疗自汗、盗汗。本品既益气健胃生津,又能止汗退热除蒸,故可用治气虚自汗,可单用煎服,也可配生黄芪、党参、白术、浮小麦等同用;还可用于阴虚盗汗,每与牡蛎、白芍、地骨皮、麻黄根等配伍,以增强药效。

②治疗骨蒸潮热。本品能益胃生津,退热除蒸,还可用治病后伤阴,虚热不退或骨蒸潮热者,可与生地黄、麦冬、五味子、地骨皮等同用。

用量:每日 15～30g,水煎服。

芦　荟

鲁迅曾在《藤野先生》中说到芦荟:"福建野生着的芦荟,一到北京就进入温室,且美其名曰龙舌兰。"

从鲁迅的文章中可以知道,芦荟属于亚热带植物,到了北方登堂入室作为观赏植物。当时人们对芦荟作用的认识大概仅限于此。

芦荟原产地有两处:其一是非洲南部,称为好望角芦荟;其二是南美洲,称为索拉索芦荟。我国大约在唐代将其列入本草典籍,名称不一:《药性论》称为卢会;《本草拾遗》称为讷会;《开宝本草》称为象胆、奴会。《本草再新》中记载芦荟的功能作用是:治肝火、镇肝风、清心热、解心闷、止渴生津、聪耳明目、消牙肿、解火毒。

近些年,芦荟在日本大行其道,被人推崇。据日本医药界研究认为芦荟品种近300 种,作用广泛,具有医疗保健、美容等多种功能。近几年,我国对芦荟的开发利用逐渐深入,南方进行大面积栽培,一些地区已有芦荟化妆品和保健饮料出售。

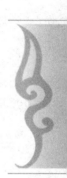

芦荟很适合家庭养殖,既可以用于观赏,又可以当作药用,养几盆芦荟可以抵上个小药箱。例如:芦荟外用,可以治疗牙龈肿痛出血、外伤出血、痔疮出血、跌打瘀血、皮肤瘙痒、疮疖肿毒、风疹、痤疮、蜂虫蜇伤、冻伤等症;内服对胃肠疾病、咳嗽、哮喘、高血压、便秘等病均有很好的疗效。此外,芦荟还是一种很理想的美容品,用芦荟汁擦脸或者在普通的雪花膏中混合 1/3 比例的芦荟汁使用,可以使皮肤白嫩并减少皱纹,效果不亚于高级美容品。同时,还能起到防晒护肤作用。因此说,芦荟可以称之为名副其实的家庭小药箱。

有一点需要说明的是,芦荟性寒味苦,过多服用可导致腹痛和腹泻,还可以导致孕妇流产,因此不可一次大量服用。脾胃虚寒、食少便溏者慎用。

六、精 的 药 补

《黄帝内经》说:"人始生,先成精,精成而脑髓生。骨为干,脉为营,筋为刚,肉为墙,皮肤坚而毛发长"。

精、气、神三者,被古代养生家誉为人身"三宝",是养生的关键。但在这三者中,精能化气生神,故精又是气、神产生的基础。所以《黄帝内经》主张"积精全神",以却病延年。《黄帝内经》还认为,若五脏之精不藏,则阴虚无气,乃至夭亡。张景岳曾高度评价阴精在生命中的重要作用,他说:"精不可竭,竭则真散,盖精能生气,气能生神,营乎一身,莫大乎此。故善养生者,必宝其精。精盈则气盛,气盛则神全,神全则身健,身健则病少。神气坚强,老而益壮,皆本乎精也"。

那么,又有哪些药物能补人体之阴精呢?

蛤　蟆　油

蛤蟆油亦称哈士玛油,系蛙科动物中国林蛙雌蛙的输卵管干品。

本药性平,味甘、咸。能补肾益精,养阴润肺。

主含蛋白质、脂肪、糖类、磷质和灰分,尚含多种维生素(A、B、C、D 等)。脂肪成分中含孕酮、雌二醇和睾酮。蛋白质部分含 19 种氨基酸,其中蛋氨酸和赖氨酸含量较高。

蛤士蟆的卵油含多种脂肪酸,其中不饱和脂肪酸的含量占脂肪酸总量的 69.9%。

蛤蟆油能促进雌性小鼠提前进入性成熟期,还能延长雌性小鼠的动情期;能促进小鼠生长发育。此外,蛤蟆油尚能降低血清三酰甘油,升高高密度脂蛋白—胆固醇水平;还有抗应激作用。

主治身体虚弱,病后失调,精神不足,心悸失眠,盗汗不止,痨嗽咯血。

本品单味加冰糖炖或煮汤服,每日 3～15g;亦可配伍他药同煎服。

在保健和康复上,蛤蟆油是补虚之佳品。

①身体虚弱,精力不足,包括病后或产后取本品 10～15g,炖鸡或肉汤服;或用本品 10g,配白木耳、燕窝各 10g,文火慢炖,作羹汤服,每服 10～20ml,每日 1 次,连用 1～2 个月。

②神经衰弱,见心烦不眠,倦怠乏力,健忘。蛤蟆油 15g,燕窝(或白木耳 15g),冰糖、枸杞子各 10g,文火慢炖,作羹汤服,每服 10～20ml,每日 1 次,连用 1～2 个月。

肉　苁　蓉

本品药用其带鳞叶的肉质茎。味甘、酸、咸,性温,能补肾益精,润燥滑肠,为历代益寿之佳品。《神农本草经》即列为上品,称其"主五劳七伤,补中……养五脏,强阴,益精气,多子……久服轻身。"《药性论》谓之"益髓,悦颜色,延年,大补壮阳。"现代实验研究证实,肉苁蓉确能显著地延长家蚕寿命。另有研究结果表明,用肉苁蓉的提取物加入饲料喂养幼大鼠,其体重增加要比对照组为快,说明肉苁蓉确有滋补强壮作用。

冬　虫　夏　草

冬虫夏草是与人参、鹿茸齐名的三大补品之一,只生长在我国西南海拔3000m以上的高山雪原上。其药用和营养价值很高。据分析:每100g虫草含有蛋白质25g,脂肪8.4g(其中82%为人体不能合成而必需的不饱和脂肪酸),糖类28.9g,粗纤维 18.5g,灰分 4.1g,游离氨基酸 12 种,水解液氨基酸 18 种,并含有无机元素、虫草酸(即 D-甘露醇)、虫草素、维生素 B₁₂、六碳糖醇、生物碱等营养成分。1975 年以来,美国、西德、日本等国的学者又先后从该药中分离出类似组蛋白的核蛋白质、抗真菌抗生素和多糖等成分,若能经常食用,对人体的养生保健是大有裨益的。

中医药学认为:虫草味甘、性温,入肺、肾二经。具有补虚损、益精气、止咳化痰等功效,可用于肺结核咳嗽、咯血、虚喘劳咳、盗汗自汗、阳痿遗精、腰膝酸痛、病后虚弱等症。

冬虫夏草温而不燥,能平补阴阳,是老年人理想的保肾药品。

益 智 仁

为姜科多年生草本植物益智的果实。主产于海南岛、广东、广西等地。于 5～6 月份果实呈褐色,果皮茸毛减少时采摘,除去果柄晒干。取干燥果实炒至外壳焦黑,除去果壳,取仁捣碎用或以盐水炒用。

性味辛,温。入肾、脾经。能暖肾固精缩尿,温脾开胃摄唾。

临床应用:

①本品辛温,暖肾壮阳,固精缩尿。故可用治肾阳不足,下元虚冷,小便频数及小儿遗尿,常与山药、乌药同用,如缩尿丸。与固精止崩药同用,还可用治肾失固藏之滑精崩带诸证,但临床应用不多。

②本品有温脾开胃进食之功,故可用治脾胃受寒,脘腹冷痛,吐泻食少等症,常与青木香、小茴香、橘皮、干姜等同用,如益智火煮散。

③本品温脾暖胃有摄唾之效。故可用治中焦虚寒,脾失统摄,时唾清涎之症,单用炒熟嚼食有效,常配党参、茯苓、半夏、陈皮、车前子同用,如益智散。

用量:每日 3～6g,水煎服。

注意本品温燥,能伤阴助火,故阴虚火旺或因热而患遗精、尿频、崩漏等症均忌用。

覆 盆 子

覆盆子亦称小托盘,系蔷薇科植物掌叶覆盆子未成熟的果实。

性平,味甘酸。能补肝肾,缩小便,助阳,固精,明目。

本品含有机酸、糖类和少量维生素 C。覆盆子似有雌激素样作用。

主治:阳痿、遗精,溲数,遗溺,虚劳,目暗。

用法:煎汤,每日 5～10g;浸酒、熬膏,或入丸、散剂。

临床应用:

①阳事不起取覆盆子,酒浸,焙研为末,每晨酒服 9.4g。

②肾虚阳痿,遗精,早泄,婚后无子,女方无病不育,伴有腰酸眩晕,尿后余沥不

尽;或体弱乏力、腰酸膝软、阳痿不振、须发早白可服五子衍宗丸:枸杞子、菟丝子各240g,覆盆子120g,炒车前子60g,五味子30g。诸药研为细末,炼蜜为丸,每服9g,每日 2～3 次;亦可用本方的用药用量研为粗末,制成药茶(五子衍宗茶),每用 40～60g,纳入热水瓶中,用沸水适量冲泡,盖闷15～20 分钟,频饮用,一日内饮尽。五子衍宗丸或茶有补肾益精功效,是治疗男性不育之名方。肾虚兼有脾湿蕴中及下焦湿热者不宜用。

注意:肾虚有火,小便短涩者慎用。

七、神 的 药 补

神是人的生命活动现象的总称,它包括精神意识、感觉、运动等在内,以精血为物质基础是血气阴阳对应的两个方面共同作用的产物,并由心所主宰。

神在人身居于首要地位。惟有神在才能有人的一切生命活动现象。因此,当人体神虚不足时,还需用药补之,目前,临床上常用的这方面的补药主要如下。

刺 老 鸦

刺老鸦系五加科植物刺老鸦的根皮或茎皮。

性平,味苦、辛。有补气、安神、祛风、利湿、活血、强精补肾之功效。

成分:根和叶主含皂苷(三萜皂苷,苷元为齐墩果酸);根尚含挥发油、生物碱、醛类和甾醇类化合物等。

作用:与人参相似,具有多方面药理作用。

①抗炎:总苷对炎性渗出、水肿、白细胞游走、浸润、肉芽组织增生等均有抑制作用。其抗炎作用机制主要在于抑制炎症介质的合成、释放及其致炎活性。总苷对Ⅰ～Ⅳ型变态反应和自身免疫反应也有明显抑制作用。

②强心:本药水煎剂、酊剂能使蛙心跳减慢,心跳幅度增加;能保护心肌缺血,其作用机制有二。一为总苷抑制心肌组织内肌酸磷酸激酶的释放和降低血清中该酶水平,保护缺血心肌内超氧化物歧化酶的活性,减少自由基生成,抑制膜脂质过氧化,从而抑制心肌损伤;二为总苷能降低心肌和血液中游离脂肪酸。

③清除自由基:刺老鸦总苷能显著减少酒精中毒丙二醛的含量,增强过氧化氢酶和超氧化物歧化酶的活性。

④强壮:刺老鸦与人参相似,具有适应原样作用,其总苷能耐疲劳、耐缺氧、耐低温;能增加前列腺、贮精囊、肛提肌—海绵球肌、肾上腺及睾丸重量;总苷尚能促进伤口愈合。

⑤抗缺氧:本药的总苷对心、脑缺氧、心肌缺血所致心肌损伤、组织中毒缺氧均有明显保护作用。供组织利用,对脑组织尤有意义。

主治神经衰弱,风湿性关节炎、糖尿病以及阳虚气弱、肾阳不足。

用法:水煎服,每日 15～31g(鲜品 31～62g);或糖衣片。

临床应用:

①风湿腰腿痛取刺老鸦 15g,水 1 碗,黄酒半碗,煎为 1 碗,早晚各服 1 剂。

②筋骨痹痛取根皮 60g,用白酒 500ml 浸泡 7 日,每服 1 酒盅,早晚各服 1 次。

刺老鸦皂苷糖衣片有免疫调节作用。在我国东北民间,以刺老鸦嫩芽和嫩枝芽作菜肴,如刺老鸦炒鸡蛋,常食可健身。

五 味 子

五味子,有南、北之分,用于保健以北五味子为佳,其性温、五味俱全,但以酸咸为主,归肺、肾、心经。功能敛肺滋肾、涩精止遗、生津敛汗、宁心安神。据药理研究,北五味子对神经系统能使其兴奋和抑制过程加强,促进两者的平衡,有利于神经衰弱的恢复。并能改善人的智力活动,提高工作效率,亦能增强体力,且能增强机体对非特异性刺激的防御能力,是一味良好的保健药品。本品单用即有效,如《备急千金要方》用五味子为末、酒服,每次 3g,日服 3 次。但外有表邪、内有实热者忌服。

茯 苓

本品被《神农本草经》列为上品,谓其"久服安魂养神,不饥延年。"其药性缓和,既可扶助正气,又可祛除外来邪气,常服可治疗老年性水肿,肥胖症等病,并能增强人体免疫功能,以及预防癌肿,从而起到延寿作用。本品除药用外,还可制成多种食品服用,如茯苓饼、茯苓糕、茯苓粥、茯苓粉、茯苓包子、茯苓酒等,对身体虚弱之人十分相宜。每次可服 9～15g,能入汤、丸、膏、散、酒剂,并可煮粥。但茯苓对于中气虚而下陷者忌用。

远 志

本品为远志科多年生草本植物细叶远志的根,入药应除去中间的木心部分。其味苦、辛,性温。主要功能是安神益志、祛痰开窍。被《神农本草经》列为上品,称其"主咳逆伤中,补不足,除邪气,利九窍,益智慧,耳目聪明,不忘强志倍力,久服轻身不老。"而《药性论》说它能"治健忘,安魂魄,令人不迷惑,坚壮阳道。"由此可见,远志对人体的保健作用比较明显。其用量一般为 3～9g,水煎服。

琥 珀

在古代希腊神话中,据说太阳神之子浮依东偷驾其父的太阳车驰骋太空,因辕马不听其使唤,在天空狂奔怒吼,搅得日月星辰不安,致使月球震动,地球即将着火,其他星球也将被毁于一旦。在此紧急关头,是太阳神发出威猛的雷电,击毙了其子浮依东,才终止了这场灾祸。而浮依东之妹赫丽提斯因哥哥的死而悲伤,号啕大哭,她的眼泪入地,后来就成了美丽的琥珀。

在我国也有关于琥珀的传说,相传古时老虎被打死之后,它的魂魄钻入地下,变成了玉石般的石头,这就是所谓的"虎的魂魄"化成的虎魄,后来才改为"琥珀"。以上传说给琥珀蒙上了一层神奇的色彩。

据科学家认为,琥珀是一种珍贵的化石,是地质时期在大自然的杰作。几千万年前的古代松科或金缕梅科植物的松或枫等树木渗出的树脂,因地壳剧烈变动而埋藏于地下,经过漫长的岁月,终于凝结成为黄色、棕黄色、红黄色的晶莹光泽化石物质——琥珀。

琥珀是珍贵的装饰品,早在公元前四世纪,它就被希腊人誉为"北部黄金";在古罗马尼禄时代,琥珀已被雕刻成各种装饰品,价格特别昂贵。在维多利亚时代,有许多妇女爱把琥珀项圈、项链等戴在身上,据说可以预防心情烦躁和发热气喘等疾病。在我国民间,曾有人将琥珀做成坠子或项链,戴在孩子身上,说是可以"避邪"。而有的少数民族也用琥珀给新娘串项链,以使新婚夫妇青春常在,百年和好。

琥珀主产于我国河南、云南、广西、贵州、福建等省区,但以河南西峡产的琥珀最好,它颜色紫红、半透明、有光泽、呈方形和菱形结晶体,大部分含有花纹,松香味甚浓。

琥珀是一味传统的珍药,具有镇静安神、活血散瘀、利水通淋的功效,可治疗惊风癫痫、惊悸失眠、血淋血尿等病症。

琥珀内含有树脂、挥发油、琥珀松香酸、琥珀松香醇、琥珀酸等成分。它除作为一般中药的配方外,尚能制成较多的名贵中成药,如琥珀安神丸、琥珀惊风片、琥珀多寐丸、牛黄至宝丹、牛黄镇惊丸等中成药。

刺 五 加

刺五加系五加科植物刺五加的根和根茎干品。

本药性温,味辛、微苦。有益气健脾、补肾安神、强壮筋骨之功效。

主要成分为多种刺五加苷、刺五加多糖、绿原酸、谷甾醇、苦杏仁苷和4种刺五加皂苷等。

作用:刺五加苷能增加雄性小鼠的体重、贮精囊、前列腺的重量,其中的核糖核酸含量亦增多,提示刺五加苷具有促性激素样作用。此外,刺五加尚能调节垂体-肾上腺、甲状腺、胰腺等的分泌功能。

刺五加能增强免疫功能,如增强巨噬细胞和网状内皮系统的吞噬功能,提高特异性抗体的生成和干扰素的产生等。再者,刺五加对中枢神经系统、心血管系统的功能以及对糖、核酸和蛋白质代谢均有影响。另有抗应激、抗菌、抗肿瘤和镇咳祛痰等作用。

主治：脾肾阳虚，体虚乏力，食欲缺乏，心悸失眠，阳痿早泄，腰膝酸软，风湿痹痛。

用法：水煎，每日 10～30g；或制成片剂、冲剂、胶囊、糖浆、酊剂等，供内服。

临床应用：

①肾虚所致之阳痿早泄，腰膝酸软宜以补肾，助阳，涩精为治则，药用刺五加、女贞子、枸杞子、何首乌各15g，巴戟天、锁阳、杜仲、川续断各12g，熟地黄30g，水煎服，每日 1 剂，连用 2～3 周。

②气血虚弱所致之心悸，失眠，多梦，健忘，乏力取刺五加、五味子各15g，煮水代茶饮，每日 1 剂，连用 2～3 个月。

珍 珠 母

为蚌科动物三角帆蚌和褶纹冠蚌或珍珠贝科合浦珠母贝等贝类动物贝壳的珍珠层。全国各地江河湖沼均产，通常在冬季潜到水底，自水草或石头上采收，去肉，洗净，晒干。打碎生用或煅用。

本药味咸，性寒。归肝、心经。能平肝潜阳，明目安神。

临床应用：

①本品平肝潜阳，镇惊安神。常与石决明、代赭石、牛膝、玄参等同用，治肝阳眩晕；还可用治肝胆同病，肝阳上扰，心悸怔忡，烦躁失眠，每与柴胡、白芍、生地黄及丹参、柏子仁、合欢皮等同用，如甲乙归脏汤。

②主要用治肝火上攻，目赤肿痛，常与菊花、千里光、车前子、龙胆草等同用；适当配伍还可用治肝虚目疾，目暗不明，如配苍术共研细末，用猪肝或鸡肝，蒸熟服用，治视物昏花，夜盲（雀目）。

本品煅后研末外敷，治湿疮瘙痒，还有燥湿敛疮之功。

用量每日 15～30g，宜水煎；外用适量。

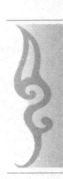

八、肺 的 药 补

肺主气，司呼吸，为气机升降、出入的枢纽。肺又为"水之上源"，与肾水相生互济，故而肺体常宜濡润。肺宣发肃降的功能，是以肺气充盛和肺体濡润为基础，因此，肺脏的生理特点是以气阴为主体，其虚证主要表现在气虚、阴虚两个方面。

目前，临床上常用的补肺的药物主要如下：

黄　精

黄精,以百合科植物多种黄精的根茎入药,性味甘平,具有补脾润肺、补肾益精、强筋骨、乌须发、抗衰老的作用。如《日华子本草》说:"补五劳七伤,助筋骨、止饥、耐寒暑,益脾胃,润心肺,单服九蒸九晒,食之驻颜。"《名医别录》中列黄精为上品,称其"主补中益气,除风湿,安五脏,久服轻身延年不饥。"可见,自古以来人们就把黄精视为滋补强壮、延年益寿之良药,并有"仙人余粮""仙人饭"等美名。据现代研究证明:黄精能增强心肌收缩力,增加冠状动脉流量,改善心肌营养,防止动脉粥样硬化及脂肪肝的浸润,并能提高机体免疫力,有促进造血功能、降低血糖等作用。

蛤　蚧

蛤蚧系壁虎科动物蛤蚧去内脏的全体干品。

本药性平,味咸。有补肺益肾,纳气定喘,助阳益精之功效。

主要成分含脂溶性物质,如胆固醇、三酰甘油、糖脂、磷脂和甾体化合物;醇溶性物质为氨基酸,以甘氨酸和谷氨酸的含量为最高,尚含具有抗炎活性的多肽;水溶性物质有钙、磷、镁等18种元素,其中以钙含量为最多,另尚含有机酸。

作用:

①性激素样作用。蛤蚧既有雄激素样作用,又有雌激素样作用,而显示性激素样双向调节作用,蛤蚧尾的作用强于蛤蚧体。

②增强免疫功能。如增强白细胞的移动性、巨噬细胞和网状内皮系统的吞噬功能、血液中溶菌酶的活性,提高抗体效价等,尾部提取物尚能提高淋巴细胞转化率。

③其他作用。蛤蚧尚有平喘,抗炎,降血糖,抗衰老(耐疲劳,耐低温,耐缺氧,延长平均寿命)等作用。

主治:虚喘气促,劳嗽咯血,阳痿遗精。

用法:研末服,1～1.5g;煎汤服,3～6g;或入丸、散剂。

临证应用:

①阳痿遗精,小便频数。蛤蚧3g,补骨脂、肉苁蓉各10g,沙苑子15g,水煎服,每日1剂,连用1～4周;阳痿亦可用振痿汤:淫羊藿、韭菜子、阳起石各20g,熟地黄、枸杞子各12g,人参(另炖)6g,蛤蚧(研末冲服)1.5g,水煎,每日1剂,15日为1个疗程。

②无精子症。可用冬蛤生精饮,由蛤蚧、麦冬、白芍、淫羊藿等配伍服用。水煎或做丸散剂均可。

注意对外感风寒咳嗽者忌用。

白　　及

白及是美丽的观赏花卉,玫瑰紫色的花朵,开得井然有序,在苍翠叶片的衬托下,端庄优雅,轻盈可爱,用其点缀我国古典庭园,十分相宜。国外也引种在半阴的岩石园中。还可在稀疏林下成片成丛种植,是一种理想的耐荫观花植被。更可盆栽,供室内欣赏。其花还可作切花材料,供插花之用。

白及假鳞茎,含有胶质和淀粉、挥发油等,有非常丰富的黏性,是极好的糊料,更是我国一味著名的中药,性凉,味苦、甘,归肺经,有补肺、生肌、化痰、止血、消肿、收敛等功用。主治肺伤咯血,矽肺,胃、十二指肠溃疡,衄血,痈疽肿毒,金疮出血,汤火灼伤,乳头及手足皲裂等症。下面简介便方 4 例。

①支气管扩张、咳痰、咯血、肺热咯血不止:用白及粉 2～6g,日服 3 次,温开水送服。

②胃及十二指肠溃疡:白及粉每次服 3～9g,每日服 3～4 次,温开水送服。

③疔、癣:白及研为细末,用米醋调敷患处。

④手足皲裂:白及粉适量,水或鸡蛋清调成糊状,敷患处。

九、心 的 药 补

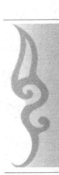

《灵枢·本神篇》云:"心藏脉,脉舍神",心主血脉而藏神,血液充盛是神明安守的物质基础。心之阴血是心之阳气生存依附的条件,其血脉运行又依靠心之阳气的推动。阴血充盈则心中阳气也随之旺盛,("血为气之母"),阴血不足则心气无生而阳亦衰。心之气、血、阴、阳常宜平秘,气血、阴阳互依互存,其虚证虽有气虚、血虚、阴虚及阳虚的区别,但因其相互累伤,则每多错杂之证。

由于"心是君主之官、五脏六腑之大主",故必须重视对心功能的保健,尤其是用补药及时弥补心脏功能的不足。常用的补药如下。

莲　　子

莲子,是莲的果实,又称莲米、莲实、莲蓬子、莲肉、湘莲肉等。莲子有伏莲、秋莲两种。伏莲在秋分前采收,养分充足,颗粒圆整饱满,质量好;秋莲在秋分后采收,粒小、肉薄、质较差。莲子的外皮颜色不同,分为白莲、红莲两种。湖南产的"湘莲"、江西产的"通心莲"、福建产的"白莲"以及湖北的"红莲"和浙江杭州的莲子均为莲子中的上品。

莲子入药,以湖南湘莲、浙江衢莲、福建建莲为好。药用时,莲子要去皮、心,故中药处方中称莲肉,具有补脾、益肺、养心、益肾、固精、止带、乌须发等功效。莲子生用补心脾,熟用能厚肠胃,适用于心悸、失眠、体虚、遗精、白带过多、慢性腹泻等症。

莲子中有一个青绿色的胚芽称莲子心,因带有苦味,人们吃莲子时往往要将它摘去。然而,莲子心也是一味中药。古诗中说:"莫嫌一点苦,便拟弃莲心。"莲心里含有莲心碱、荷叶碱、木犀苷、金丝桃苷等,有清热、固精、安神、降压、强心之功效,可治高热引起的烦躁不安、神志不清和梦遗滑精等症。中医临床常用莲心治疗高血压、头晕、心悸、失眠等症。特到是当高血压引起心中烦热、口苦时,服用莲心效果更好。

莲子鲜可生食,其味清香,营养丰富。莲子中糖类的含量高达60%,蛋白质的含量为16%,脂肪、维生素和无机盐等含量也较高;干莲子中所含的棉籽糖,是老少皆宜的滋补品。莲子的吃法很多,除做成冰糖莲子、蜜饯莲子外,还可制糕点、汤菜。用莲子烧出来的菜,味道鲜美。上海有一款叫八宝莲子的菜,香甜酥糯,受人欢迎。福建名菜"莲合肚""葫芦鸭",都是以莲子为主要原料,不但味绝,而且有保健医疗作用。至于鲜莲子炒鸡丁、拔丝莲子、莲子奶羹、莲子粥等,更为人们所喜爱。

浮　小　麦

每100g浮小麦粉含蛋白质9～12g,糖类73g,钙43mg,磷330mg,铁5.9mg。此外,尚含谷固醇、卵磷脂、淀粉酶、麦芽糖酶及B族维生素等。

中医学认为,浮小麦性味甘,微寒。功能清热,止烦渴,利小便。《名医别录》说浮小麦"主除热,止燥渴咽干,利小便,养肝气",可以治疗消渴、心烦、淋病等。若外用,可消疮肿。

浮小麦,是未成熟的嫩麦,入水中淘麦时漂浮于水面,俗称"麦鱼"。

中医学认为,浮小麦味甘,咸,性寒。功能养心神,敛虚汗,去虚热。《千金食治》中说浮小麦"养心气,心病者宜食"。《本草纲目》说浮小麦"益气除烦,止自汗、盗汗,骨蒸虚热,妇人劳热"。适用于妇人脏躁(癔症)、悲伤欲哭以及神经性心悸,怔忡不安,失眠等。

麦麸,《药物图考》说:"麦皮中含有一种生活素,能和缓神经,除热,去烦,润脏腑,安神经。"小麦麸皮约占麦粒的14%,含粗蛋白13%～19%,粗脂肪4%～6%,粗纤维6%～12%。研究证明,麸皮纤维是食物和粪便的扩充剂,可缩短粪便在肠道内的推进、排泄时间,有降低人体血胆固醇的作用。同时,对预防糖尿病、肥胖病和保持健美都有积极的作用。

罗　布　麻

罗布麻亦称红麻,系夹竹桃科植物罗布麻的全草,其同属植物大花罗布麻,又称白麻,也作罗布麻入药。

本药性凉,味甘、苦。能清火,降压,强心,利尿。

主要成分:红麻根含强心苷成分,主要有强心苷类、加拿大麻苷、毒毛旋花苷元和毒毛旋花子次苷 B。叶含槲皮素、异槲皮苷、脂肪酸酯类、芦丁、儿茶素、蒽醌、氨基酸(谷氨酸、丙氨酸、缬氨酸)和氯化钾等。

作用:

①延缓衰老。能降低血清过氧化脂质;罗布麻花能提高老年人红细胞超氧化物歧化酶的水平;能减少实验性白内障的形成。

②对心血管系统的作用。罗布麻有强心,扩血管,降血压,抑制血小板聚集等效果。

③降血脂。罗布麻对内源性高脂血症能明显降低胆固醇和三酰甘油,而对外源性高胆固醇血症则无降胆固醇效果。

④利尿。罗布麻的利尿作用可能与其所含的槲皮素和无机盐有关。

⑤其他作用。本品尚有镇静和免疫增强作用。

主治:心脏病、高血压、神经衰弱、肝炎腹胀、肾炎水肿。

用法:水煎,每日 6～9g;或泡茶饮。

临证应用:

①老年高脂血症可用罗布麻茶:每袋盛罗布麻干浸膏 0.25g,绿茶 1.75g,每日 2～3 袋,用药 9～12 周,能降低胆固醇、三酰甘油,升高高密度脂蛋白。

②老年高血压可单用罗布麻叶,每日 3～6 片,煎服或代茶饮,既能降血压,又能改善心血管的功能。

蟾 酥

在清朝康熙年间,苏州有一家涌芬堂药铺(即现在苏州雷允上药厂前身),老板不仅医术高超而且深得患者信任和爱戴,其生产经营的丸散丹膏和香料细药,亦远近驰名。据传,有一次药铺老板带了几个伙计上山采药,就在准备下山的时候,突然看见附近的草丛中,有一条毒蛇正盘着一只癞蛤蟆,眼看癞蛤蟆危在旦夕,一个伙计二话不说,操起锄头正要动手,老板急忙上前拦住。当大伙再看时,只见毒蛇已经浑身抽动,不一会便死去了。这是怎么回事?老板便把这只癞蛤蟆捉回来反复琢磨。原来,癞蛤蟆身上也长有毒腺,能分泌一种白色的毒液——这就是名贵的中药"蟾酥"。

蟾酥(俗称癞团浆),为脊椎动物蟾蜍科蟾蜍(俗称癞蛤蟆)耳下腺分泌的浆质制品。性味甘辛温,有毒,入胃经,具有解毒、消肿、开窍、强心、止痛的功能。可用于治疗疔疮、痈疽、瘰疬、咽喉肿痛、小儿疳积等症。如用于局麻,其作用比普鲁卡因要大得多。因此,蟾酥成了传统的名牌药"六神丸""梅花点舌丹"等数十种中成药的主要原料。尤其是近几年来,国内外的需用量很大,是市场上一种紧缺的贵重中药材之一。

据化学分析,蟾酥毒液中含有蟾蜍二烯醇化合物,包括蟾毒配质及蟾蜍毒素,蟾蜍毒素制成蟾酥时已水解为蟾毒配质、辛二酸和精氨酸。此外,还含有儿茶酚胺类化合物(即肾上腺素)以及胆固醇等。

据药理研究,蟾毒配质和蟾蜍毒素,有强心作用,能加强心脏的舒缩力,减慢心率,特别是蟾毒配质的强心作用较强,因为其基本化学结构很像洋地黄之故,蟾毒配质还有麻醉及引起抽搐和呕吐作用;因蟾蜍毒液中含有肾上腺素等,故有升压作用;蟾酥有抗炎作用,其抗炎作用与激素相似,近有用于治疗慢性肾炎、脑膜炎、扁桃体炎、咽喉炎、疔疮、肺结核及骨结核等。

据临床报道,蟾酥还可用于治癌症及急性粒细胞性白血病。并有报道服用蟾酥制剂后,出现对放射线敏感下降的现象。

柏 子 仁

本品为柏科常绿植物侧柏的种仁。秋后成熟时采收,晒干,除去外壳、阴干。同时打碎。

味甘,性平。归心、肾、大肠经。有养心安神、止汗,润肠之功效。

临证应用:

①本品甘平质润,滋养阴血,养心安神,功同枣仁,而药力稍逊。故适用于心血不足,血不养心的虚烦失眠,心悸怔忡的病证,常与酸枣仁、五味子、茯神、远志等同用,如《证治准绳》养心汤。

②本品滋养阴血,兼止虚汗,故可用治阴虚盗汗,常配煅牡蛎、五味子、麻黄根同用,如《本草方》柏子仁丸。

③本品富含油脂,滋养阴血,润肠通便,故可用治阴虚血少,肠燥便秘,常与郁李仁、松子仁、桃仁、杏仁同用,如五仁丸。

用量:每日10～20g。便溏及痰多者忌服。

夜 交 藤

本品为蓼科多年生蔓生草本植物何首乌的蔓茎。又叫首乌藤。产于浙江、江苏、安徽、广西、湖南、四川、贵州等地。秋冬割取地上部分,晒干。切段生用。

味甘、性平。归心、肝经。有养心安神,祛风通络之功效。

临证应用:

①本品味甘能补,有滋养阴血,养心安神之效。故可用治阴血不足,阴虚阳亢,肝胆火升,烦躁易怒,彻夜不眠之症,常与柴胡、白芍、珍珠母及合欢花、柏子仁、丹参等同用,如甲乙归脏汤。

②本品能养血祛风,行经络,通血脉。故可用于风湿痹痛及血虚肢体麻木酸痛

等症,常与当归、川芎、鸡血藤等活血祛风散寒通痹药同用。本品煎汤外洗,还可用治皮肤疮疹作痒,也取活血散风止痒之效。

用量:每日 15～30g,水煎服。外用适量,煎汤洗。

十、肝的药补

肝主疏泄,肝藏血,肝脏调畅全身气机,是气机升降出入的枢纽,又是贮藏血液,调节血量的重要器官,故亦被称为重要的"生命器官"。现代医学认为,肝脏是人体最大的消化腺和腺体,是人体新陈代谢的枢纽。还有解毒和调节水与激素平衡的作用。

目前,临床上常用的补肝的药物主要如下:

枸 杞 子

枸杞子主产西北甘肃、宁夏一带。尤以宁夏的枸杞子肉质壮圆,味甘子少,故名"甘枸杞"。据调查生产枸杞子的地方,由于当地人将枸杞子作为食物经常食用,使他们的健康水平有明显的提高,当地长寿老人颇多,而其平均寿命也高于其他地区。所以,古人非常推崇枸杞子,经常拿来浸泡美酒,作为能延年益寿的滋补饮品。说"枸杞子能留得青春美色",又说"一年四季吃枸杞,人可与天地齐寿"等等。这些说法当然有些言过其实,但枸杞子对人体的保健作用确实是存在的。

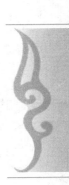

枸杞,《神农本草经》列为上品,味甘,性平,归肝、肾、肺经,功能补肾生精、益血明目、乌发悦颜,为滋补肝肾之佳品。对于肝肾阴虚所致腰膝痿软、头晕目眩、视力减退、须发早白有较好疗效。枸杞子为历代保健良药,《神农本草经》载:"久服坚筋骨,轻身不老、耐寒暑。"据药理研究,枸杞子能降低血中胆固醇,有抗动脉粥样硬化的作用,故用其防治高脂血症、动脉硬化性高血压、冠心病等老年性疾病。本品单用即有良效,可每日取枸杞子 15～30g,水煎服,或开水浸泡代茶饮。本品久服,可累身不老,令人长寿。对于外感邪气、脾虚夹温者,本品忌服。每服 6～18g,可入膏、酒、丸、散、汤剂,并可煮粥、嚼服。

菊 花

菊花艳丽多姿,不仅可供观赏,也有很高的食用价值。自古以来,我国人民就有食菊的习俗。屈原在《离骚》中就有"朝饮木兰之坠露兮,夕餐秋菊之落英"的诗句。汉代的《风俗通义》中也有吃菊能使人长寿的记载。《神农本草经》称菊花"久服利气血,轻身耐老延年"。清宫秘方中的菊花延龄膏,就是用菊花瓣煎水,去渣熬成浓汁,兑炼蜜成膏状。每日服 3 次,每次服 10～15g,能够利血顺气,明目祛风,延年益寿。

我国传统医学认为,菊花能祛除风热,益肝补阴。现代医学证明,菊花含有菊苷,胆碱,氨基酸,腺嘌呤,水苏碱,黄酮类物质,维生素 A、维生素 B_1 及挥发性精油等成分,能抗菌消炎,清凉解热,强壮神经,降低血压,对防治冠心病、高血压、心绞痛、动脉硬化以及胸闷、心悸、气急、头晕、四肢麻木等都有较好疗效。

我国人民从唐代开始用菊花泡茶喝。适合饮用的菊花很多,以杭州菊花质量最好。菊花茶有消暑、降热、提神、清心、驱风、润喉、养目、去翳、解毒、醒酒及清肝火等功效,对头痛眩晕、眼结膜炎、心血管系统疾病有辅助疗效。用杭州菊花制成的菊花露和菊花糖是防暑保健的佳品。

用菊花酿酒有着悠久的历史。记载汉代宫廷杂事的《西京杂记》中有"菊花舒时,并采茎叶,杂揉米酿之,至来年九月九日始熟,就饮焉,故谓菊花酒。"适量饮菊花酒可以驱寒避风,明目醒脑,舒筋活血,强身祛病。

沙 苑 子

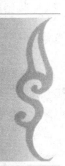

沙苑子亦称潼蒺藜、沙苑子蒺藜,系豆科植物扁茎黄芪的成熟种子干品。

本药性温,味苦甘。能补肝,益肾,明目,固精。

主要成分含沙苑子新苷、沙苑子、杨梅苷等多种糖苷、黄酮、糖类、酚类、鞣质、甾醇(β-谷甾醇)、三萜类、生物碱;含谷氨酸、精氨酸、天冬氨酸、丙氨酸等 16 种氨基酸;含铁、锌、锰等 10 种微量元素;种子油脂中含 14 种脂肪酸,其中不饱和脂肪酸占 40%。

沙苑子能降低血清胆固醇和三酰甘油,升高高密度脂蛋白的胆固醇水平;能增强细胞免疫和体液免疫功能;另尚有抗炎,降血压,减慢心率,降低心肌张力以及增加脑血流量等作用。

主治:肝肾不足,腰膝酸痛,目昏,遗精早泄,小便频数,遗尿,尿血,白带。

用法:水煎服,每日 6～15g;或入丸、散剂。

临证应用:

①阳痿不举用沙苑子、续断各 15g,杜仲、仙茅各 10g,巴戟天 12g,水煎服,每日 1 剂,连服 10～30 日。

②肾虚精关不固,遗精早泄乃至精滑不禁补肾涩精止遗,药用沙苑子、龙骨、牡蛎各 15g,鱼鳔胶、莲子肉、芡实各 10g,水煎服,每日 1 剂,连服 10～30 日。相火炽盛、阳强易举者忌用。

③滋补肝肾,益精明目,故可用于肝肾不足,目暗不明,头晕眼花等症,可单用散剂服,也可与枸杞子、菊花、山萸肉、熟地黄、菟丝子、石决明等同用。

女 贞 子

本品味甘、苦,性平,能乌发明目,延年不老,被《神农本草经》列为上品,谓有补中、安五脏、养精神、除百疾、肥健人、轻身不老之效。可用于预防和治疗老年人常见的冠心病、心绞痛、中心性视网膜炎、早期白内障、并可提高人体免疫水平,抗病防老。现代研究证实,女贞子所含的齐墩果酸等成分,具有明显的强心作用,并能保护肝脏,改善肝功能、降低血清转氨酶活性,减轻黄疸。用女贞子做成蜜丸,治疗高脂血症 30 例。其降低血清总胆固醇有效率为 70.6%,其最大下降幅度为 82mg/100ml,降低血清 β-脂蛋白有效率为 91.6%,最大下降幅度为 50.6mg/100ml。每丸女贞子含生药 5.3g,疗程为 1 个月,每服 10～15g,可入丸、汤剂、熬膏、浸酒,亦可外用。对阳虚及脾胃虚寒者忌服。

何 首 乌

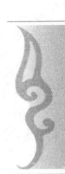

何首乌系蓼科植物何首乌的块根,亦称赤首乌。萝摩科植物大根牛皮消的块根为白首乌。

本药性平,味苦、涩。能补肝肾,益精血,润肠通便,解毒散结。

赤首乌:补肝,益肾,养血,祛风;白首乌:滋养,强壮,补血,敛精气,乌须发。

本品含磷脂(包括卵磷脂)、羟基蒽醌类(如大黄酚、大黄素、大黄素甲醚、大黄酸、大黄酚蒽酮等)、二苯乙烯苷以及胡萝卜素和没食子酸。另富含多种化学元素,如钙、铁、锌、锰、铜、锶、镍、砷、硼、钛等。

何首乌具有多方面作用。

①促血细胞新生和发育:在中医学上认为何首乌之功效为"养血,补肝,益肾",其作用机制可能是何首乌能增强骨髓造血祖细胞增殖,促进红粒细胞的生成。

②降血脂和抗动脉粥样硬化:首乌能降低高脂血症的胆固醇、三酰甘油和 β-脂蛋白的含量,减少动脉粥样硬化的斑块形成、脂质沉积,增加高密度脂蛋白的胆固醇。

③保肝:生首乌和制首乌能降低肝脏脂肪蓄积,能对抗性肝中毒所致之肝和肝功能损伤(包括肝大、肝重系数降低、肝脏过氧化脂质上升、血清谷丙转氨酶和谷草转氨酶升高等),尚能降低血清游离脂肪酸和肝脏过氧化脂质。何首乌既能从对抗机体致衰老的一个重要内因上,又能从膜机制上稳定肝细胞上而发挥"补肝"之功效。

④其他作用:何首乌还有减慢心率,增加冠状动脉流量,预防心肌缺血以及抗寒冷、抗菌等作用。

主治肝肾阴亏,须发早白,血虚头晕,腰膝软弱,筋骨酸痛,遗精,崩带等。

紫 河 车

紫河车,又名胎盘、胞衣、人胞、胎衣等。它是健康妇女娩出的新鲜胎盘,经洗净烘制干燥入药。它始载于《本草拾遗》,并谓其:"主血气羸瘦,妇人劳损、面瘦皮黑,腹内诸病渐瘦悴者。"中医学认为紫河车性温、味甘咸,入肺、肝、肾经。具有大补气血,益经补肾的功能,是一味常用的滋补性强壮药。用它可治气血两虚、脾虚食少、肺虚咳嗽、产后缺乳、遗精阳痿、带下崩漏、流产不孕等症。在《本草经疏》上载有:"人胞乃补阴阳两虚之药,有反本还元之功。"在《本经逢原》上也谓其"能峻补营血"。可见历代名医对它十分重视。

据现代药理研究表明:紫河车含有性腺激素、卵巢激素、黄体激素、多种氨基酸、胨、胚、肽、胆碱,含氮多糖体、甘露糖、钙、多种维生素及蛋白质等成分,而其中的多种激素能直接作用于内分泌系统,有兴奋性腺和增强机体的抵抗力,并能促进生长发育,故有滋补性强及激活免疫细胞,还可防止化疗所致的白细胞减少症。据试用有效率达65.5%。

紫河车又具有抗衰老的作用,据报道,苏联曾研究试验"可活到200岁以上的长寿法",其方法就是长期注射胎盘血清。他们选择45-89岁的25人经过11年试验后,这些受试者的衰老现象停止了,其中有部分人还显得更年轻一些。

此外,从胎盘里提取的"丙种球蛋白",对预防麻疹、肝炎有较好效果。现有临床应用紫河车粉或片剂治疗神经衰弱、肺结核、贫血、支气管哮喘、子宫出血等均有良效。

桑 寄 生

本品为桑寄生科常绿小灌木,寄生于桑树及柿树上的寄生植物桑寄生的带叶茎枝。其味苦、性平,归肝、肾经。具有补肝肾,强筋骨,祛风湿及安胎等功效。

桑寄生为补肾培元之品。临床上多用于老年人肝肾不足所致的筋骨痿弱。

《神农本草经》中说桑寄生"主腰痛,小儿背强,痈肿、安胎、充肌肤、坚发齿、长须眉。"《大明本草》中谓其"助筋骨、益血脉。"因此桑寄生有延年益寿的作用。据现代研究表明,本品有降低血压,增加冠脉流量,减慢心率,提高T细胞的数量与增强T细胞功能;本品现代常用治疗冠心病、高血压、缺血性心脏病、心绞痛等。

桑寄生用以补肾强筋,如《备急千金要方》中的"独活寄生汤"用治风湿性关节炎、类风湿关节炎、腰椎骨质增生等病。

因其有燥烈之弊,故常用作补肾保健药来应用。

桑寄生具有安胎作用,可用于治疗胎漏、早产、胎动不安。《医学衷中参西录》中"寿胎丸"中就以该品为君。

用量:每服10~15g。无明显禁忌。

续 断

续断味苦辛,性微温。入肝、肾经。本品含生物碱、挥发油。能补肝肾,续筋骨,调血脉。《别录》说"主崩中漏血,金疮血内漏,止痛,生肌肉,恶血,腰痛,关节缓急"。《日华子本草》说它"助气,调血脉,补五劳七伤,破癥结瘀血,消肿毒,肠风,痔瘘,乳痈,瘰疬,仆损,妇人产前、产后一切病,面黄虚肿,缩小便,止泄精,尿血,胎漏,子宫冷"。《滇南本草》记载"补肝,强筋骨,走经路,止经中(筋骨)酸痛,安胎,治妇人白带。"

狗 脊

本品为蕨科植物金毛狗脊的根茎。主产四川、福建、浙江、广西、广东、贵州、江西、湖北等地。秋末冬初地上部分枯萎时采挖,除去泥沙,晒干,或削去细根、叶柄及黄色柔毛后,切片晒干者为生狗脊;如经蒸煮后,晒至六、七成干时,再切片晒干者为熟狗脊。

狗脊又称金毛狗脊、生狗脊、制狗脊。

味甘,性温。归肝、肾经。能补肝肾,强腰膝,祛风湿。

临证应用:

①本品能补肝肾,强腰膝,坚筋骨,利关节,祛风湿。故既可用治肝肾不足,腰痛脊强,不能俯仰,足膝软弱,常与杜仲、桑寄生、续断、牛膝及枸杞子、菟丝子、熟地黄等同用;又可用治肝肾不足,兼感风寒湿邪,手足麻木,不能行动等症;又多与海风藤,秦艽,桂枝及续断,杜仲,壮骨胶等祛风通络,强筋健骨药同用,如狗脊散。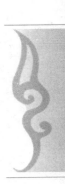

近代临床多用本品配补肝肾、祛风湿、通血脉药同用,治脊椎关节炎、脊髓病、压缩性骨折后遗症等,有一定疗效。

②本品温补肝肾,兼有缩尿止带的功效。如《四川中药志》方,以本品配木瓜,五加皮,杜仲同用,治肾虚腰痛,小便过多;《普济方》白蔹丸,以本品合白蔹,鹿茸同用,治冲任虚寒,带下纯白。

用量:每日 10～16g,水煎服。

使用注意:因有温补固摄作用,所以肾虚有热,小便不利或短涩黄赤,口苦舌干者忌服。

山 茱 萸

本品为山茱萸科落叶小乔木植物山茱萸除去果核的成熟果肉。主产于浙江、安徽、河南、陕西、山西等地。10—11月份,果实颜色变红时采摘,用文火烘焙或置沸水中略烫,及时挤除果核,晒干或烘干。生用。

山茱萸又称山萸肉、净萸肉、枣皮。

味酸、涩,性温。归肝、肾经。能补益肝肾,涩精缩尿,固经止血,敛汗固脱。

临证应用:

①本品既能滋养肝肾精血,又能温补命门元阳,为平补阴阳之品。故既可用治肝肾不足,精血亏虚,腰膝酸软,头晕耳鸣,常与熟地黄、山药、牡丹皮、茯苓等同用,

如六味地黄丸,又可用治命门火衰,腰膝冷痛,常与附子、肉桂、熟地黄等同用,如肾气丸;用治肾阳不足,阳痿不举者,可配补骨脂、麝香、当归同用,如草还丹,酌配鹿茸、淫羊藿、巴戟天等同用,以增强疗效。

②本品温肾助阳,固精缩尿,故可用治肾阳不足,下元不固,遗精滑精,遗尿尿频等症。如用治肾失固藏的遗精滑精,常与熟地黄、山药、芡实、龙骨、牡蛎、菟丝子、补骨脂、沙苑子等药同用;用治膀胱虚冷,遗尿尿频者,又多与覆盆子、益智仁、补骨脂、桑螵蛸、菟丝子同用,以增强疗效。

③本品温补肝肾,收敛固脱,有固经止血的功效,常可用治肝肾不足,冲任不固,崩漏经多之症,常与黄芪、党参、白术及白芍、龙骨、牡蛎等同用,如固冲汤。

④本品酸涩性温,是收敛止汗,固涩滑脱,防止元气虚脱的要药。常与生龙骨、生牡蛎、生白芍、党参、炙甘草同用,即《医学衷中参西录》来复汤,以治大汗欲脱或久病虚脱者,若配人参、附子、龙骨、牡蛎同用,还可用治大汗亡阳。

用量:每日 6～15g,大剂量可用 30g,水煎服。

本品温补收敛,故命门火炽,素有湿热,及小便不利者不宜用。

十一、健脾益胃的药补

目前,常用的健脾益胃的药补主要有益气健脾药、温补脾阳药、补气升提药、益气养胃药系。现介绍如下:

白 术

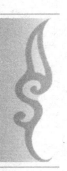

《神农本草经》列为上品,其味苦、性温,归肝、脾、胃经。有补脾益气、燥湿利水、固表止汗之功效。为脾胃气虚、体弱自汗及妊娠胎动不安等症的常用药。《本草纲目》曰:"主五劳七伤,补腰膝、长肌肉",《神农本草经》谓:"久服轻身延年,不饥。"据现代研究和临床证实,本药有促进胃肠分泌的作用,有明显而持久的利尿作用。此外,还有降低血糖、保护肝脏、防止肝糖原减少的作用,并有强壮作用。

白术补气偏于健脾,补中焦以生气,适用于生气血以治虚;而党参、人参补气偏于补脾肺元气,适用于补虚救急。

用量一般为 5～10g,重病或需要时,也可用到 15～30g。白术忌与桃、李、雀肉、青鱼同食。

甘 草

本品分生甘草和炙甘草两种入药用。《神农本草经》载:"久服轻身延年。"经现代研究证明,甘草具有肾上腺皮质激素样功能,可协调物质代谢,能增强机体对恶劣环境的适应能力,并具有抗溃疡、抗炎、抗肿瘤、镇咳、镇痛、降血脂、解毒等功效,因此,能够防治多种老年性疾病,从而起到延年益寿的作用。中医学认为,甘草性味甘,平,能入十二经。具有补益脾气、益胃消痞、解毒疗疮、缓急止痛、润肺止咳、和药调剂等功效,是最常用的中药之一。

用量:一般每日 1～9g,水煎服。甘草反大戟、甘遂、芫花、海藻。

吴茱萸

吴茱萸的药用价值很高,并有悠久的历史。中医学认为,吴茱萸辛开苦降,大热燥热,能疏肝理气,温中而和脾胃,又能降厥阴寒气上逆,燥湿而助肾阳。患胸腹胀满、胃脘疼痛、呕吐泛酸者,可取吴茱萸 30g,黄连 180g,共研细末做成水丸,每次6g,日服 2 次。亦可用本品研末吞服。有疏胆和胃、止呕制酸的功效。若睾丸冷痛,局部肿硬,用吴茱萸 6g,川楝子 10g,小茴香 8g,荔枝核 6g,水煎服,日服 2 次。患高血压及口舌生疮者,取吴茱萸 10g 研末醋调外敷足心,可以引火下行,减轻症状。服用吴茱萸粥,能够治疗脾胃虚寒而引起的脘腹疼痛,其用法是:取吴茱萸15g(用纱布袋装,先下),糯米 250g,生姜 5 片,共煮为粥,粥成后去吴茱萸、生姜,分 2 至 3 次服下。患消化不良,胃部隐隐冷痛,可取本品 10g,白芷 6g,共研细末醋调糊状,贴于脐周用纱布固定,12 小时更换一次,连用 3 日,有温经散寒止痛之功。若患湿疹、神经性皮炎,可用本品研末调成软膏涂于患部,有一定的疗效。

吴茱萸虽药用不凡,但毕竟属辛热燥烈之品,易损气动火,故阴虚有热,苔黄口臭、大便秘结者忌用。

鸡 内 金

本品为雉科动物家鸡的干燥沙囊内膜。各地均产。以干燥、完整、个大、色黄者为佳。

本品含胃激素、角蛋白、维生素 B_1、维生素 B_2、维生素 C 等。鸡内金粉口服,能使胃液分泌量及酸度增加,胃的运动功能增加,排空加速。

中医学认为,鸡内金性平、味甘,功能消积滞,健脾胃。治食积胀满,呕吐反胃,泻痢,疳积,小儿遗尿,石淋等症。

太 子 参

本品又名孩儿参,药用其块根,是一味很好的清补之品,其补气作用近似人参、党参,但效力较差,可用于脾胃气虚所致的食欲缺乏、乏力、自汗、气短等症;其补气之力虽不及党参,而生津之力却胜于党参,可代西洋参之用。

太子参"水煎",每日 9～30g,内服;在夏季天热时,可用 15g 太子参与乌梅,共煮水加适量冰糖或白砂糖代茶饮,有益气生津防暑湿之功。

蒲 公 英

　　随处可见的野生植物蒲公英,如今已成为国内外亟待开发的保健、美容和医疗用的原料,被视为一种颇有前景的开发资源。

　　蒲公英,又名婆婆丁,俗称黄花地丁。广泛生长于我国的华东、陕甘宁及东北等地,日本、朝鲜、俄罗斯也有分布。

　　蒲公英是一种优质蔬菜,其叶的可食部分为84%。它的食用方法很多,可以炒吃,也可以生吃凉拌,还可以制成沙拉或泡菜。特别是它富含维生素 A、维生素 B_1、维生素 B_2 等,如烹制一小碟鲜叶菜,就含有 4000 国际单位的维生素 A,几乎比等同量胡萝卜高 25%,超过生菠菜或熟甘薯的 86%,是一种不可多得的高维营养菜。

　　亚洲许多国家,民间都在春夏采集蒲公英作美食,用蒲公英叶作药煎服,有健胃、催乳、解热、强身的作用。入秋后,一些颇讲养生之道的中老年人,采集蒲公英花酿成味美醇香,固本延寿的“蒲公酒”。最近在日本市场上已出现这种酒,十分抢手,每瓶售价 100 日元左右。

　　“蒲公英美容护肤热”正在日本、韩国、东南亚地区方兴未艾,下面是国外流行的几种民间美容方法。

　　将蒲公英根茎煎熬取汁,可制成一种与咖啡极其相似的健身饮料,常喝有健身、美容之效。

　　把蒲公英叶子放入水中煎熬,煎汁经过滤后,可用来擦洗面孔,能使脸部光滑细腻,对于干性皮肤疗效更为显著。

　　将蒲公英根、茎、叶和花捣碎,放在玻璃器皿中,倒入水和花露水(一杯蒲公英碎料倒一杯水或花露水)。用盖将器皿盖严并放在阴凉处浸泡 10 天,然后过滤并在汁液中添加些冷开水(1:2),即可涂于脸部,长期使用可保持皮肤的柔润和弹性。

淡 豆 豉

　　豆豉是用黄豆或黑豆为原料,通过毛霉、曲霉或细菌蛋白酶等微生物的作用,发酵分解大豆蛋白,达到一定程度时即用加盐、干燥等方法抑制微生物和酶的活动,延缓发酵过程,使得豆中一部分蛋白质和分解产物在特定条件下保存下来,制成别有风味的豆豉。

　　大豆具有很高营养价值,它所含有的植物蛋白、脂肪、胡萝卜素、烟酸、维生素 B_2 等成分,同猪肉、牛羊肉、牛奶等食品差不多,但是人们直接食用大豆是很难消化的,一般情况下消化吸收率在50%～65%,如果利用有益酵母菌、细菌等作用,把大豆霉解成豆豉,则成品中的各种营养成分,就很容易为人体消化吸收。每 100g豆豉中含蛋白质 19.3～33g,脂肪 6.9～15g,糖类 12.4～33g,烟酸 2～3mg。从营

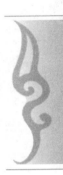

养成分的充分利用方面看,我们祖先于 2200 年前发明的豆豉贡献意义重大。

中医学认为,豆豉性味苦寒,无毒。入肺、胃经。具有解表清热、透疹解毒、除烦等功效。治疗感冒发热,用淡豆豉 15g,生石膏 50g,葛根 10g,荆芥、麻黄、山栀各 3g,葱白 2 根,生姜 3 片,煎煮取汁,另取粳米 100g,加水适量,倒入药汁煮咸粥,效果更好。治咽喉炎症,用淡豆豉 100g,荆芥 10g,薄荷 5g,粳米 100g,先将豆豉、荆芥、薄荷加水煎 5 分钟,去渣取汁,待粥煮至将熟时,倒入药汁,稍煮后即可服食,此粥有发汗解表、清利咽喉之功效。治血痢不止,取淡豆豉、大蒜各等份,捣烂为丸,如梧桐子大,每日服 3 次,每次服 3 丸,开水送服。治暴痢腹痛,可用豆豉 12g,薤白 1 把(切碎),先用水煮薤白,放入豆豉后再煮,至汤色黑,去豆豉,分 2 次服用。治小儿胎毒,取淡豆豉煎浓汁,适量服用,连服 3～5 天,其毒自下,兼能助脾气,消乳食。治断乳后乳房胀痛,取豆豉 60g,加油与米饭一同炒吃。治食马肉中毒者,可取豆豉 24g,杏仁 15g,加水煎汤,温服。

神　曲

神曲是以面粉为主要原料,通过发酵制造的曲类传统名药,内含淀粉酶、酵母菌、挥发油、苷类及 B 族维生素。能祛风寒,健脾胃,促消化,除胀满,止泄泻,是治疗四时感冒,水土不服,消化不良,霍乱吐泻的常备佳品,每次用一块,水煎服或开水泡服,或配入中药处方,历来为中医所喜用,民众所称颂。

为什么叫神曲?大概有两个方面的原因,一是标榜它的功效神奇,故在"曲"字的前面加一个"神"字。据清刘若金《本草述》所论本品的功效为:"治伤暑、伤饮食、伤劳倦、疟气痞症,水肿胀满、积聚、痰饮咳嗽,呕吐反胃,霍乱,蓄血心痛,胃脘痛胁痛,痹瘘,眩晕。身重不能食,黄疸。"二足《蔡氏药帖》在宣传本品的功效时说:"治风寒湿着,头眩发热,表汗,能消积,开胸理膈,调胃健脾及四时未定之气,兼能止泻消肿及饮食不进等症。又能止霍乱吐泻。不服水土,瘴气肚痛皆治。"这就给人以能治百病之感,长期的实践证明,神曲对急性胃、肠道疾病确实有独特的功效。山不在高,有仙则名,药不在贵,有效则神。恐怕就是这个意思。

陈　皮

陈皮即为柑橘之果皮。应存放于阴凉干燥处,陈久者最佳。中医称为陈皮。功效为理气健脾,化痰止咳。陈皮具有治疗胃脘作胀、呕吐、咳嗽、气喘、乳腺炎、急慢性胃炎、胆囊炎等。中医治疗脾胃疾病的著名方剂平胃散、藿香正气散、二陈汤、六君子汤、苏子降气汤等中均有陈皮。如治疗胃脘作胀,可单独用陈皮 10g 加适量白糖水煎服。胃寒呕吐可用陈皮 10g 加生姜 3 片,放适量红糖水煎服。经常嗳气、腹胀,可用陈皮研末冲开水饮用,每日 3 次,每次 3～5g;治疗咳嗽用陈皮、枇杷叶(去毛)各 15g 水煎服。热性咳嗽加桑白皮各等份;寒性咳嗽加兔耳风各等份同煎,日服 4 次。对于寒性呕吐或哮喘,可用陈皮、紫苏叶各等份水煎服,急慢性胃炎、胆囊炎,陈皮应加入清热解毒、抗感染的方剂中运用。乳腺炎可用陈皮 10～15g,加鲜地丁、金银花各 30～60g 捣烂外敷局部,一日后更换新敷,有较好疗效。但对形体阴虚内热者,内服则不宜。

十二、肾 的 药 补

"肾"在中医和西医中是两个不完全相同的概念。西医说"肾"指的是生长在腰部的、左右各有一个的肾脏;中医说"肾"除了具体指肾脏以外,更主要地是指肾脏在人体中的作用。中医学认为肾是先天之本,是生命之根,即全身各部位的健康状况均与肾脏紧密相连,人的记忆力怎样、精力是否充沛、牙齿是否坚固、听力是否聪敏、大小便是否正常、头发有无光泽、腰肢有无酸软无力及性功能情况等,均与肾脏的健康程度有关。中医说的"肾虚"往往指的就是人的各脏器的功能性的改变,而不是器质性的改变,即不是西医所说的"肾脏有病"。发生了"肾虚",人应注意身体的全面调理,加强身体锻炼、调整饮食、生活规律等,一般经过一段时间的调理"肾虚"可以改变。当然,如果长期"肾虚"或"肾虚"严重时就必须通过各种诊疗手段查明缘由,因为这些表现后面可能是包括肾病在内的各种疾病。

肾虚根据中医辨证可分为阴虚和阳虚。阴虚主要表现为手足心发热,潮热盗汗,腰膝酸软无力,尿少色黄等;阳虚主要表现为四肢发凉,尿色清,腰膝酸软无力,阳痿早泄等。确定阴虚或阳虚应由医生作出,并进行对症治疗。

目前,临床上常用的补肾的药物主要如下。

菟 丝 子

本品为旋花科植物菟丝子或大菟丝子的种子。其味辛、甘,性平。入肝、肾经。具补肾益精,养肝明目,乌发悦颜,轻身延年之功效。

菟丝子在《神农本草经》中列其为上品。曾记载其有"补不足,益气力,肥健人,久服明目。"可见菟丝子很早就被人们作为保健药使用了。在《扁鹊心书》中曾载有菟丝子丸,是由菟丝子与附子相伍而成,具有补肾气、壮阳道、助精神、轻腰脚作用。在《圣济总录》中也载有一个菟丝子丸,它是由菟丝子与牛膝相伍而成,说它有壮真元,强筋骨的功效,是老年肾虚腰膝酸痛的有效保健方剂,在这部书中还有以菟丝子为主药的"延年丸""玉真丸""三仁五子丸"等,以及《太平惠民和剂局方》中"小菟丝子丸""茯菟丸"等,都具有补肾虚、延衰老等作用。可见菟丝子是一味不可多得的补肾保健药物。

菟丝子又有固精止遗的作用,如与韭菜子、益智仁相配作用更佳,它尚有安胎作用,如《医学衷中参西录》中的寿胎丸,亦是以菟丝子为主药的,因此它又是妇女孕期的保健药。

综上所述,菟丝子在肾虚元阳不足,气血亏虚,出现阳事不举,腰膝酸软、不孕、不育、遗精、早泄、肾虚遗尿、须发早白、妇女胎动不安、肝肾不足、视物昏花等症状时,都是一味首选的中药,同时也是补肾保健的佳品。

用量:6～15g,水煎服。

宜忌:阴虚火旺及实热者忌服。

淫 羊 藿

淫羊藿系小檗科植物淫羊藿、心叶淫羊藿或箭叶淫羊藿(仙灵脾)的茎叶。性温,味辛甘。有补肾壮阳,祛风除湿功效。

主要成分为茎、叶含淫羊藿苷,叶尚含挥发油、蜡醇、三十一烷、植物甾醇、鞣质、脂肪油。

作用:

①增强性功能。实验研究表明,淫羊藿能增加前列腺、精囊、肛提肌的重量,能促进睾丸组织增生与分泌,叶和根部的作用最强,果实次之,茎部最弱,提取物20～40mg的效果相当于雄激素7.5μg。本药炮制品煎剂能显著增加(血浆睾酮的含量及睾丸、肛提肌的重量,作用强度与肌内注射睾酮无显著性差异)。可见,淫羊藿具有雄激素样作用,其效力弱于蛇床子,强于蛤蚧和海马。淫羊藿促进精液分泌,精囊充满后,刺激感觉神经,间接兴奋性欲而起催淫效果。

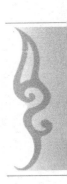

淫羊藿对女性性腺功能的影响见解不一。实验证明,本药煎剂能明显增加垂体前叶、卵巢和子宫的重量,并能提高卵巢 HCC/LH 受体的特异性结合力。也有人证明,本药对交配率、排卵周期、尿中雌激素的排出以及子宫、卵巢的重量均无影响,即不显示雌激素作用。

②增强免疫功能。本药能增加免疫器官(胸腺、脾)的重量;能促进抗体生成,对体液免疫呈双相调节作用;能增强细胞免疫功能,提高巨噬细胞的吞噬功能。

③强心。本药能增强心肌收缩力,增加心排血量、冠状动脉流量,减少冠状动脉的阻力;尚能抗心肌缺血和心律失常。

④抗衰老。本药能抑制过氧化脂质的生成;对小鼠的衰老模型能明显恢复 T 和 B 淋巴细胞的增殖反应功能,提高超氧化物歧化酶的活性,减少过氧化脂质的生成。

⑤其他作用。本药尚有促进血小板生成和聚集,降血压,降血脂,降血糖,耐缺氧,镇咳,祛痰和平喘以及抗菌、抗病毒等作用。

主治:阳痿不举,筋骨痿软,风湿痹痛,神疲健忘和更年期高血压病等。

用法:水煎,每日 3～9g;酒浸、熬膏或入丸、散剂。

临证应用:

①神经衰弱:可用3％淫羊藿煎剂离子透入,或20％酊剂,每次5ml饭前服,每日3次,连用2～3个月。

②阳痿:可用淫羊藿、菟丝子各15g,共研末,每次5g,每日3次,黄酒送下,20日为1个疗程。配合会阴和阴部自我按摩10次,晨起前、午睡前、晚入睡前各做1分钟;川芎、细辛各15g,每晚煎水坐浴20分钟。

注意:阴虚而相火易动者忌用。

蛇 床 子

蛇床子系伞形科植物蛇床的成熟果实干品。

性温,味辛、苦,有小毒。有温肾壮阳,祛风,燥湿,杀虫功效。

主要成分含挥发油,主要由蒎烯、莰烯、乙酸龙脑酯等组成;另含蛇床子素、佛手苷内酯、蛇床明素等。蛇床子种子含佛手苷内酯、欧山芹素和蛇床明素。

作用:

①激素样作用。蛇床子醇提取物对实验小鼠能增加前列腺、精囊、肛提肌的重量,提示其具有雄激素样作用。蛇床子浸膏注射液皮下注射能延长小鼠的交尾期,缩短交尾休期,对去势雌性小鼠也能出现交尾期;尚能增加子宫、卵巢的重量。

②免疫抑制实验研究表明,蛇床子素能抑制天花粉所致小鼠腹腔肥大细胞脱颗粒,如喘前给药,能明显降低哮喘的发生率。此外,蛇床子素和总香豆素能对抗慢反应物质所致的回肠收缩。蛇床子素对速发型过敏反应和被动皮肤过敏反应有明显抑制作用。

③其他作用。蛇床子尚有解痉,平喘,祛痰,抗心律失常,抗滴虫、真菌、病毒,抗诱变,抗氧化和局麻等作用。

本药主治阳痿,宫冷不孕,寒湿带下,湿痹腰痛以及外阴湿疹,外阴瘙痒和滴虫性阴道炎等。

用法:每日5～10g,水煎服;水煎外洗,15～30g。

临证应用:

①肾阳衰弱,下焦虚寒致男性阳痿,女性宫冷不孕,蛇床子10g,熟地黄、枸杞子、菟丝子、山萸肉、五味子各12g,附子、肉桂各6g,车前子30g,水煎服,每日1剂,连用1～2周。

②不育症。可用蛇羊养精活血汤,由蛇床子、淫羊藿、巴戟天、红花、穿山甲等组成,加减煎服,治愈率为92.36％[湖北中医杂志,1988,(3):32]。

③不孕症。可用补肾活血胎孕汤,由蛇床子、当归、肉苁蓉、益母草、枣皮、菟丝子等组成,水煎服,治愈率为49.2％[湖北中医杂志,1988(5):16]。

④精子缺无症。可用十子六君汤,由蛇床子、菟丝子、桑椹子、五味子、枸杞子、金樱子、女贞子、覆盆子等组成,水煎服[陕西中医,1985,6(4):165]。

注意:下焦湿热或肾阴不足者忌用。

芡 实

芡实,亦称鸡头实、雁喙实,系睡莲科植物芡实的成熟种仁干品。叶、茎、根亦均入药。

性平,味甘、涩。有固肾涩精,补脾止泄功效。

主要成分:种子含淀粉、蛋白质、脂肪、粗纤维、灰分、钙、磷、铁、维生素 B_1、维生素 B_2、烟酸、维生素 C 和胡萝卜素等。

主治:遗精、淋浊,带下,小便不禁,大便泄泻。

用法:煎汤服,每日 10～15g;或入丸、散剂,适量。

临证应用:

①梦遗漏精:可用玉锁丹。芡实肉末、莲花蕊末、龙骨(另研)、乌梅肉(焙干取末)各 31g,煮山药糊为丸,如鸡头大,每服 1 粒,温酒、盐汤送下,空腹服。

②滑精。可用金锁固精丸。沙苑蒺藜(炒)、芡实(蒸)、莲须各 62.5g,龙骨(酥炙)、牡蛎(盐水煮 1 日夜,煅粉)各 31g,共为末,莲子糊为丸,盐汤送下。

仙 茅

本品为仙茅科多年生草本植物仙茅的根茎。主产于广东、四川等省。夏秋间挖取根茎,洗净,剪去须根,晒干或烘干。生用或酒制用。

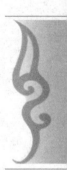

性味辛、热,有小毒。归肝、肾经。有补肾阳,温脾阳,强筋骨,祛寒湿功效。

临证应用:

①本品辛热性猛,善补命门之火而兴阳道,有良好的补火壮阳功效,故可用治肾阳不足,命门火衰,阳痿精寒,遗尿尿频等症,常与淫羊藿、巴戟天、菟丝子、枸杞子等同用,共奏补肾壮阳,涩精止遗之功。

②本品补肝肾,强筋骨,除寒湿。故可用治久病寒湿,痹痛拘挛,常与威灵仙、独活、川草乌、肉桂等同用,并可用治肝肾不足,筋骨痿软,腰膝酸痛,每与淫羊藿、巴戟天、杜仲、桑寄生等同用,以增强疗效。

③本品补命火,温脾土,除寒湿,故可用于脾肾阳虚,脘腹冷痛,少食腹泻等症,可配补骨脂、肉豆蔻、吴茱萸等温阳止泻药同用。

本品配仙灵脾等同用所组成的二仙汤,用治妇女更年期阴阳失调型高血压有效。

用量:每日 3～10g,水煎服。

注意:本品燥热有毒,不宜久服,阴虚火旺者忌用。

锁　阳

锁阳为寄生草木植物科锁阳的肉质茎。主产甘肃、内蒙古、新疆、青海、陕西等省区。春秋两季均可采收,而以春采者为佳。除去花序,置沙土中半埋半露,连晒带烫使之干燥。润透切片,或趁鲜切片。

味甘,性温。归肝、肾、大肠经。有补肾助阳、润燥通便功效。

临证应用:

①本品补肾益精兴阳,润燥养筋起痿。故可用治肾阳不足,精血亏虚所致阳痿、不孕,常与肉苁蓉、巴戟天、枸杞子、山萸肉等同用,还可用治肝肾不足,筋骨痿软,腰膝无力,常与杜仲、牛膝、熟地黄等同用。

②本品益精养血,滑肠通便,故可用于年老体虚者及肠燥津枯、大便秘结之病。如《本草切要》方,单用本品浓煎加蜜收膏服,也可配火麻仁,当归,肉苁蓉等润肠通便。

用量:每日 10～15g。

注意:性欲亢进、脾虚泄泻、实热便秘均忌服。

胡　芦　巴

本品性温、味苦,入肾、膀胱经,能温补肾阳,祛除寒湿。

用于睾丸、小腹引痛,寒疝、腰酸、腰痛、阳痿、寒湿脚气等病症。

现代研究证实,本品含胡芦巴碱、胆碱、牡荆素及其 7-葡萄糖苷、胡芦巴苷Ⅰ及Ⅱ、槲皮素、胡芦巴肽苷、β-谷甾醇等。种子油中的种子有催乳成分,但无性激素样作用;去油后的种子有致泻作用。种子还有轻度的驱肠线虫作用。

临证应用:

①胡芦巴(炒)62g,小茴香 31g,沉香 12g。共研细末,每服 3g,1 日 2 次,温酒送下。治疗小腹冷痛或睾丸引痛,遇寒则甚之患者。

②胡芦巴、巴戟、菟丝子、杜仲各 9g。水煎服,1 日 1 剂。治疗肾阳虚所致的腰冷痛、小腹冷痛。

③胡芦巴 9g,党参 15g,焦白术 9g,茯苓 15g,桂枝 6g,泽泻 9g。水煎服,1 日 1 剂。治疗脾肾阳虚所致的水肿,小便少。

用量:每日 3～15g,水煎服。孕妇勿服,阴虚内热者忌用。

骨　碎　补

本品为水龙骨科多年生附生蕨类植物槲蕨的根茎。产于浙江、广东、四川、湖北、陕西、贵州等省。随时可采。除去叶及鳞片,洗净,切片,干燥。生用或炒用。

骨碎补又称猴姜、毛姜、申姜。

味苦,性温。归肝、肾经。有补肾强骨,活血止血,疗伤止痛功效。

临证应用:

①本品补肾强骨,《圣惠方》以本品配补骨脂、牛膝、胡桃仁等同用,治肾虚腰痛不止;《本草汇言》方以本品配伍熟地黄、山萸肉等研末、蜜丸服,治肾虚耳鸣,耳聋及牙痛。

②本品补肾强骨,活血止血,疗伤止痛,为治疗跌仆闪挫,筋骨折伤,淤血肿痛,外伤出血的良药。如《圣惠方》以骨碎补配自然铜、炙龟板、没药同用,为散服,治金疮伤筋断骨痛不可忍。也可配当归、血竭、儿茶、䗪虫、续断、没药等疗伤止痛药同用。

此外,骨碎补、补骨脂等份同用或浸酒外用治白癜风及斑秃有效。

用量:每日内服 10～20g 煎汤或入丸散,外用适量捣烂或晒干研末敷。

注意:阴虚内热及无瘀血者,不宜服。

十三、虚损的药补

虚损在某种意义上说,可指人体各种各样的虚证,但这种虚证,可能是综合性的,如既有气虚又有血虚,既有阴虚又有阳虚等。

目前,常用的治疗虚损的主要补药如下。

灵 芝

灵芝系多孔菌科植物紫芝或赤芝的全株。有野生品和培植品。

性温,味甘,无毒。有滋补强壮,扶正固本,补五脏(心、肝、脾、肺、肾)气之。

主要成分:灵芝含多种化学成分,如多糖类、核苷类、呋喃类、甾醇类、生物碱类、蛋白质、多肽、氨基酸类、三萜和倍半萜类以及有机锗和无机盐等。

灵芝多糖是其有效成分之一,具有免疫调节、抗肿瘤、抗衰老、降血脂和降血糖等活性。灵芝的三萜类也是其有效成分,具有细胞毒、抑制组胺释放、保肝和抗过敏等活性。

作用:

①增强免疫功能。灵芝能增强网状内皮系统的吞噬能力并能协同 LPS 增强巨噬细胞分泌白介素-1;灵芝多糖对体液免疫有一定的促进作用,包括抗体形成细胞反应;能促进淋巴细胞增殖反应;能促进脾淋巴细胞合成和分泌白介素-2 和 γ-干扰素;能抑制过敏反应介质(组胺、慢反应物质)的释放等。

②抗肿瘤。实验表明,灵芝具有抗肿瘤作用,其多糖部分是抗肿瘤的有效物质,它能增强体内天然杀伤细胞的活性和 T 辅助细胞产生白介素-2、γ-干扰素的能

力。

③强心。灵芝能增加心肌营养性血流量（毛细血流量），改善心肌微循环，增加心肌氧的供给等。

④其他作用。灵芝尚具有镇静、镇痛，止咳、祛痰、平喘，降血压和血脂、血糖，保肝，耐缺氧，抗凝血，抗放射以及促进肝合成蛋白质，骨髓合成蛋白质、核酸，并能加速骨髓细胞分裂增殖，清除自由基等作用。

主治：虚劳，咳嗽，健忘失眠，消化不良。

用法为研末，1.5～3g；浸酒或作药茶服。

临证应用：

①延缓衰老。延年益寿灵芝1～3g，研末冲服，每日1剂，长期服用；亦可配伍人参5g，枸杞子15g，何首乌、黄精、山茱萸各12g，水煎服，每日1剂，连用1～2个月，停2周，再服。

补肾壮阳，延年益寿灵芝1株，人参1支，枸杞子、鹿茸各30g，纳入低度白酒或黄酒1000ml，浸泡3个月以上，服用。高血压者不宜用。

②神经衰弱，失眠多梦，焦虑不安。灵芝3g，刺五加、茯苓各12g，百合、酸枣仁、合欢皮各15g，焙干研末，每次1～2g，冲服，每日2次，连用1～2个月。

注意：灵芝药性平和，补益作用和缓，需长期服用，方能见效。

蛏 子

本品为竹蛏科动物缢蛏的肉。每100g肉中含蛋白质7.1g，脂肪1.1g，钙133mg，磷114mg，铁22.7mg，碘0.19μg等。

中医学认为，其性寒，味甘，咸。功能滋补，清热，除烦。适用于产后虚损，乳少，烦热，血痢等症。

病后烦热、口干：蛏干30g，万年青干菜30g，煮食。

产后虚损乳：蛏肉250g，黄酒适量，蒸后煮汤服食。

湿热水肿：蛏干60g，大蒜、粳米各适量，葱、姜、料酒各适量，无盐酱油少许。先将蛏干洗净加水煮10分钟，再放入蒜瓣及粳米，熬至粥将熟时，加调料烧开即可。

红 景 天

红景天，是近年来新发现的高山植物，它生长在海拔1800～2500m高寒无污染地带，属景天科植物。由于它生长在极其恶劣的环境下（如缺氧、低温干燥、狂风、强紫外线照射、昼夜温差大），因而具有很强的生命力和特殊的适应性，有"高山人参"之美称。据统计，全世界共有90多种红景天属植物，其中我国就有73种，主要分布于我国的西藏、新疆、甘肃、青海及东北三省等地。

据现代药理研究表明,红景天的根茎内含蛋白质、甾醇、脂肪、叔醇、蜡质、不饱和化合物、还原物质和草酸、枸橼酸、苹果酸等有效成分。

据科学家研究认为,红景天系"全能性"新型药物。其一,红景天苷及其苷元、高山红景天浸膏均有益智强身、提高机体对各种有害刺激的防护作用,这种作用在疲劳时尤为明显。其二,红景天制剂可阻止能量代谢紊乱,使已衰竭的肌肉恢复原来的代谢活动,提高核糖核酸的含量和促进三磷腺苷的合成。其三,有类似人参对大脑和脊髓功能的兴奋作用。其四,红景天可调节肾上腺皮质功能,使垂体-肾上腺系统功能紊乱转为正常。其五,有类似雌激素样作用,并能促进卵子的形成和为受精卵着床创造条件。其六,有抗缺氧作用。有人曾对 34 种药物的抗缺氧作用进行筛选,发现红景天的抗缺氧作用最显著,并有强心作用。

石　斛

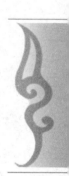

本品味甘、淡、微咸,功能补虚益胃,养阳明目,清热生津。《神农本草经》记载:"补五脏虚劳羸瘦、强阴,久服厚肠胃,轻身延年。"《妇科玉尺》石斛牛膝汤(石斛、牛膝、木瓜、白芍、酸枣仁、生地黄、枸杞子、茯苓、黄柏、甘草、车前草,水煎服),功专补肝肾。

第五讲 补益中成药

一、补气养气中成药

斑龙二至百补丸

【成分】鹿角、黄精、甘枸杞、干熟地黄、菟丝子、金樱子、天冬、川牛膝、楮实子、龙眼肉、麦冬(秘传经验方)。

【功能】益气补肾、健脾生津。适用于肾虚精亏、腰膝酸软、阴虚内热、耳目不聪、须发干枯。《医部金录》说此方"能固本保元、生精养血,培复天真,大补虚损,益五内而除骨蒸,壮元阳而多子嗣,充血脉、强筋骸、美颜色、增寿。"

玉屏风散

玉屏风散出自《世医得效方》。

【成分】防风、白术、黄芪3味药组成。

【功能】益气固表、祛邪止汗。笔者多年来将此散改为汤剂,广泛施于多种疾病,收到满意的疗效。

①过敏性鼻炎:属中医学"鼻渊"范围。多由肺气虚弱,卫气不固,风寒侵袭鼻窍引起。临床以连续喷嚏、鼻塞流清涕等为主要症状。治用玉屏风散加味,补肺散寒。药用防风10g,黄芪15g,白术15g,加藿香10g,辛夷10g,苍耳子10g。若反复发作者加党参15g,大枣15枚;头痛加川芎10g,白芷10g。

②产后乳汁过少:产后无乳或乳少,中医学叫作"缺乳",或称"乳汁不行"。多由产后气血亏虚,或脾胃虚弱,运化不健,以致乳汁生化之源不足而成。临床以乳汁缺乏或量少为主症。伴有头晕、心悸、面色不华等。治用玉屏风散加味补气养血,健脾通乳,药用黄芪20g,防风10g,白术15g,党参15g,王不留行10g,当归10g,通草10g。若兼便溏、纳减,加神曲15g;头晕、面黄加熟地黄、首乌各15g;乳房胀痛、精神抑郁者,加柴胡8g,青皮10g。

③风湿性关节炎:属中医学"痹症"、"痛风"范围。多由正气不足,表卫不固,风

寒湿邪乘虚侵入,经脉凝涩,气血闭阻而成。临床以关节疼痛,肌肉麻木,局部肿胀或变形为主要症状。治用玉屏风散加威灵仙 15g,鸡血藤 15g,党参 10g,川芎 10g;若有风邪者加羌活 10g,独活 10g,秦艽 10g;有寒邪者加制附子 10g,细辛 1g;有湿邪者加防己 10g,木瓜 10g,蚕沙 10g;有瘀血症者加红花 10g,乳香 10g,没药 10g;关节变形显著者加炮甲珠 10g,皂角刺 10g;关节红肿有热者加黄柏 10g,知母 10g。

　　④慢性肠炎:属中医学"久泻"的范围。多由脾气虚弱,运化失健,日久而成泄泻。临床症状为大便次数增多,粪便稀溏,反复发作,长期迁延。治用玉屏风散加党参 10g,炒扁豆 10g,茯苓 10g,补脾运中、止泻。若兼畏寒腹痛加制附子 10g,干姜 10g;如久泻气虚脱肛者加柴胡 10g,升麻 10g;滑泄不止加诃子肉 10g,赤石脂 10g。

<h2 style="text-align:center">参　芪　膏</h2>

药物组成	黄芪(炙)、党参
剂型规格	膏滋剂,每瓶重 60g、120g、240g
功　能	补益元气
主　治	本品临床常用于治疗中气虚弱,脾胃运化失常所致的倦怠懒言,气短乏力,面色㿠白,食欲缺乏,肠鸣便溏,舌淡,脉弱等症,西医诊断之慢性贫血,慢性肾炎,慢性肝炎,肺结核,溃疡病以及消化功能紊乱等见上述表现者
用法用量	口服,1 次 9g,1 日 2 次,温开水送服
注意事项	凡感受外邪,痰湿内停者忌用

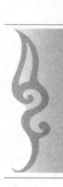

<h2 style="text-align:center">七叶神安片</h2>

药物组成	三七叶提取物
剂型规格	片剂,每片 50mg
功　能	益气安神,活血止血,止痛
主　治	常用于心气不足,失眠心悸,胸痹心痛。也用于肿瘤,痈肿疮毒及出血症
用法用量	口服,每次 50～100mg,每日 3 次。饭后服用,温开水送下
注意事项	本品药性平和,无毒性反应
其他	本品系由三七叶中提取出的皂苷,该皂苷具有较强的中枢神经抑制作用,具有抗衰老、抗疲劳、调节内分泌的效果。对于失眠头痛、神经衰弱、食欲缺乏、四肢麻木、青春期面部痤疮、妇女经前紧张综合征、脂溢性皮炎等病有良好的治疗效果

肾 康 定

药物组成	黄芪、锁阳、丹参、茯苓、泽泻、附子、益母草、山药
剂型规格	片剂,每片重0.32g
功　能	温肾、益气、和血、渗湿
主　治	本品临床主要用于治疗各种原因引起的肾功能不全(慢性)。通过临床观察,该药对慢性肾功能不全的改善有一定疗效
用法用量	口服,1次5片,1日3次,温开水送服,3个月为1个疗程

参附注射液

药物组成	红参、墨附片提取物
剂型规格	注射液,每支装2ml、10ml
功　能	回阳救逆,益气固脱
主　治	本品具有较强的强心、升压、改善循环、保护心肌及促进骨髓造血,升高慢性再障患者血中红细胞、白细胞及血小板水平、降低血液黏稠度、减少血小板聚集等功能。临床主要用于治疗心源性休克、感染性休克、失血性休克、创伤性休克、心力衰竭、心律失常、心肌炎、冠心病、再生障碍性贫血等疾病
用法用量	肌内注射:1次2~4ml;1日1~2次 静脉滴法:1次20~100ml,用5%或10%葡萄糖注射液250~500ml稀释后使用 静脉推注:1次5~20ml,用5%或10%葡萄糖注射液20ml稀释后使用。或遵医嘱
注意事项	①对本类药品有过敏或严重不良反应病史者禁用 ②本品孕妇慎用 ③避免与中药半夏、瓜蒌、贝母、白及同时使用 ④本品含有皂苷,最好不要与其他药物在同一容器内混合使用 ⑤本品肌注每次不宜超过4ml,以免疼痛 ⑥若发现药液有浑浊、沉淀、变色、漏气等现象,则不能使用 ⑦摇动安瓿或输液瓶后产生泡沫是正常现象,不影响疗效

二、补血养血中成药

生血滋补片

药物组成	人参、鹿茸、黄芪、阿胶等
剂型规格	片剂,瓶装,每瓶 100 片
功 能	滋肾补脾,气血双补,活血止痛
主 治	本品常用于治疗气血两虚,虚劳失血,血细胞减少疾病。如再生障碍性贫血,缺铁性贫血,营养不良性贫血,血小板减少性紫癜,药物性或自身免疫性溶血性贫血,白细胞减少症或化疗后白细胞减少等
用法用量	口服,1 日 3 次,1 次 5 片。小儿酌减,或遵医嘱
注意事项	①本品为虚证而设,凡属实证,或虚实夹杂者,宜慎用 ②服药期间忌烟、酒、辛辣,注意调志、适劳逸

新 阿 胶

药物组成	猪皮、豆油、冰糖、绍酒
剂型规格	胶剂,每块重 31.25g
功 能	滋阴补血,止血
主 治	本品常用于治疗原发性血小板减少症,再生障碍性贫血,缺铁性贫血,营养不良性贫血,放疗、化疗引起的白细胞减少症,功能性子宫出血,月经不调,肺结核咯血,痰中带血,产前产后血虚等症
用法用量	口服,1 次 9～15g,1 日 1 次。温开水或黄酒炖化服,入汤剂,打碎以煎好的药汁烊化后服
注意事项	服药期间忌烟,酒,辛辣,油腻
其他	新阿胶是山东平阴阿胶厂以猪皮为原料研制而成,经化学分析,其含水分 46%,蛋白质 26.4%,脂肪 22.7%,灰分 0.6%。临床观察结果表明:新阿胶治疗原发性血小板减少症,功能性子宫出血,再生障碍性贫血,其效果明显优于驴皮制胶

三、补精养精中成药

一醉不老丹

【成分】莲花须、生地黄、槐角子、五加皮各100g,没食子6个。

【功能】滋精养血、祛风凉血。适用于精血亏虚,须发早白,腰膝酸痛者服用(《医鉴》)。

【用法】以生绢袋盛药,同好清酒5000ml入净罐内……紧封罐口,浸数日饮之,须连日服。

延年不老散

【成分】熟干地黄1500g,五味子200g,天冬(去心)600g,石菖蒲300g,远志(去心)200g,石韦(去毛)200g,白茯苓100g,桂心100g。(《太平圣惠方》)

【功能】益五脏之阴,适用于阴精亏虚,精力衰减,健忘失眠,咳痰气喘者服用。

【用法】上药捣碎罗筛为细粉,每服15g,水调服之,每日3次。

保养延寿不老丹

【成分】扁柏枝叶1500g阴干,紫河车3个,茯苓750g,搅拌3次。

【功能】益气养血,填精益髓。适用于阴阳两虚,气血不足,形体消瘦,精力衰减,须发早白者服用。尤其是伴有肠风便血者更为适宜。

【用法】上药为末炼蜜为丸,如桐子大小,每服9g,白汤送下。

人参固本丸

【成分】熟地黄、生地黄、天冬(去心)、麦冬(去心)各50g,人参25g。

【功能】适合中老年精气衰少、心肾两亏、形体消瘦、精力衰减、须发早白、男女精亏不孕者服用。此方重在滋补精血,所以阳气盛衰及脾胃虚弱者,应当慎用或忌用。

【用法】上5味药为细末炼蜜为丸,如梧桐子大,每服50粒,空心温酒盐汤送下。10日明目,20日不渴,自此可致长生也(瑞竹堂经验方)。

还　精　煎

药物组成	熟地黄、何首乌、锁阳、潼蒺藜、菟丝子等
剂型规格	合剂、口服液,每支 10ml;片剂
功　　能	补肾填精、扶正祛邪、阴阳两补、益元强壮、祛病延年、延缓衰老
主　　治	本品作用缓和,药性平稳,是中老年人常用的滋补之剂。临床上主要用于中老年原发性高血压及一些衰老症状,如免疫力、精力、视力、记忆力、推力、反应能力等下降的及病虚体弱、早衰等病症
用法用量	口服,合剂,每次 35ml,每日 2 次;口服液,每次 10ml,每日 1～2 次;片剂,每次 3～4 片,每日 3 次,温开水送服

金锁固精丸

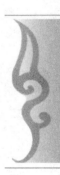

药物组成	沙苑子(炒)、芡实(蒸)、莲须、龙骨(煅)、牡蛎(煅)、莲子
剂型规格	水丸,每袋重 9g
功　　能	补肾益精,固涩止遗
主　　治	本品临床常用于治疗性神经衰弱,滑精,盗汗;慢性肾炎引起的血尿;小儿遗尿,乳糜尿;重症肌无力等
用法用量	口服,1 次 9g,1 日 2 次,空腹淡盐汤或温水送服
注意事项	①相火偏旺或下焦湿热所致的病症不宜用 ②感冒期间停用

四、补阴养阴的中成药

石斛夜光丸

　　老年性白内障、中老年人视力衰退、青少年假性近视、视物昏花、羞明流泪、头晕目眩等证均与瞳神疾病有关。中医学认为:瞳神属肾,肾为先天之本。由于"肝肾同源",肝血赖肾精以滋养,肾精亦赖肝血才得滋生,因此,肝肾亏损,精血不能上营于目,也是导致瞳神疾病原因之一。脾为生化之源,故脾胃健运,气机调畅,自能化生气血,以营脏腑,则五脏精气充沛,上荣于目,乃能发挥其视力作用。可见瞳神疾病的发生,与肝脾肾三脏关系密切,故本病患者,绝大多数为脾气虚弱,肝肾不足,阴精亏损,无以上济于目,以致视物模糊,辨物不清,头目昏眩,迎风流泪,内障羞明。

　　石斛夜光丸是眼科常用之名方,它原载宋代《原机启微》一书,全方用药25味,方中以天冬、麦冬、生地黄、熟地黄、五味子、石斛生津养血;菟丝子、枸杞子、牛膝、肉苁蓉滋阴补肾。水谷精微为化生精血之源,故在培补肝血肾精的同时,还需健脾益肺以助生化,用人参、云苓、炙甘草、山药益脾补肺;肝血久虚,易生风热,故取枳壳、川芎、菊花、杏仁、防风、草决明、蒺藜、青葙子疏风清热;更以黄连、犀角、羚羊角平肝、泻心、凉血。诸药合用,共奏平肝息风、滋阴明目、调补肝肾、健脾益肺之功。

还少丹

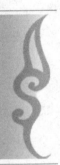

药物组成	山药、牛膝、茯苓、山茱萸、楮实子、杜仲(炒)、五味子(炒)、巴戟天、肉苁蓉、远志、小茴香、石菖蒲、熟地黄、红枣、枸杞子
剂型规格	大蜜丸,每丸重9g;小蜜丸;胶囊剂,每粒重0.5g,每瓶40粒
功　能	滋阴固肾,健脾益气
主　治	本品为阴阳双补之剂,药性平和、不温不燥。临床常用于治疗脾肾亏损所致之头晕目眩、齿摇发落、耳聋耳鸣、健忘失眠、反应迟缓、心悸气短、自汗或盗汗、遗精阳痿、腰膝酸软等症。还少丹多用于中老年人,可作为保健强身,延年益寿之品长期服用
用法用量	口服,大蜜丸1次1丸,小蜜丸1次6~9g,胶囊剂,1次4粒,温开水或淡盐水送服,每日早、晚各服1次
注意事项	①感冒期间停服。②阴虚火旺者慎用

生脉注射液

药物组成	红参、麦冬、五味子提取物
剂型规格	注射液,每支装:2ml;10ml;20ml
功　能	益气养阴,复脉固脱
主　治	本品具有较强的抗休克、强心、扩冠、抗心肌缺血之作用,并能降低血液黏度,减少血小板聚集,抑制血栓形成。临床多用于治疗气阴亏虚而致的心悸、气短、乏力、自汗、四肢厥冷、舌淡少苔或薄白乏津、脉微细或脉微欲绝等症。西医诊断之心源性休克、感染性休克、低血容量性休克、充血性心力衰竭、冠心病心绞痛、心肌梗死、心律失常、脑梗死等见上述表现者
用法用量	肌内注射:1次2~4ml,1日1~2次 静脉滴注:1次20~60ml,用5%葡萄糖注射液250~500ml稀释后使用;或遵医嘱

（续　表）

注意事项	①本品孕妇慎用 ②本品不宜与中药藜芦或五灵脂同时使用 ③本品肌注每次不宜超过 4ml,以免产生疼痛 ④本品含有皂苷,不宜与其他药物同一容器内混合使用 ⑤偶见过敏反应 ⑥若发现药液出现浑浊、沉淀、变色、漏气等现象时不宜使用

五、补阳壮阳的中成药

肾　宝

药物组成	蛇床子、川芎、枸杞子、菟丝子、补骨脂、山药、茯苓、条红参、淫羊藿、小茴香、五味子、胡芦巴、金樱子、白术、黄芪、当归、覆盆子、肉苁蓉、何首乌（制）、车前子、甘草（炙）、熟地黄
剂型规格	口服液,每支 10ml,相当于原生药材 10.38g
功　能	调和阴阳,温补肾肾,安神固精,扶正固本
主　治	临床常用于治疗肾虚所致之腰膝酸痛,夜尿频多,阳痿遗精,头晕耳鸣,月经过多,白带清稀,畏寒肢冷,久不生育等病症
用法用量	口服,1 次 10ml,1 日 3 次,温开水送服
注意事项	①感冒发热期间停服 ②素有痰湿或湿热者慎服 ③忌烟酒、辛辣

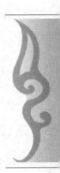

全　鹿　丸

药物组成	全鹿干、锁阳（酒炒）、党参、生地黄、牛膝、熟地黄、楮实子、菟丝子、山药、补骨脂（盐水炒）、枸杞子（盐水炒）、川芎（酒炒）、肉苁蓉、当归（酒炒）、巴戟天、甘草（炙）、天冬、五味子（蒸）、麦冬、白术（炒）、覆盆子、杜仲（盐水炒）、芡实、花椒、茯苓、陈皮、黄芪（炙）、小茴香（酒炒）、续断（盐水炒）、大青盐、胡芦巴（酒炒）、沉香
剂型规格	水蜜丸,每 40 粒重 3g
功　能	补肾填精,益气培元
主　治	本品临床常用于治疗身体衰弱,头晕耳鸣,梦遗滑精或阳痿,自汗盗汗,妇女崩漏带下,子宫虚冷,滑胎小产等

用法用量	口服,1次6~9g,1日2次,温开水或淡盐水送服。冬月温酒或姜汤送服亦可
注意事项	①忌生冷食物 ②孕妇忌服 ③感冒发热,体实、阴虚火亏者忌服

锁阳固精丸

药物组成	锁阳、肉苁蓉(蒸)、巴戟天(制)、补骨脂(盐炒)、菟丝子、杜仲(炭)、韭菜籽、八角茴香、芡实(炒)、莲子、莲须、牡蛎(煅)、龙骨(煅)、鹿角霜、熟地黄、山茱萸(制)、牡丹皮、山药、茯苓、泽泻、知母、黄柏、大青盐、牛膝
剂型规格	大蜜丸,每丸重9g
功　能	益肾壮阳,补肾固精,涩精止遗
主　治	主要用于治疗性神经衰弱,男性不育,阳痿,遗精,早泄,属肾阳不足,精关不固者,对妇女性欲淡漠,不孕症也有一定疗效
用法用量	口服,1次1丸,1日2次,温开水送服
注意事项	①湿热下注所致遗精者不宜使用 ②服药期间忌生冷,调情志

补肾宁片

药物组成	羊外肾、人参、枸杞子、肉苁蓉、淫羊藿、海马等
剂型规格	片剂,每片含原生药3.5g
功　能	温肾助阳,益气固本
主　治	临床用于治疗肾阳虚衰所致的性功能障碍,妇女更年期综合征。对非胰岛素依赖型糖尿病,精子成活率低下,高脂血症,贫血,蛋白尿等亦有治疗或改善作用
用法用量	口服,1次3~5片,1日3次。30天为1个疗程,常需服1~2个疗程
注意事项	①素体阳盛或阴虚火旺者慎用 ②药后若出现轻微咽干牙痛,眼分泌物增多,心悸恶心,手足心热等现象,减量或停药即可消失

金 蚧 片

药物组成	金樱子、蛤蚧等
剂型规格	片剂,铝箔吸塑泡罩包装,每小盒 30 片,每盒 10 小盒
功　能	补肾,壮阳,固精
主　治	临床常用于治疗肾阳虚所致之性欲减退,阳痿遗精,早泄、夜尿多,小便余沥,白带清稀过多,精神疲倦等
用法用量	口服,1 次 4~6 片,1 日 2~3 次,淡盐水送服
注意事项	①阴虚有热者忌用 ②感冒期间停服 ③服药后个别病人出现口干,舌燥,是因为补肾壮阳药温燥所致,饮用适量清凉饮料,即可缓解

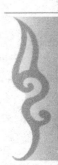

六、补肺润肺的中成药

百合固金丸

药物组成	百合、生地黄、熟地黄、麦冬、元参、川贝母、当归、白芍、桔梗、甘草
剂型规格	大蜜丸、每丸重 9g;水蜜丸
功　能	养阳润肺,化痰止咳
主　治	本品临床上主要用于肺结核稳定期,肺炎恢复期,支气管炎,支气管扩张,矽肺,肺癌,慢性咽炎等病属肺肾阴虚型,症见咳嗽少痰,呼吸喘促,痰中带血,咽喉干痛,自汗盗汗,手足烦热等。有人将本品试用于肝炎、自发性气胸等症也收到较好疗效
用法用量	口服,成人每服 1 丸;水蜜丸每服 6g,每日 3 次。温开水送下。小儿酌减
注意事项	①服药期间忌烟酒及油腻,腥冷辛辣等食物 ②脾胃虚弱者慎用;痰湿壅盛者忌用

养阴清肺膏

【药物组成】生地黄、玄参、麦冬、川贝母、牡丹皮、白芍、薄荷、甘草。

【方义分析】肺肾阴虚,燥热内生,金水不能相生,以致久嗽不已,或疫毒感染,而成白喉之证,治宜养阴清热,利咽止咳。方中生地黄、玄参、麦冬为君,即增液汤,滋补肺肾之阴,白芍、甘草为臣,即芍药甘草汤,酸甘化阴,助君药以生阴液,川贝母、牡丹皮为佐,清热凉血,化痰利咽,薄荷为使,轻清上浮,辛凉宣肺,载药上行。诸药相合,共奏养阴清肺之功。

【临床运用】本方养阴清肺,兼有金水相生之妙,多用于久嗽、肺痨、白喉、咯血等病。运用指征:咳嗽痰少,或痰中带血,或声音嘶哑、口燥咽干,腰膝酸软,心烦少寐,五心烦热,盗汗颧红,男子遗精,女子月经不调,舌红少苔,脉细数。究其病因病机,多因久咳伤肺,肺虚不能输精滋肾,或劳伤过度,肾水亏损,阴津不能上承,以致虚火上炎灼肺,而形成肺肾两虚之证。临床适应证如下。

①干咳。因燥热伤及肺阴,津液被灼,肺失清肃,以致干咳少痰,咽干口渴者。西医之急性气管炎,见以上临床表现者可用之。

②久咳。咳嗽日久,肺阴已伤,咽燥口干,痰少不出等证。西医之慢性气管炎,见以上临床表现者,亦可应用。

③白喉。原方专为白喉而设。症见喉间起白斑点如腐,不易拭去,咽喉肿痛发热,鼻干唇燥,或咳或不咳,呼吸有声,似喘非喘,脉数。其病因肺肾阴虚,复感疫毒,热毒熏蒸所致,法当养阴清肺解毒,本方宜之。

④肺痨。症见身体逐渐消瘦,咳嗽、咯血,潮热,盗汗,舌红,脉细数。本方亦宜之。

【制剂与规格】膏剂。每大瓶装 60g,小瓶装 30g。

【用法与用量】口服。每次 15g,每日 2 次。7 岁以下小孩服成人 1/2 量。

【注意事项】咳嗽痰多,或舌苔厚腻者慎用。

【配方来源】《重楼玉钥》。山东省药品标准(1981)。

七、补益脾胃的中成药

参苓白术散

【成分】人参、白术、茯苓、甘草、山药、白扁豆、莲子肉、薏苡仁、砂仁、桔梗。(《太平惠民和剂局方》)

【功能】补益脾胃、济湿和中,适用于脾胃气虚引起的饮食不佳、胸脘痞塞、或吐或泻,四肢无力,苔白腻。

【用法】散剂每服 6g,水丸每服 3～9g,日服 1～2 次,温开水送下。

八仙丹(奇效良方)

【成分】何首乌、小茴香、川椒(炒)、川楝子(取肉)、牡蛎(煨)、白姜(炮)各 50g,苍术(泔浸一宿)、香附各 100g。

【功能】本剂为补益脾肾之剂,重在温肾壮阳。适于中老年人脾肾阳虚、耳聋目昏、夜尿频多、阳事不兴、食少纳差者服用。阳虚者或阳盛者忌服。

【用法】各药为末,酒煮,面糊和丸,如梧桐子大。每服 30 丸,空腹用盐水汤送下。本方善治耳聋、目暗,能调荣卫壮元阳,元阳壮后精神爽,久服令人寿命长,又疗妇人脾血疾,空腹日午用盐汤。

补中益气丸

药物组成	黄芪(蜜炙)、党参、甘草(蜜炙)、白术(炒)、当归、升麻、柴胡、陈皮、生姜、大枣
剂型规格	大蜜丸,每丸重 9g;水丸,每 100 粒重 6g,每袋装 18g
功　能	补中益气,升阳举陷,健脾益胃
主　治	临床用于治疗因脾胃虚弱,中气下陷所致的各科多种疾病 ①内科方面:用于治疗发热、便秘、重症肌无力、低血压、便血、贫血、阳痿、小便失禁等 ②外科方面:可用于治疗疝气,肠梗阻,慢性骨髓炎等病症 ③妇科方面:可用于治疗子宫脱垂,产后经闭,妊娠期尿潴留,功能性子宫出血,闭经产后失眠,产后尿失禁等症 ④儿科方面,可用于治疗麻疹不透,脱肛久泻等病症 ⑤五官科方面:可用于治疗眼肌型重症肌无力,视神经萎缩,耳闭、耳鸣、鼻炎等病症
用法用量	口服,大蜜丸 1 次 1 丸;水蜜丸 1 次 6g,1 日 2～3 次,姜枣汤、淡盐水或温开水送服
注意事项	①忌食生冷 ②凡属阴虚为患者不宜用

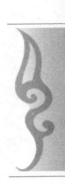

八、补心养心的中成药

孔圣枕中丹

药物组成	龟甲、龙骨、远志、石菖蒲等
剂型规格	丸剂(蜜丸、水丸两种)
功　能	宁心安神,益智补肾
主　治	本品为药性平和的固肾安神剂,临床上主要用于神经官能症心肾不足,表现为失眠、多梦、健忘、腰膝酸软、神志不宁、惊惕不安等
用法用量	口服,每次 9g,每日 2 次,温开水送下
注意事项	①服药期间忌烟酒茶及辛辣食物 ②保持情绪平稳,勿忧思恼怒,服药期间忌房事

益 康 胶 囊

药物组成	人参、三七、灵芝、天花粉、黄芪等
剂型规格	胶囊剂,每粒0.4g
功 能	调节全身代谢,恢复细胞活力,提高机体免疫力,改善心血管功能。有健脑强身,扶正固本之功效
主 治	冠心病心绞痛,心律失常;衰老症状,老年视力减退,甲状腺功能减退,慢性肝炎,老年性慢性支气管炎
用法用量	口服,每次2粒,每日3次,温开水送服。3个月为1个疗程
注意事项	本品药性偏温,阴虚阳亢者不宜服用
注	本品为药性比较平和的滋补强壮剂,临床应用比较广泛,可以防治各种类型的老年疾病。具有延缓衰老,提高老年人生活质量、延长人体寿命的作用

益 心 丸

药物组成	人参、麝香、牛黄、蟾酥、熊胆、珍珠、冰片、三七等
剂型规格	丸剂,每丸21mg,瓶装,每瓶10丸、20丸、50丸
功 能	益气强心,芳香开窍,活血化瘀,改善冠状动脉循环
主 治	本品具有较强的扩冠作用。临床上主要用于冠心病、心绞痛、胸闷、心悸气促、心肌缺血、心律失常以及心功能不全等各种心脏病
用法用量	舌下含或吞服,每次1～2丸,每日1～2次
注意事项	①服用本品后有口苦、舌麻木感,稍有甘味,长期服用无明显不良反应 ②本品孕妇忌服,妇女在行经期慎用

愈风宁心片

药物组成	葛根
剂型规格	片剂,每片含总黄酮60mg,每瓶100片装
功 能	解痉止痛,增加脑及冠状动脉血流量
主 治	本品作用和缓,具有较明显的扩大脑及冠状动脉作用。临床上主要用于高血压引起的头晕头痛、颈项强痛;冠心病心前区憋闷、心绞痛;神经性头痛及突发性耳聋等病症。有人用其治疗颈椎病,椎-基底动脉供血不足,也收到了一定的疗效
用法用量	口服,每次5片,每日3次,温开水送服
注意事项	本品不宜过量服用,以免反致头晕、心慌等症

康宝口服液

药物组成	刺五加、淫羊藿、黄精、枸杞子、熟地黄、黄芪、山楂、人参、蜂王浆等
剂型规格	口服液,1瓶150ml,250ml
功　能	健脑补肾,强心健脾,养心安神
主　治	本品临床常用于治疗脏腑虚损所致之头晕耳鸣,视减听衰,失眠健忘,食欲缺乏,腰膝酸软,心慌气短,产后失调等症
用法用量	口服,每次10~20ml,每日2~3次

九、补肝养肝中成药

归芍地黄丸

药物组成	当归、白芍(酒炒)、熟地黄、山茱萸(制)、牡丹皮、山药、茯苓、泽泻
剂型规格	大蜜丸,每丸重9g;水蜜丸;小蜜丸
功　能	滋肝肾,补阴血,清虚热
主　治	本品具有良好的改善机体代谢之功能,常用于治疗甲状腺功能亢进,糖尿病及高血压等病症
用法用量	口服,大蜜丸每次1丸;水蜜丸每次6g;小蜜丸每次9g,每日2~3次,温开水送下
注意事项	①肾阳虚、脾虚湿困者禁用 ②忌食辛辣

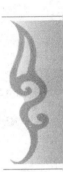

五子衍宗丸

药物组成	枸杞子、菟丝子(炒)、覆盆子、五味子(蒸)、车前子(盐炒)
剂型规格	大蜜丸,每丸重9g;水蜜丸;小蜜丸
功　能	滋补肝肾,益精明目
主　治	本品临床可用于治疗肾亏精气不摄所致的体弱神疲,阳痿早泄,遗精滑精,腰膝酸软,崩漏带下,须发早白,视物昏花,精子缺乏等症。西医诊断之不孕症,遗尿症,慢性肾炎,乳糜尿及席汉综合征见上述表现者,均可辨证应用
用法用量	口服,大蜜丸每次1丸;水蜜丸每次6g;小蜜丸每次9g,每日2~3次,温开水送下
注意事项	①服药期间忌烟酒、辛辣 ②素有痰湿者慎用 ③感冒期间暂停服

十、益肾补肾中成药

长生不老丹

【成分】苍术 700g,酒浸 200g,醋浸 200g,盐汤浸 200g,米泔水浸 400g,莲肉 500g,用猪肚 1 个,入莲肉煮,去肚不用,五味子 200g,茯苓 200g,枸杞子 200g,熟地黄 200g(《普济方》)。

【功能】补脾、养心、益肾。适用于肾精不足、心脾两虚、未老先衰、精力衰退、记忆力减退、须发早白、食少纳差、或遗精、带下者服用。

【用法】蜜丸,如梧桐子大小,每服 30～50 丸,酒或盐汤下。

长生药酒秘方

【成分】生羊肾 1 具,沙苑蒺藜(筒纸微炒)200g,龙眼肉 200g,淫羊藿 200g,用铜刀去边毛,羊油拌炒,仙茅 200g,用糯米汁泡去赤汁,薏苡仁 200g。

【功能】温肾壮阳,祛风除温。适用于肾阳衰虚,阳痿不举,精冷滑泄,腰膝疼痛,痿弱无力等症。

【用法】上药用滴花烧酒 10 000ml 浸 3～7 日随量时时饮之。

六味地黄丸

六味地黄丸由熟地黄、山茱萸、山药、牡丹皮、茯苓、泽泻 6 味药组成,为滋补肾阴的基本方。其中熟地黄、山茱萸补血益精,以壮水为主;山药、茯苓健脾渗湿,以培水之源;牡丹皮、泽泻清血排毒,疏水道之滞。六味地黄丸处方来源于宋朝钱乙的《小儿药证直诀》,自古至今一直沿用,并衍生出众多方剂,常用的有知柏地黄丸、杞菊地黄丸、麦味地黄丸、七味都气丸、耳聋左慈丸、明目地黄丸、归芍地黄丸、参麦地黄丸、滋阴地黄丸等。六味地黄丸是从金匮肾气丸演变而来,所以如果把肾气丸比喻为树根,六味黄丸是树干,其他地黄丸则为枝叶。由于配伍合理,疗效确实,所以六味地黄丸长期沿用,并形成一组复杂庞大的家族。

六味地黄丸中熟地黄为主药,近代研究证明熟地黄有补肾、强心、利尿、降血糖之功效。山萸肉补肝肾,有显著的利尿与一定的降血压作用。山药补脾,含多种营养物质,并含有淀粉酶可以帮助消化。茯苓含多种营养成分,还有较强的利尿、镇静作用。泽泻有显著的利尿作用。还可防止血胆固醇升高。动物实验发现,泽泻对家兔血胆固醇有抑制作用,可减轻动脉粥样硬化发展,还有抗脂肪肝作用。此外,泽泻还有降血压、降血糖作用,牡丹皮有较强抗菌作用,还有解热、降压之效,另外还有抗过敏的作用。

本方被广泛用于治疗高血压、冠心病、脑动脉炎、结核病、妇女更年期综合征及慢性腰腿痛中医辨证属肾虚者。杞菊地黄丸用于治疗中心视网膜炎、慢性青光眼、视神经萎缩等眼病,可提高视力。耳聋左慈丸用于治疗神经性耳聋。以六味地黄丸加味,可防治氨基糖苷类抗生素引起的听力障碍。六味地黄丸加天花粉、麦冬、黄芪等可治糖尿病、尿崩症。六味地黄丸可增加血红蛋白,促进肾上腺皮质激素释放,可间接促进红细胞、白细胞、血小板释放,治疗血液病,减少肿瘤化疗物引起的白细胞减少。

还 童 丹

【成分】熟地黄(酒拌蒸,临时杵成膏,忌铁)250g,牛膝(去节酒洗)200g,黄芪(破开,蜜水拌透炙)200g,五味子(去核)100g,覆盆子200g,地骨皮(去骨)、白茯苓(去皮)、白蒺藜(另杵净炒)、桃仁(去皮尖)各200g,胡桃仁(温水浸去皮)250g,菟丝子(先用水洗净,次用好酒拌,浸透半湿时杵成饼,焙干为末)250g。(《摄生众妙方》)

【功能】滋肾强精,益气助阳,活血化瘀。适用于肾精亏虚,须发早白,眼目昏花,腰腿疼痛,阳事衰减者服用。

【用法】上药除胡桃仁、桃仁、熟地黄捣成膏,余药同为细末,和入前药再入炼蜜,共杵匀,丸如梧桐子大小,每服50～70丸,晨晚好酒连服或间用盐汤下,忌葱、蒜、萝卜。

返老还童丸

【成分】肉苁蓉(酒浸)、巴戟天(去心酒浸)、蛇床子(炒)、八角茴香、菟丝子(酒浸)、牛膝(去节酒浸)、川楝子(盐炒)、五味子、山药、茯神、黄芩、续断、楮实、槟榔、人参、干姜各50g,乳香、木香、沉香、母丁香、白檀香各25g。(《奇效良方》)

【功能】温补肾阳,养心益脾,理气消痰。适用于肾阳衰微,须发早白者服用。

【用法】上药为细末,炼蜜和剂,先入井水一盏同和药杵千余下,丸如梧桐子大小,每服3～5丸,空腹用温酒送下。

枸杞子丸

【成分】枸杞子(焙)、覆盆子、车前子、甘菊花、生地黄、地骨皮、何首乌、巴戟天(去心)、续断、白术、细辛(去苗)、远志(去心)、石菖蒲(米泔洗)、牛膝(酒浸焙)、菟丝子(酒浸一宿,捣作饼晒干入药),以上各50g。

【功能】以补肾为主,兼顾他脏,且有疏风散邪之功,药性寒湿适中,可以供一般人长期服用。

【用法】上为细末,炼蜜和丸,如梧桐子大小,每服 10～30 丸,空腹用温酒送下。

益 寿 膏

【成分】附子、肉桂各 150g,法半夏、陈皮各 50g,羊腰 3 对,虎骨 240g,吴茱萸(盐水炒)、花椒、白附子、小茴香各 50g,白术 150g,苍术 100g,艾绒 50g,当归(酒洗)、破故纸各 150g,香附(生)75g,川芎 75g,杜仲(盐水炒)200g,续断 100g,巴戟天 50g,黄芪 75g,党参 75g,酒白芍 50g,五加皮 75g,益智仁 100g,蒺藜 75g,川楝 50g,何首乌 50g,鹿角 400g 茯苓 100g,川草薢 50g,肉豆蔻 75g,胡桃仁 100g,公丁香 50g,生姜 150g,五味子 50g,枸杞子 100g,大葱头 150g,菟丝子、干姜、茵陈、缩砂仁、甘草各 50g。《《慈禧光绪医方选议》》

【功能】温肾助阳,通经活络,益气养血,调胃和中。适用于肾阳虚衰,寒温凝滞,腰腹疼痛,形寒肢凉,遗精滑精,阳痿不举或妇人赤白带下者服用。

【用法】用勺取膏后用水冲服。

延 寿 丹

【成分】天冬、远志、山药、巴戟天各 90g,柏子仁、泽泻、熟地黄各 60g,花椒(炒,去汗)60g,生地黄、枸杞子、茯苓、覆盆子、赤石脂、车前子各 60g,杜仲(炒)120g,牛膝(酒浸)、菟丝子各 120g,肉苁蓉(酒洗)120g,当归(酒洗)30g,地骨皮、人参、五味子各 30g。以上各药制成水丸。

【功能】本丹滋肾阴、补肾阳,主治腰膝酸软,头晕乏力,阳痿尿频。《医学正传》云:"凡人于中年后常服,可以祛疾延年。"

【用法】每服 70 丸。忌生冷油腻。

刺 五 加 片

药物组成	刺五加
剂型规格	片剂,每片含刺五加水浸膏 0.3g,冲剂,每袋 27g
功　能	扶正固体,补肾健脾,益智安神
主　治	刺五加辛温,入肝肾经,与人参功效相似。适应于脾肾阳虚的体虚乏力、腰膝酸软、食欲缺乏、畏寒肢冷、失眠多梦、慢性咳喘、腹满便溏等症。本品属和缓型强壮剂,对于许多种慢性病所导致的自汗盗汗、头晕眼花、失眠多梦、心悸气短、四肢乏力、记忆力减退等症均有较好的疗效

用法用量	口服,片剂,每次 5～8 片,每日 1～3 次,温开水送下。冲剂,每次 12g,每日 2～3 次,温开水冲服,小儿用量酌减
注意事项	刺五加能增强人体的非特异防御能力,故可降低外界不良因素(精神、疲乏、寒冷、高热、噪声、放射、电离辐射、过劳等)对人体的损害程度

补肾强身片

药物组成	淫羊藿、金樱子、女贞子(制)、狗脊(制)、菟丝子
剂型规格	糖衣片剂,每片 0.25g
功 能	补肾强身,收敛固涩
主 治	本品常用于肾阳虚损所致的怕冷,阳痿,遗精,腰酸足软等症。西医诊断之慢性肾炎,老年前列腺肥大,肺气肿等,亦可选用本品治疗
用法用量	口服,每次 5 片,每日 3 次,温开水送服
注意事项	阴虚火旺者禁用

壮腰健肾丸

药物组成	狗脊(去毛)、金樱子、桑寄生、鸡血藤、千斤拔、牛大力、菟丝子、女贞子
剂型规格	大蜜丸,每丸重 6g;水蜜丸,每瓶 60g
功 能	壮腰健肾,祛风活络
主 治	本品为壮腰健肾之剂,主要用于肾亏外伤风湿之腰痛,临症见腰脊疼痛,膝软无力,不耐久坐,头晕耳鸣,疲乏烦躁,健忘,遗精梦泄,小便频数,舌苔薄白,脉沉细,尺无力等。西医诊断之慢性肾炎,腰肌劳损,类风湿脊柱炎,神经官能症见上述表现者皆可辨证应用
用法用量	口服,大蜜丸每次 1 丸;水蜜丸每次 3.5g,每日 2～3 次,温开水送服
注意事项	感冒发热周身疼痛者不宜用

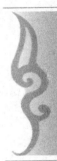

十一、益智安神中成药

还少乳乌丹

【成分】何首乌 100g,枸杞子 50g,牛膝(酒浸)50g。茯苓 50g,黄精 50g,桑椹

(去心)50g,麦冬(去心)50g,生地黄(酒浸晒干)200g,熟地黄(酒浸)50g。

【功能】滋精养血,益智安神,增液润燥。适用于精血亏虚,津液不足,须发早白,精神衰减,形体消瘦,肌肤枯燥者服用。

【用法】上药共为细末,炼蜜为丸,如梧桐子大小,温水或盐汤送下,每服 100丸,日服 3 次。

人参远志丸

【成分】人参、远志(去心)、酸枣仁、黄芪各 15g,桔梗、朱砂、官桂(去皮)各17.5g。

【功能】益气养心,宁神益智。用于心气不足、精神恍惚、心悸惊恐、神思不宁。

【用法】共为末,蜜和为丸。每服 3g,米汤送下,日服 2 次。

强力脑心康

药物组成	丹参、蜜环菌发酵液、椴树蜜蜂王浆等
剂型规格	口服液,每支 10ml
功　能	活血化瘀,祛烦镇静
主　治	本品滋补强壮,作用和缓,无寒温之弊。临床上主要用于冠心病、心绞痛、头痛、眩晕、神经衰弱等病症
用法用量	口服,每日早、晚各 1 支

安神补脑液

药物组成	人参、五味子、麦冬、枸杞子、丹参等
剂型规格	口服液,每支 10ml,每盒装 10 支
功　能	养心安神,益气生津,活血补肾
主　治	本品能调节机体的免疫功能,提高身体非特异性免疫作用。临床上主要用于心血不足、气阴两虚或肝肾亏损所引起的失眠多梦、神疲健忘、头晕、头痛、记忆力衰减、心慌心悸、口干口渴、自汗盗汗等症。神经官能症老年人,身体虚弱者可酌情服用
用法用量	口服,每次 10ml,每日 3 次
注意事项	①本品无毒性反应,服用前摇匀 ②感冒忌服

补肾益脑片

药物组成	人参、鹿茸、酸枣仁、熟地黄、茯苓、元参、远志、麦冬、山药、当归、川芎、五味子、牛膝、补骨脂、枸杞子、朱砂
剂型规格	片剂,每片 0.33g,每瓶 100 片;蜜丸,每丸重 9g;浓缩丸,每瓶 100 粒,约重 17g
功　能	填精益脑,益气养血
主　治	本品为强壮滋补剂。临床上多用于治疗某些慢性病后及一些体质虚弱患者,见有周身乏力,失眠健忘,遗精盗汗,头目眩晕,耳鸣耳聋,阳痿早泄,小便清长,腰背疼痛等症。也用于消渴症见有尿频量多;男子前列腺肥大,尿点滴不爽排尿无力;妇女月经失调经期前后不定,带下色白淋漓不断或女子崩漏,冲任不固等病
用法用量	口服,片剂,每次 4~6 片,每日 2 次;蜜丸,每次 1 丸,每日 3 次;浓缩丸,每次 10~15 粒,每日 2 次,温开水送服

生　脉　饮

药物组成	人参、麦冬、五味子
剂型规格	口服液,每支 10ml
功　能	益气复脉,养阴生津
主　治	本品临床常用于治疗气阴两亏所引起的心悸、气短、乏力、四肢厥冷、脉微自汗等,以及心源性休克、心肌梗死、心律失常见上述表现者
用法用量	口服,每次 10ml,每日 3 次,温开水送服
注意事项	①感冒期间暂停服②忌食辛辣之物

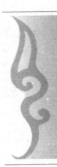

安神补心丸

药物组成	丹参、五味子、石菖蒲、安神膏(合欢皮、菟丝子、旱莲草、女贞子、首乌藤、熟地黄、珍珠母)
剂型规格	浓缩丸,每15粒重2g
功　能	滋阴养血,安神除烦
主　治	本品为填精补肾、益水制火性安神镇静剂。临床上主要用于肝肾阴亏、血不养心型的神经官能症及下元不足、虚阳上扰的高血压病。有人将本品试用于平稳期精神分裂症及阴血两亏、虚火扰神的更年期综合征,也收到很好的效果
用法用量	口服,每次2g,每日3次,温开水送服

安神定志丸

药物组成	人参、远志、茯苓、茯神、石菖蒲、龙齿
剂型规格	蜜丸,每丸重 6g;水蜜丸
功　能	补益气血,安神定志
主　治	本品为平淡性补益安神剂,临床上主要用于心胆气虚型的神经官能症以及某些体质衰弱型的癔症患者。也可用于气血虚弱的眩晕、心悸、怔忡等症。有人试用于稳定期精神病气血虚弱者,也收到一定的疗效
用法用量	口服,蜜丸每次 1 丸,每日 3 次。水蜜丸每次 9g,每日 3 次,温开水送服
注意事项	本品药性平淡,未发现明显毒性反应。痰热扰心者忌用

十二、强筋壮骨中成药

益 寿 丸

【成分】人参 300g,破故纸 300g,用芝麻炒香熟,何首乌 900g,秦当归 300g,酒洗五加皮 300g,川牛膝 300g,生地黄 300g,枸杞子 300g。(《摄生众妙方》)

【功能】补益肝肾,滋精养血,强壮筋骨。适用于精血衰少,须发早白,腰膝酸痛,精力衰减者服用。

【用法】上药各为末,炼蜜丸如梧桐子大小,每服 50 丸,白汤送下。

养血荣筋丸

药物组成	当归、鸡血藤、伸筋草、赤芍、油松节、补骨脂
剂型规格	大蜜丸,每丸重 9g
功　能	养血荣筋,祛风通络
主　治	主要用于跌打损伤日久引起的关节疼痛,屈伸不利,肢体麻木,肿胀陈旧性疾病。也可用于病程较长的风寒湿痹引起的肌肉关节疼痛
用法用量	每服 1～2 丸,每日 2 次,温开水送服
注意事项	本品孕妇忌服

骨　仙　片

药物组成	熟地黄、女贞子、白仙茅、牛膝、骨碎补、防己、枸杞子、乌豆等
剂型规格	片剂
功　能	填精补肾，强筋壮骨，舒筋活络，养血止痛
主　治	临床上主要用于骨关节增生症。如骨质增生症，膝关节骨质增生症，腰、颈椎骨质增生症及诸关节骨刺等，也可用于肥大性颈椎病及脊柱炎的治疗
用法用量	口服，每次4～6片，每日3次，30～50天为1个疗程。温开水送服。部分患者服药后可见口干、口苦、多梦等反应，可在饭后服用或以淡盐水送服
注意事项	感冒发热者忌用

健　步　丸

药物组成	黄柏(盐炒)、知母(盐炒)、熟地黄、当归、白芍(酒炒)、牛膝、豹骨(制)、龟甲(制)、陈皮(盐炒)、干姜、锁阳、羊肉
剂型规格	糊丸，每8丸重约1g
功　能	补肝肾，强筋骨
主　治	本品临床常用于治疗腰膝酸软，下肢痿弱，步履艰难等症。西医诊断之小儿麻痹后遗症，关节炎，进行性肌营养不良症，佝偻病，进行性肌萎缩脊髓侧索硬化症，末梢神经炎，脊髓空洞症，重症肌无力等见上述表现，属肝肾阴虚，阴血亏虚所致者，均可选用本品治疗
用法用量	口服，每次9g，每日2次，淡盐水或温开水送服
注意事项	凡属风寒痰所致者禁用

十三、抗衰老中成药

熟　地　黄　丸

【成分】牛膝、当归、川巴戟、肉苁蓉、山茱萸、枸杞子、白茯苓、菟丝子各75g，覆盆子、五味子、川芎各100g，防风125g，杜仲75g，肉桂50g，石斛75g，续断75g，熟地黄100g。(《泰定养生立论》)

【功能】滋补肝肾。适用于肝肾亏虚所致衰老，症见目昏眼花，迎风流泪，头晕耳鸣，腰膝酸痛，筋骨痿软症。

补天大造丸

【成分】侧柏叶、熟地黄、生地黄、牛膝、杜仲、天冬、麦冬、陈皮、干姜、白术、五味子、黄柏、当归身、小茴香、枸杞子。(《体仁汇编》)

【功能】补阳滋阴。适用于肾阴肾阳俱衰所致的衰老,症见腰膝无力,口渴烦热。《医部全录》云:"此方专滋养元气,延年益寿,若虚劳之人,房事过度,五心烦热,服之神效。"

【用法】每日空腹服100粒,有病者日服2次。

抗老防衰丹

药物组成	黄芪、枸杞子、葡萄干、紫河车、茯苓、丹参、何首乌、桑椹
剂型规格	丸剂,每100粒重10g,每瓶装6g(60粒)
功　能	补固精气,通调脉络,抗老防衰
主　治	本品临床常用于脏腑功能减退,精气营血损耗所致之各种早老衰弱症,精神疲惫,记忆力减退,心悸气短,食欲缺乏,腰腿酸软,耳聋眼花,须发早白等
用法用量	口服,每次6g(60粒),每日2次,温开水送服
注意事项	感冒期间停服

金匮肾气丸

金匮肾气丸是由干地黄、山药、山茱萸、泽泻、茯苓、牡丹皮、桂枝、附子8味中药组成。它有8大适应证,称之为抗衰老妙方。

①利尿:症见口渴,饮水就要排尿,夜间夜频,小便失禁,小便减少,排尿不畅者。男性前列腺肥大排尿困难,甚至需插导尿管,到了非手术不可的程度,服用金匮肾气丸,连续4个月后,就能顺利排尿;膀胱炎引起尿频、尿急、尿痛者服用金匮肾气丸亦能驱除病魔;糖尿病多饮多尿者,服金匮肾气丸亦有良效。

②治口渴、口干:口渴指咽干思饮水者;口干指缺乏唾液而口腔舌头干燥,但并不想喝水者,均可服用金匮肾气丸。糖尿病口渴欲饮者服之有显效。

③治腰痛:老年腰痛和产后腰痛者,都可服用金匮肾气丸治疗。

④治手足燥热:自觉手足心发热的人,服金匮肾气丸后燥热自除。

⑤治知觉、运动麻痹:多以下身为主,并有疼痛者,服金匮肾气丸可令知觉恢复,运动麻痹消除。

⑥治下肢乏力或无力:行走不便,或有轻度水肿者,服金匮肾气丸后,行走健步有力,水肿自然消失。

⑦治阳痿：老年人性欲减退，并发展为阳痿者，服金匮肾气丸后，可重振男子雄风，恢复老年人应有的正常性生活。

⑧治视力减退：老花眼、老年性白内障服用金匮肾气丸后，可望60％视力提高，使需要手术者降到20％。服药3周后即可见视力增高，服用1年后，视力可提高0.3～0.4。

据现代药理研究认为：附子可以复活衰退的细胞，改善细胞的新陈代谢，并促使另7味药发挥协同作用；牡丹皮可调节血液循环，改善生理功能；茯苓、泽泻可调节泌尿系统，排除体内有害物质；熟地黄、山药、山茱萸滋补细胞、强化内分泌功能，具有强身健体的作用；桂枝除镇静外，尚有发挥群药协同之功。金匮肾气丸确为抗衰老和防治老年病的良药。

黄 精 丸

【成分】当归、黄精。（清宫秘方）

【功能】养血补气。适用于气血双亏所致衰老，症见腰酸腿软，舌燥咽痛。

【用法】每服1个蜜丸，1日2次，温水下。

十四、抗疲劳、改善亚健康状态的中成药

鹿 茸 精

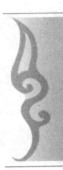

药物组成	梅花鹿鹿茸的醇提取物
剂型规格	口服液，每瓶50ml，每10ml相当于去皮鹿茸1g
功　能	滋补强身
主　治	本品具有良好的强壮作用，能提高机体的工作能力，改善睡眠和食欲，有性激素样作用。临床常用于治疗神经衰弱，低血压，小儿发育不良，各种原因引起的贫血，慢性溃疡经久不愈，妇女带下，月经不调，不孕等属阳气虚弱所致者
用法用量	口服，每次0.5～2ml（10～40滴），每日2～3次，饭前半小时服
注意事项	①凡属阴虚为患者慎用 ②服药期间忌生冷，适劳累

阿胶维他晶

【成分】阿胶、人参、菊花、麦芽等。

【方义分析】肝主疏泄，脾主运化，肝藏血，脾统血，病后气血虚弱者多责之于

肝脾。故方中用阿胶甘平以补养肝血为主药。人参补脾胃,助运化;麦芽消食和胃,以资气血生化之源;菊花疏风清肝均为本方辅佐药。全方合用具有养血益气,疏肝健脾之功。

【临床运用】本方味甘气清,补而不滞,多用于治疗气虚血亏所致的眩晕、胁痛、纳差、气短等症。运用指征:面色淡白,头晕眼花,唇甲不华,胁肋隐痛,短气乏力,纳差食少,月经过多,苔薄白,舌质淡,脉细弱。西医称之贫血、慢性肝炎、亚健康,以及老人、病后虚弱见上述临床表现者,可用本方做辅助治疗。

【制剂与规格】结晶剂。每瓶 200g。

【用法与用量】口服。温开水冲,每日 3 次,每次 20g。

【注意事项】脾胃湿热者忌服。

十五、养颜护肤美容的中成药

胡桃阿胶膏

【成分】大枣(去核)500g,核桃肉、黑芝麻(炒熟)、龙眼肉各 150g,阿胶、冰糖各 250g,黄酒 500ml。

【功能】此膏功能补肾养血,润肤美容。华东地区一些女青年经常服用"胡桃阿胶膏",皮肤变得细腻光滑,白里透红,面色更加俏丽。

【用法】先将大枣、胡桃肉、龙眼肉、黑芝麻研成细末;阿胶浸于黄酒中 10d,然后与酒一起置于陶瓷容器中隔水蒸,使阿胶完全溶化,再加入大枣、胡桃、龙眼肉、黑芝麻末调匀,放入冰糖再蒸,至冰糖溶化,即成护肤美容珍品"胡桃阿胶膏",制成后用于净容器装好封严;每日清晨取 1~2 匙,用开水冲服。

七宝美髯丹

【成分】生首乌、当归、茯苓、怀牛膝、枸杞子、补骨脂、菟丝子、黑芝麻。(《明代邵应节》)

【功能】补益肝肾,益气养血,添精益髓,乌黑须发,美颜延年。适用于肝肾虚损引起的各种慢性病,尤宜用于须发早白、脱发、齿牙动摇、腰膝酸软。

首 乌 丸

药物组成	何首乌(制)、地黄、牛膝(酒制)、桑椹浸膏、女贞子(酒制)、墨旱莲浸膏、桑叶(制)、黑芝麻、菟丝子(酒蒸)、金樱子浸膏、补骨脂(盐炒)豨莶草(制)、金银花(制)

(续 表)

剂型规格	水丸,每 50 粒重 3g
功 能	补肝肾、强筋骨、乌须发
主 治	本品有效维持机体的免疫功能,从而达到抗老抗衰的目的。临床多用于治疗肝肾不足所致之腰膝酸软,须发早白,头晕眼花,耳鸣耳聋、男子遗精,女子经少等症
用法用量	口服,每次 6g,每日 2 次,温开水送服
注意事项	①忌食辛辣刺激之品 ②感冒期间停服

南宁生发片

药物组成	制何首乌、桑椹、女贞子等
剂型规格	片剂
功 能	滋补肝肾,补血生发
主 治	本品主要治疗肝肾亏损,营血不足所致之全秃、斑秃及脂溢性脱发等病
用法用量	口服,每次 6 片,每日 3 次,饭后服。儿童酌减,连续服 1～3 个月
注意事项	①凡属情志刺激所致之血热或血瘀脱发者不宜用。 ②服药期间忌辛辣刺激之品

十六、增强性功能中成药

熬 牛 鞭 膏

【成分】整牛鞭 1 条,黄酒 100ml,葱末 25g,姜末 20g,大枣、核桃肉、龙眼肉、芝麻末各 150g,冰糖适量。

【功能】此膏系滋补佳品,可补肾壮阳,对老年人则有强身抗寒作用,亦有良好的增强性功能作用。

【用法】牛鞭用清水泡透后用剪刀剖开,去掉里面沿尿道管上的一层衣,整条牛鞭入锅烧开取出切成薄片,放入高压锅加适量水,放进酒、葱、姜末旺火烧开,直烧到筋酥汤浓时,加进大枣、核桃、龙眼、芝麻末,再文火烧之,待汤像薄浆糊状,加冰糖到甜为止,冷却后即成牛鞭膏。每天早晨服 1 小碗(隔水蒸热)连服数天。

至宝三鞭丸

中成药至宝三鞭丸源于南宋宫廷御方,距今已有700多年的历史,是国家首批中药保护品种之一。

至宝三鞭丸由天然动植物三鞭、人参、鹿茸、海马、蛤蚧、当归、何首乌等40余种药材制得,主要原料"三鞭"是海狗鞭、广狗鞭和梅花鹿鞭。经现代科学研究发现,海狗鞭中的性活性因子含量大大高于其他动物鞭,而人参、当归、枸杞子等分别含有生物活性物质,如人参皂苷、卵磷脂、羟基、糖苷和其他各种甾体皂苷。其中人参皂苷能增强人的心肌功能,卵磷脂是构成细胞膜与神经组织尤其是脑脊髓的成分,故能用于神经衰弱,促进血液再造,其药理作用非常符合现代医学科学理论。

为进一步验证至宝三鞭丸的治疗效果,近年山东大学生物系对其药理作用进行了实验研究,上海内分泌研究所、中山医科大学第一附属医院、山东医科大学附属医院等进行了临床疗效观察及研究,取得了大量的科学数据,进一步证明,该药生精补血、健脑强身之功效是确切的,且只要使用合理,未发现不良反应。

药理及临床研究表明,至宝三鞭丸可以提高人体免疫功能,从而提高人体抵御疾病的能力。至宝三鞭丸中仅含微量的天然雄性激素,不足以影响人的性功能。其作用机制在于促进和调节神经、内分泌系统的功能,促进性腺激素的形成及睾酮在睾丸局部浓度的提高,改善生殖系统的血液循环,增强精子活力,从而改善、调节性功能,适用于性功能低下,特别是偏阳虚、气虚或合并糖尿病的患者。由于至宝三鞭丸有助于改善血液循环,因而对于改善工作过度紧张引起的神经衰弱、失眠、健忘、身疲体倦、食欲缺乏、性功能减退等症状,加速体力恢复有所裨益。

男　宝

药物组成	人参、鹿茸、海马、阿胶、驴肾、黄芪、山茱萸等
剂型规格	胶囊剂,每盒20粒
功　能	壮阳补肾
主　治	本品为温补肾阳之剂,临床常用于治疗肾阳不足引起的阳痿、滑精,腰膝酸痛,阴囊湿冷,精神萎靡,食欲缺乏,年久不育等病症
用法用量	口服,每次2～3粒,每日2次,早晚服用
注意事项	①凡属湿热下注所致者忌用 ②忌生冷,适劳逸

十七、延年益寿中成药

龟　龄　集

【成分】鹿茸、穿山甲、石燕子、麻雀脑、海马、紫鹃花、旱莲草、当归、槐角子、枸杞子、杜仲、肉苁蓉、锁阳、牛膝、补骨脂、茯苓、熟地黄、生地黄、菊花、青盐《清代宫廷方》。

【功能】温肾助阳,补益气血,适用于阳痿、遗精、头昏眼花、步履艰难、腰腿痛软、神倦乏力等症。本成药以龟龄作名,取龟鹤长寿,喻可增寿之意。

【用法】服5粒,黄酒送下。

五加参冲剂

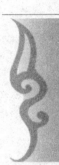

【药物组成】刺五加浸膏、砂糖适量。

【方义分析】本品系刺五加中提取的有效成分制成,具有类似人参的滋补强壮作用。据药理研究,刺五加含刺五加苷和维生素 A、维生素 B_1、维生素 B_2、维生素 C、维生素 D、维生素 E 及黄酮等,具有提高各器官的功能、增强机体的非特异免疫力,抗疲劳、抗辐射,调节人体功能,调整血压,增加冠脉血流量等作用。

【临床运用】本品对调节人体功能、增加机体的抗病能力有显著作用,是良好的扶正固本药。本品具有刺五加的清香气味,甘甜可口,营养丰富,久服能增加食欲,宁神益智,补肾健脾,对神经衰弱、失眠多梦、体虚乏力等病症均可应用。

对冠心病、白细胞减少症、慢性气管炎等有良好的治疗效果。对预防急性高山反应有显著作用。

此外,本品有良好的延年、抗疲劳作用,脑力工作者,运动者和青少年学生皆宜于服用。

【剂型与规格】冲剂。每块 12.25g,每盒 12 块。

【用法与用量】口服。每次 1 块,日服 2 次,用开水冲化后饮用。

【注意事项】风热外感时停服,如继续服用,可有咽干等不适感觉。

十八、增强妇女体质的补益类中成药

乌鸡白凤丸

家喻户晓的乌鸡白凤丸,其实是由乌鸡、人参、黄芪、白芍、当归、熟地黄等药物组成的,它具有补气养血、滋阴助阳、柔肝调经、健身益智等功能,适用于气虚血亏引起的月经不调、崩漏带下、腰酸腿软、行经腹痛、体弱乏力、产后虚弱、阴虚盗汗等。乌鸡白凤丸不仅是妇女的滋补良药,近年来,人们通过对该药的研究,发现它还有如下用途。

①治疗血小板减少性紫癜:凡经中西药治疗无效,血小板计数持续低于5万,且有多部位出血而无明显诱因者,可用乌鸡白凤丸进行治疗。用法是,每日1~2次,每次服1丸,连服1~3个月。

②治疗再生障碍性贫血:若患者属于肝肾亏损者,可用乌鸡白凤丸进行治疗。用法是,每日3次,每次服1丸;若再配以人参养荣汤,则效果更佳。

③治疗气血不足所致的神经性耳鸣:用法是,每日2~3次,每次1丸,服完2盒为止。

④治疗慢性肝炎:每日2~3次,每次1丸,疗程为1~6个月。

⑤治疗阴虚盗汗:盗汗患者可在每晚临睡前以淡盐开水送服乌鸡白凤丸2丸,7日为1个疗程。若病未痊愈,可再服药1个疗程。

⑥乌鸡白凤丸还可以用来治疗阳痿:患者可用适量米醋调服药丸,每日2次,每次2丸。

在服药期间,部分病人可能会出现口干舌燥现象,此时不必停药,只要多饮水即可。另外,乌鸡白凤丸对于温热内盛的病人也不适用。服药时,患者还应忌食生冷和辛辣等刺激性食物。若有伤风感冒或里实热证及其他急性病发作,则应暂停用此药。

加味益母草膏

【药物组成】益母草、当归、川芎、白芍(酒炒)、熟地黄。

【方义分析】本方系由四物汤(当归、川芎、白芍、熟地黄)加益母草而成。主治血虚、血滞引起的月经不调、经期腹痛、产后瘀血腹痛诸证。故方中重用益母草为君,活血化瘀,调经止痛。四物汤养血活血,祛瘀生新,共为臣药,辅助君药养血活血,合方共奏养血祛瘀、调经止痛之功。

【临床运用】本方为养血调经之剂,临床常用于月经不调,经期腹痛,产后瘀阻等证。其主要特征为:经期错乱,经水短少,经行腹痛,产后瘀血腹痛或恶露不尽,舌质暗淡,苔薄白,脉沉细。

【制剂与规格】煎膏剂。

【用法与用量】口服。每次10~15g,每日2次。

十九、历史名人使用过的补益中成药

1. 驻颜圣药蜂王浆

据古埃及历史记载,女王克里奥佩特拉用蜂王浆来帮助她保持健康和美丽,因此,在当时她一直被称为最美丽动人的女子,连她的手下女仆都得发誓对女王的美容秘诀保密。如果谁泄漏了这个秘密,就会受到严厉地惩罚。人类健康来自自然,真实动人,任何美容剂难以代替。

蜂王浆中含有丰富的维生素,能对人体进行全面的滋养,对人体的脂肪和糖代谢起到良好的平衡调节作用,能把肥胖病人的高血脂、高血糖降为正常,通过调节机体新陈代谢,增强人体的免疫功能,使人寿命延长。在人的外观上表现最为明显,脸部和头发显示出青春活力,起到了不可代替的美容效果。据科学实验证明:雌性激素能保持皮肤湿润,毛发的生长和防止颈、脸部皮下脂肪减少。蜂王浆是最佳的性激素补充之物,每 100g 新鲜蜂王浆中含雌二醇 416.7mμg(毫微克)。睾酮 108mμg,孕酮 305mμg。蜂王浆中性激素含量对人体非常恰当,而且是纯天然的性激素,无化学合成性激素的不良反应。

2. 康熙与益寿秘方——萃仙丸

在清朝历史上,康熙是比较长寿的一个皇帝,仅次于他的孙子——乾隆。康熙能活到年近古稀,与他中年(40 岁)以后据一张秘方长期进补不无关系。

据史书记载,康熙三十二年某日,大臣王某上朝奏事,康熙见其鹤发童颜,步履稳健,便问他:"卿年几何?"王某答曰:"臣不敢瞒,年已 80 矣。"又问"卿服食何药饵否?"答曰:"臣有一部下,尝献一方,名'萃仙丸',臣连服此丸几十年而有此容。"康熙龙颜大悦,即命王将处方递交太医院审阅,依方炮制后呈上,处方如下:

白莲蕊、川续断、炒韭子、枸杞子、芡实、沙蒺藜、何首乌、菟丝子、核桃肉、补骨脂、覆盆子、龙骨、怀山药、茯苓、金樱子、人参、莲肉、鱼鳔、炼蜜为丸。

据说本方乃古时一群神仙聚首时拟就,故名"萃仙"。方中除人参一味较贵重外,其余都不过是价廉易得之品。中医认为有健脾益气,滋肾养肝,补心敛精作用,简言之就是扶正固本。

3. 慈禧与菊花延龄膏

菊花盛开时节,取菊花瓣洗净,加水煎透,去渣熬为浓汁,再拌入适量蜂蜜而成膏状,每次 10g,温开水冲服,每日 3~4 次。据《慈禧光绪医方选议》载:菊花延龄膏是老佛爷常用方,药仅菊花 1 味。

《本草秘录》谓:"菊花有野种、家种之分,其实,皆感金水之精英而生者也。但家种为佳。补多于泻,野菊味苦,泻多于补。"《牧竖闲谈》云:"真菊延龄,野菊泻火"。由此可知,菊花除疏风泄热、清肝明目、解毒消肿外,尚具滋补作用,只是"不可责以近攻"，故多制成膏剂服用。据宫廷医案记载，慈禧肝经有火，肺胃积热，又届耄老之年，故服用补泻兼施的菊花延龄膏，可谓一举数得。

4. 元代忽思慧长寿方——琼玉膏

元代御医忽思慧，是元朝皇帝忽必烈的饮膳太医，他设计了许多药膳方剂，供皇帝享用，并著有《饮膳正要》，留传至今，对我国药膳的发展起了重要作用。

忽思慧所著《饮膳正要》中，有抗衰老的方剂 24 个，其中最著名的长寿处方曰"琼玉膏"。据忽思慧说："此膏填精补髓，肠化为筋，万神具足，五藏盈溢，发白变黑，返老还童。"这种说法，虽不免有些言过其实，但从药膳配方分析，全是具有抗衰老作用的滋补药物，也可见琼玉膏的功效。

现将琼玉膏的配方与制作方法介绍如下。

配方：新罗参(去芦)1kg，生地黄(汁)8kg，白茯苓(去黑皮)2.45kg，白蜂蜜(炼净)5kg。

制作：将人参、茯苓粉碎成细末，用生丝绢将蜂蜜滤过，生地黄取汁去滓，然后将 4 味药物合在一起，放入瓷器内拌匀，用净纸 30 层封闭，隔水用桑柴火文火煮 3 昼夜，取出后取蜡纸数层包瓶口，放入水井口，去火毒，然后再隔水煮 1 日，出水气，取出开封即成。每日空腹服 3g。常服，对体弱者疗效甚佳。

二十、应用补益中成药需要注意的问题

1. 以补为妙，滥用补药

随着经济和生活条件的改善，人们对延年益寿的渴望和追求越来越大。补益强身之中成药愈来愈多，如人参蜂王浆、双宝素、生脉饮、龟龄集、男宝、振雄丹，服用后以期强身健体。殊不知中医有"虚则补之"的原则，人体虚有气虚、血虚、阴虚、阳虚之不同，若气虚患者服用滋阴药，阴虚患者服用补阳药、补气药，往往只能加重病情。临床上笔者曾见到阳痿患者滥用"男宝""振雄丸""三鞭丸"而出现湿热壅盛之症，阳痿反而加重；高血压患者滥用人参补气，致血压上升，应当引以为戒。

辨证论治是中医学的精华，亦是中医诊治疾病的基本原则，不论汤剂还是中成药，在使用时都不能违背这一原则，不加辨证地盲目使用中成药，只能延误或加重病情，故为医者在使用中成药时应牢牢记住，应用中成药需辨证，如此方能收到满意的疗效。

2. 药补也得悠着点

一般来说，可作为食疗药膳的药物有 3 类：一类是生姜、桂皮、茴香、花椒、甘草等，这些既是药物，又是传统的食物调料；另一类是莲子、百合、藕节、薏苡仁、赤小豆、大枣、龙眼肉、山药、黑芝麻、马齿苋、荠菜、白茅根等，这些是药物，也可作为食物充饥;还有一类是动物脏器,如鸡肝、猪肾、阿胶、鹿茸等,根据中医"以脏补脏"的原理,这些食物兼具药物功效。而作为食疗药膳的药物则有严格的数量和剂量限制,不能一味地贪多、求大(处方)。然而,目前许多酒店、餐馆推出的药膳菜谱,不仅已远远超出了上述药物范围,而且有的餐馆老板既不懂医,又不懂药,任意加大某些壮阳药的剂量,以达到其赚钱的目的。

中医学认为,是药三分毒,任何药物都有其性味、归经、主治、用量和禁忌,如果不究阳盛阴衰,不讲寒热虚实,也不辨身体胖瘦、体质强弱,更不测血压高低,是否有急、慢性疾病,对任何药膳一概食之,岂非自寻不测? 尤其是在某些药膳宴上,各种药物混杂,药量又无严格掌握,若来者不拒,实在是得不偿失。

3. 怎样服用中成药

中成药的服用法也有学问,一般均采用白开水送服,但有时为了提高其治疗效果,也采用一些特殊服用法,现介绍如下。

(1)黄酒送服法:酒性辛热,具有通经活血、散寒的作用。凡是治疗跌打损伤、风寒湿痹、腰腿肩臂疼痛、气滞血瘀、卒中手足不遂以及步履艰难等疾病的中成药,如跌打丸、七厘散、大活络丸、醒消丸等,都可用温黄酒送服。常用量为15~20ml,并视患者性别、年龄、骨质、酒量而定,勿使之醉为度。

(2)淡盐汤送服:食盐能引药入肾,用于治疗肾亏、肾虚及下焦疾病的成药,如滋补肾阴的六味地黄丸、大补阴丸等,宜用淡盐汤送服,一般用量1.5g盐,加开水半杯溶化即可。

(3)生姜汤送服:生姜有散寒、温胃、止吐等作用。凡是治疗风寒表证、肺寒、虚寒、呃逆等症的中成药,皆可用姜汤送服。一般用量为10g左右,水煎取汤。

(4)米汤送服:米汤富有营养,具有保护胃气作用,凡补气养肠胃、健脾、利膈、止渴、利小便等中成药,如更衣丸、四神丸等,均可选用米汤送下。含贝类等矿物类药难以消化,最好选用稀粥送服,以减少对肠胃的刺激。

另外,尚有藕汁、葱白等汁送服的,就不再赘述。

第六讲　常用补益方剂

　　气、血、阴、阳是人体的物质基础及功能活动的动力,一旦亏损,必然影响人体正常的功能活动,治当补益。由于人之虚损不足有气、血、阴、阳之不同,补益药即具有补益气、血、阴、阳的作用。故本补益药分为补气、补血、气血双补、补阴、补阳、阴阳并补6类。

　　补气类药具有益气补中,健脾养肺的作用,适用于气虚证。症见食少便溏,倦怠乏力,少气懒言,语声低微,面色㿠白,头晕自汗等。

　　补血类药具有养血和血作用,适用于血虚证。症见面色萎白,唇爪淡白,头晕眼花,心悸失眠,毛发枯燥,经少色淡质稀等。

　　气血双补类药具有益气养血作用,适用于气血两亏之证。症见头晕目眩,心悸气短,肢体倦怠,面色无华等。

　　补阴类药具有滋补阴液作用,适用于阴虚证。症见形体消瘦,腰酸腿软,口燥咽干,五心烦热,或潮热盗汗,或失眠、多梦,或咳嗽、咯血,或梦遗、便秘等。

　　补阳类药具有温补真阳作用,适用于阴虚证。症见形寒肢冷,腰膝酸软或冷痛,少腹拘急,小便不利或反频数,或阳痿早泄,或宫寒不孕等。

　　阴阳并补类药具有滋阴壮阳的作用,适用于阴阳两虚证。

1. 补气剂

(1)四君子汤(《和剂局方》)

【组成】　人参6g(或党参12~15g),白术9g,茯苓12g,炙甘草6g。【用法】水煎2次分服。【功效】　补气,健脾,养胃。【主治】　脾胃气虚,运化力弱,饮食减少,大便溏泻,面色萎白,语言轻微,全身无力,舌质淡,苔薄白,脉细弱或沉缓。

(2)七味白术散(《小儿药证直诀》)

【组成】　党参12g,白术、茯苓、藿香、葛根各9g,木香4.5g,炙甘草3g。【用法】　水煎2次分服。【功效】　健脾止泻,解热生津。【主治】　脾胃久虚,纳运不健,身热乏力,大便溏泻。及脾气下脱之消渴,症见烦渴多饮,多食易饥,或纳食减少,尿多脂膏泡沫等。

(3)资生丸(又名资生健脾丸,《先醒斋医学广笔记》)

【组成】　党参、白术各 90g,茯苓、山药、莲子肉、陈皮、麦芽、神曲各 60g,薏苡仁、芡实、白扁豆、砂仁、山楂各 45g,藿香、桔梗、甘草各 30g,白蔻仁 24g,黄连 12g。共为细末,炼蜜为丸,每丸重 9g。【用法】　每次服 2 丸,每日 2 次。【功效】　调理脾胃,益气安胎。【主治】　妊娠脾虚呕吐,或胎滑不固。

(4)八珍糕(《汤头歌诀详解》)

【组成】　党参 90g,白术 60g,陈皮 45g,茯苓、怀山药、莲子肉、薏苡仁、白扁豆、芡实各 180g,粳米、糯米各 2500g。【用法】　共磨细末,加白糖 500g,调匀烤制成糕,作茶点充饥食之。【功效】　健脾补气,强身防病。【主治】　小儿脾胃虚弱,饮食不化,形瘦色萎,腹膨便溏,或机体薄弱,易染感冒等症。

(5)补中益气汤(《脾胃论》)

【组成】　黄芪 15g,党参、白术各 12g,当归 9g,陈皮、炙甘草各 6g,柴胡、升麻各 3g。【用法】　水煎 2 次分服。如为蜜丸,每次 9g,每日 2～3 次,温开水送服。【功效】　调补脾胃,升阳益气。【主治】　①气虚发热。症见身热自汗,渴喜热饮,头痛恶寒,少气懒言,脉虽洪大,按之虚软。②气虚下陷引起的胃下垂,子宫脱垂,脱肛,久泻等一切阳虚下陷之症。

(6)玉液汤(《医学衷中参西录》)

【组成】　生山药 30g,生黄芪 15g,知母 18g,生鸡内金(捣细)6g,五味子、天花粉各 9g,葛根 4.5g。【用法】　水煎 2 次分服。每日 1 剂。【功效】　升气止渴。【主治】　消渴证。口渴引饮,小便频数,或尿有甜味。

(7)玉屏风散(《丹溪心法》)

【组成】　黄芪、防风各 30g,白术 60g。【用法】　研为细末,每次 6g,每日 2～3 次,温水调下。【功效】　补气,固表,止汗。【主治】　表虚自汗,以及体虚易于感冒者。

(8)保元汤(《博爱心鉴》)

【组成】　黄芪 18g,党参 15g,炙甘草 3g,肉桂(春夏)1.5g、(秋冬)2.4g,生姜 2 片。【用法】　水煎 2 次分服。【功效】　补气温阳,托里排毒。【主治】　虚损劳怯,元气不足,倦怠无力,少气畏寒,亦治痘疮阳虚,塌陷不起。

(9)生脉散(《内外伤辨惑论》)

【组成】　人参 6g(或党参 15g),麦冬 12g,五味子 6g(打碎)。【用法】　水煎服。【功效】　益气敛汗,养阴生津。【主治】　①暑热伤气,汗出过多,气津两伤,症见口干作渴,气短懒言,肢体倦怠,眩晕少神,脉虚;②久咳不止,肺虚阴伤,症见呛咳少痰,短气自汗,口干舌燥,脉虚等症。

(10)独参汤(《校注妇科良方》)

【组成】　人参 30g。【用法】　水煎成浓汁(宜慢火煎),不拘时一次服下。【功效】　补气固脱。【主治】　大出血,创伤性休克,心力衰竭,或妇女血崩、产后血晕,或大汗、大下之后,以及其他重危病,症见面色苍白、精神淡漠、肢冷、汗多、脉微细欲绝等。多用于重病的抢救。

(11)升压汤(经验方)

【组成】 党参、黄精、炙甘草各30g。【用法】 水煎浓汁,顿服。【主治】 用于抢救休克、血压下降的病例有一定的作用。

2. 补血剂

(1)四物汤(《仙授理伤续断秘方》)

【组成】 熟地黄15g,当归12g,白芍9g,川芎6g。【用法】 水煎浓汁,分2次服。【功效】 补血调经。【主治】 血虚血滞所致的月经不调、痛经、崩漏,以及一切血虚证而见脉细、舌质淡者。

(2)补肝汤(《医宗金鉴》)

【组成】 即四物汤加酸枣仁、木瓜、炙甘草所组成。【功效】 养血柔肝。【主治】治肝血不足,头目眩晕、少寐、妇女月经量少,以及血不荣筋,肢麻;转筋(腓肠肌痉挛)、爪甲不荣等症。必要时还可加入鸡血藤、桑寄生、续断、枸杞子、怀牛膝等药。

(3)当归补血汤(《内外伤辨惑论》)

【组成】 炙黄芪30g,当归(酒洗)6g。【用法】 水煎取浓汁服。【功效】 补气生血,退热托疮。【主治】 劳倦内伤,或大失血后,气弱血虚,阳浮外越。症见肌热面赤,口渴欲饮,脉洪大而虚,重按全无;以及妇女经期、产后血虚发热、头痛。或疮疡滞后,久不愈合者。

(4)归脾汤(《济生方》)

【组成】 人参3g(或党参12g),炙黄芪15g,炒白术、茯苓、当归、炒枣仁、龙眼肉各9g,远志6g,木香3g,炙甘草4.5g,生姜2片,大枣3枚(擘)。【用法】 水煎2次分服。丸剂每次9g,每日2~3次服。【功效】 健脾养心,益气补血。【主治】 心脾亏损,气血不足,惊悸怔忡,失眠健忘,食少体倦;及妇女脾虚气弱,崩漏下血之症。

(5)炙甘草汤(又名复脉汤,《伤寒论》)

【组成】 炙甘草15g,人参6g(或用党参15g),生地黄30g,桂枝、阿胶(烊化)、麦冬、麻仁、生姜片各9g,大枣10枚(擘)。【用法】 酒水各半同煎2次分服。【功效】 益气养血,通阳复脉,滋阴宁神。【主治】 气虚血少所致的心悸、脉结代,舌光少苔;或虚劳肺痿,症见咳吐涎沫,虚烦不寐,或羸瘦身热,自汗盗汗,咽干舌燥,大便干,脉虚数者。

(6)当归散(《金匮要略》)

【组成】 当归、芍药、川芎、黄芩各500g,白术250g。【用法】 共为细末,每次6g,每日2次,温黄酒送服。【功效】 养血安胎,除湿清热。【主治】 妊娠期间,湿热内蕴,胎动不安。

(7)加减复脉汤(《温病条辨》)

【组成】　炙甘草 15g,生地黄、白芍各 18g,麦冬 15g,阿胶(烊化)、火麻仁各 9g。【用法】　水煎 2 次分服。【功效】　滋阴补血,清热复脉。【主治】　热病伤阴,身热面赤,口干舌燥,脉虚大,手足心热甚于背者。

(8)风湿性心脏病方(经验方)

【组成】　党参、黄精(或生地黄)、炒枣仁(或柏子仁)各 12g,当归(或丹参)、白术、茯苓各 9g,远志 6g,生龙齿(或龙骨)9～30g,炙甘草 15g,生姜 3 片,大枣 3 枚(擘)。【用法】　水煎 2 次分服。【功效】　益气补血,养心安神。【主治】　风湿性心脏病,心悸,胸闷,短气。风湿病活动期加荆芥 6g,苏叶 4.5g;心力衰竭加麦冬 12g,五味子 9g,人参 6g;咳嗽加紫菀、桔梗各 9g;咯血加小蓟炭、藕节炭各 15g,仙鹤草 30g;血量过多加人参 24～30g,急煎顿服;水肿者党参用量加倍,茯苓改茯苓皮 15～30g。

(9)治心脏病方(经验方)

【组成】　当归、夜交藤各 12g,沙参、牡丹皮各 9g,没药、炙甘草各 6g,琥珀粉 3g(2 次冲),朱砂 1.5g(2 次冲)。【用法】　水煎 2 次分服。【功效】　养血宁心,除烦安神。【主治】　风湿性心脏病,二尖瓣闭锁不全,心悸,失眠,烦躁,听诊有杂音,初期的心衰水肿等。

(10)白术散(《金匮要略》)

【组成】　白术、川芎各 120g,蜀椒、牡蛎各 90g。【用法】　共为细末,每次 6g,日 3 次服。温黄酒送服。【功效】　助气益血,温中散寒,健脾养胎。【主治】　妊娠脾胃寒湿,痰饮气逆,胎动不安,或胎痿不长。

3. 气血双补剂

(1)八珍汤(《正体类要》)

【组成】　熟地黄、党参各 12g,当归、白芍、白术、茯苓各 9g,川芎 6g,炙甘草 3g,生姜 3 片,大枣 4 枚(擘)。【用法】　水煎 2 次分服。【功效】　补气益血。【主治】　心肺亏损,脾胃不足,或失血过多,见形体消瘦,肌肤萎黄,面色苍白,饮食减少,精神困倦;或身热虚烦口干,或疮痈难愈,溃而难敛等症。

(2)十全大补汤(《太平惠民和剂局方》)

【组成】　人参,肉桂去粗皮,川芎,地黄洗.酒蒸.焙,茯苓,白术,甘草炙,黄芪,川当归洗.去芦,白芍药各等份。【用法】　上为细末,每服 10g,用水 1 盏,加生姜 3 片,枣子 2 个。【功效】　温补气血。【主治】　气血不足,饮食减少,久病体虚,脚膝无力,面色萎黄,精神倦怠,以及疮疡不敛,妇女崩漏等。

(3)人参养营汤(《和剂局方》)

【组成】　人参 6g(或党参 15g 代),黄芪 15g,熟地黄 12g,当归、芍药、茯苓、白术各 9g,肉桂 3g,陈皮 4.5g,远志、五味子、炙甘草各 6g,生姜 3 片,大枣 3 枚(擘)。【用法】　水煎 2 次分服。【功效】　益气补血。【主治】　脾肺气虚,营血不足。症

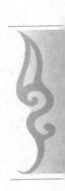

见惊悸、健忘,虚热,自汗,食少无味,身倦肌瘦,皮肤枯燥,或毛发脱落者。及溃疡血气不足以致寒热不退,肢体倦怠,面黄消瘦,食少气短,疮口不敛者。

(4)圣愈汤(《兰室秘藏》)

【组成】 党参30g,黄芪、熟地黄各15g,当归、芍药各9g,川芎6g。【用法】水煎2次分服。【功效】 补气养血。【主治】 一切失血过多,或气血俱虚,烦渴燥热,睡眠不宁,或疮疡脓血太多,心烦口渴,体倦少食等阴虚气少血脱之症。

(5)泰山磐石散(《景岳全书》)

【组成】 党参、黄芪、熟地黄各12g,当归、炒白术、续断各9g,白芍、黄芩各6g,川芎、砂仁、炙甘草各3g,糯米1撮。【用法】 水煎3次分服。【功效】 益气补血,固肾安胎。【主治】 妇女气血两虚,胎元不固,胎动不安,腰背酸痛,脚软无力,屡有堕胎之患者。

(6)参术饮(《丹溪心法》)

【组成】 党参15g,熟地黄12g,白术、姜半夏、当归、白芍各9g,川芎4.5g,陈皮、甘草各3g,生姜2片。【用法】 水煎2次分服。【功效】 益气养血,健脾除湿。【主治】 妊娠转胞,脐下急痛,小便不通。

4. 补阴剂

(1)六味地黄丸(《小儿药证直诀》)

【组成】 熟地黄24g,山萸肉、炒山药各12g,牡丹皮、茯苓、泽泻各9g。【用法】以上为原方丸剂的比例剂量,炼蜜为丸。每次6~9g,每日2~3次,淡盐汤送服。在临床上常作以适量汤剂,水煎2次分服。【功效】 滋阴补肾。【主治】 肾阴不足,精血亏乏。见腰膝萎软,手足心热,骨热酸痛,或脚根痛,精神萎靡,或烦躁不安,头痛、眩晕、耳鸣,齿摇,遗精,盗汗,面色苍白或灰暗,目眶圈黑,或消渴引饮,小便淋沥,舌质红,苔白滑,脉弦紧或沉细而不鼓指者,以及小儿发育不良。

(2)知柏地黄丸(又名知柏八味丸、滋阴地黄丸,《景岳全书》)

【组成】 熟地黄240g,山药、山萸肉各120g,牡丹皮、茯苓、泽泻、知母、黄柏各90g。【用法】 共为细末,炼蜜为丸,梧桐子大。每次9g,每日2~3次;饭前空腹淡盐汤送下。【功效】 滋阴降火。【主治】 适用于阴虚火旺,骨蒸盗汗,面红口干,虚烦失眠,腰背酸痛,下焦湿热等症。若治隐性血尿,可加白茅根、蒲黄炭;治慢性尿路感染,加金银花、连翘、车前子等。

(3)杞菊地黄丸(《医级》)

【组成】 上方六味地黄丸加枸杞子120g,菊花90g。【用法】 以上为原方丸剂的比例剂量,炼蜜为丸。每次6~9g,每日2~3次,淡盐汤送服。在临床上常以适量汤剂,水煎2次分服。【功效】 养肝明目。【主治】 适用于肝肾不足,头昏目眩,视力减退,目涩,羞明流泪等症;可用于高血压属于阴虚阳亢者。

(4)麦味地黄丸(又名八仙长寿丸,《医级》)

【组成】　六味地黄丸加麦冬、五味子各 60g。【用法】　以上为原方丸剂的比例剂量,炼蜜为丸。每次 6~9g,每日 2~3 次,淡盐汤送服。在临床上常以适量汤剂,水煎 2 次分服。【功效】　滋肾润肺。【主治】　适用于肺肾阴虚,咳嗽气喘,食少痰多,或便溺数涩,足膝无力,形瘦盗汗,内热作渴,或咳痰带血,口干咽燥等症。

(5)都气丸(又名七味都气丸,《医宗己任编》)

【组成】　六味地黄丸加五味子60g。【用法】　以上为原方丸剂的比例剂量,炼蜜为丸。每次 6~9g,每日 2~3 次,淡盐汤送服。在临床上常作以适量汤剂,水煎 2 次分服。【功效】　补肾纳气。【主治】　精虚气喘,呃逆等症。

(6)归芍地黄丸(又名归芍六味丸,《汤头歌诀正续集》)

【组成】　六味地黄丸加当归、芍药各90g。【用法】　以上为原方丸剂的比例剂量,炼蜜为丸。每次 6~9g,每日 2~3 次,淡盐汤送服。在临床上常作以适量汤剂,水煎 2 次分服。【功效】　补肾养肝。【主治】　适用于肝肾阴虚,头目昏眩,耳鸣,腰背酸痛,腿弱无力及月经不调等症。

(7)耳聋左慈丸(又名柴磁地黄丸、耳鸣丸,《全国中药成药处方集》)

【组成】　六味地黄丸加柴胡、煅磁石各30g。【用法】　以上为原方丸剂的比例剂量,炼蜜为丸。每次 6~9g,每日 2~3 次,淡盐汤送服。在临床上常作以适量汤剂,水煎 2 次分服。【功效】　滋阴潜阳。【主治】　适用于肾虚火升,见耳聋,耳鸣,眩晕等症。

(8)大补元煎(《景岳全书》)

【组成】　熟地黄15g,怀山药、党参、枸杞子各12g,山萸肉、杜仲、当归各9g,炙甘草6g。【用法】　水煎 2 次分服。【功效】　滋阴补肝,益气养血。【主治】　肝肾阴虚,气血两亏。见腰痛腿软,体虚神倦,气短,头昏,头痛,耳鸣等症。

(9)左归饮(《景岳全书》)

【组成】　熟地黄 18~30g,山药 12 克,枸杞子、茯苓、山萸肉各 9g,炙甘草4.5g。【用法】　水煎 2 次分服。【功效】　补肾养阴。【主治】　肾水不足,腰酸腿软,虚热往来,自汗盗汗,口燥舌干,或肝虚头晕,眼花耳鸣,舌光少苔,脉细数。或热病之后,阴液亏损,唇舌焦黑,大渴引饮等症。

(10)左归丸(《景岳全书》)

【组成】　熟地黄 240g,山药、山萸肉、菟丝子、枸杞子、鹿角胶、龟板胶各 120g,怀牛膝90g。【用法】　共为细末,炼蜜为丸,每丸重9g,每次 1 丸,每日 2~3 次,温水或淡盐汤送服。也可适量作汤剂,水煎 2 次分服。【功效】　补肝肾,益精血。【主治】　适用于年老早衰,或久病体弱,肝肾精血亏损。症见身体消瘦,腰腿酸软,眩晕眼花,耳鸣失聪,盗汗遗精,小便不禁,口干咽燥等。

(11)大补阴丸(《丹溪心法》)

【组成】　黄柏(盐炒)、知母(盐炒)各120g,熟地黄、龟甲(酥炙)各180g。【用法】 共研末,用蒸熟猪脊髓和蜜为丸,梧桐子大。每服6~9g,每日2~3次,空腹淡盐汤送服。也可适量改汤剂,水煎2次分服。【功效】 滋阴降火。【主治】 肝肾阴虚,虚火上炎。症见骨蒸潮热,盗汗,腰酸脚软,火升面红,眩晕耳鸣,或见咳嗽咯血,或五心烦热,以及少寐多梦,遗精等。

(12)虎潜丸(《丹溪心法》)

【组成】 黄柏(酒炒)240g,炙龟板120g,熟地黄、知母(酒炒)、白芍、陈皮各60g,锁阳45g,炙虎骨30g,干姜15g。(《医方集解》所载虎潜丸,较本方多当归、牛膝、羊肉3味,其作用较强)。【用法】 共研细末,酒湖为丸,小豆大。每服6~9g,日服2次,食前淡盐汤或温水送下。【功效】 滋阴降火,强壮筋骨。【主治】 肝肾阴虚,精血损乏。症见筋骨萎弱,腰膝酸软,腿足消瘦,步履无力,舌红少苔,脉细弱等。

(13)河车大造丸(吴球方)

【组成】 紫河车1具,熟地黄60g,生地黄、枸杞子各45g,杜仲30g,天门冬、当归、牛膝、五味子、肉苁蓉、锁阳、黄柏各20g。【用法】 共研细末,炼蜜为丸,每丸9g。每次服1丸,日服2次,淡盐汤送下。【功效】 滋阴壮阳,大补真阴。【主治】 虚损劳伤,阴阳亏损,气血不足。症见咳嗽潮热,自汗盗汗,夜梦遗精,肌肉消瘦,及老年气血衰少,精神衰疲,腰腿软弱无力等。

(14)一贯煎(《柳州医话》)

【组成】 生地黄24~25g,枸杞子9~18g,北沙参、麦冬、当归各9g,川楝子4.5g。【用法】 水煎2次分服。【功效】 养肝益胃,疏肝理气。【主治】 肝阴不足,胃液亏耗,肝气不舒所致的胁肋攻痛,胸腹膜胀,口干咽燥,或吞酸吐酸,舌红少津,脉细数或脉弦。

(15)五子衍宗丸(《医学入门》)

【组成】 菟丝子、枸杞子各250g,覆盆子125g,车前子60g,五味子30g。【用法】 共研细末,炼蜜为丸,梧桐子大,每服9g,日服3次,温水或黄酒送服。亦可适量作汤剂,水煎2次分服。【功效】 补肾益精。【主治】 肾阴不足,阴损及阳。症见遗精,阳痿早泄,小便后余沥不尽,男女久不生育,及气血两虚,须发早白等症。

(16)养阴清肺汤(《重楼玉钥》)

【组成】 生地黄15~30g,玄参、麦冬、贝母各9g,白芍、牡丹皮各6g,薄荷、甘草各3g。【用法】 水煎2次分服。【功效】 养阴清肺。【主治】 阴虚白喉,喉间起白如腐,不易剥去,病变甚速,初起发热或不发热,鼻干唇燥,呼吸有声,似喘非喘,以及咽喉肿痛等症。

(17)玉泉丸(《仁斋直指方》)

【组成】 生地黄、天花粉各30g,葛根、麦冬、五味子各15g,甘草3g,粳米6g。【用法】 水煎2次分服。亦可按比例加量研末(粳米须炒熟),炼蜜为丸,每丸9g,

每次 1 丸,每日 3 次,温水送服。【功效】 滋阴润燥,生津止渴。【主治】 消渴。症见烦渴多饮,口干舌燥,小便频数量多,或消谷善饥,或尿如脂膏,或尿甜,舌红脉洪数或细数。

(18)特效三消汤(《验方新编》)

【组成】 熟地黄、党参各 12g,焦白术、茯苓、当归、麦冬各 9g,黄芩、黄连、黄柏、知母、天花粉、炙甘草各 6g。【用法】 水煎 2 次分服。【功效】 滋阴清热,益气润燥。【主治】 中消证,阴热盛,阴液亏,燥热伤阴。

5. 补阳剂

(1)肾气丸(《金匮要略》)

【组成】 干地黄 24g,山药、山茱萸各 12g,丹皮、茯苓、泽泻各 9g,桂枝、附子各 3g。【用法】 上为细末,炼蜜为丸,如梧桐子大,酒下 15 丸,日再服。【功效】 补肾助阳。【主治】 肾阳不足,腰痛脚弱,半身以下常有冷感,少腹拘急,小便不利,或小便频数、失禁,尺脉弱小,及痰饮,消渴,脚气,水肿,妇人转胞不得溺等症。

(2)济生肾气丸(原名加味肾气丸,《济生方》)

【组成】 肾气丸加车前子、牛膝。【用法】 共为细末,炼蜜为丸,每丸 9g,每次 1 丸,每日 2~3 次,淡盐汤或温水送下。亦可适量作汤剂,水煎 2 次分服。【功效】 温补肾阳,利尿消肿。【主治】 肾阳不足,水气不行,而见腰重足肿,小便不利,或有腹胀便溏,痰多作喘等。常用于慢性肾炎而有腰痛、水肿症状者。

(3)十补丸(《济生方》)

【组成】 附子炮,去皮,脐、五味子各 9g,山茱萸取肉、山药搓,炒、牡丹皮去木各 9g,鹿茸去毛,酒蒸3g、熟地黄洗,酒蒸9g,肉桂去皮,不见火3g,白茯苓去皮、泽泻各 6g。【用法】 上为细末,炼蜜为丸,如梧桐子大,每服 70 丸,空心盐酒或盐汤服下。【功效】 补肾阳,益精血。【主治】 肾阳虚弱,精气不足证。症见面色黧黑,足冷足肿,耳鸣耳聋,肢体羸瘦,腰膝疼痛,足膝软弱,小便不利等症。

(4)右归饮(《景岳全书》)

【组成】 熟地黄 18~45g,炒山药、枸杞子各 12g,山茱萸、杜仲各 9g,熟附子 6~9g,肉桂 3~6g,炙甘草 6g。【用法】 水煎 2 次分服。【功效】 温补肾阳。【主治】 肾阳不足。见气怯神疲,腰酸腹痛,手足厥冷,舌淡苔白,脉沉细。或阴盛格阳,真寒假热之证。

(5)右归丸(《景岳全书》)

【组成】 熟地黄 250g,山药、枸杞、菟丝子、杜仲、鹿角胶(炒珠)各 120g,山萸肉、当归各 90g,熟附子 60~180g,肉桂60~120g。【用法】 共为细末,炼蜜为丸,每丸 9g,每次 1 丸,每日 2 次,淡盐汤或温水送下。亦可适量作汤剂,水煎 2 次分服,用量按原方比例酌减。【功效】 温补肾阳,填充精血。【主治】 肾阳不足,命门火衰,年老或久病而出现气怯神疲,畏寒肢冷,腰膝酸软,阳痿,滑精等症。

第七讲 临床应用验案精选

众所周知,《黄帝内经》为"医家之宗",意思是,凡是从事中医临床工作的人,必须要以《黄帝内经》所阐述的理论与原则为准绳,只有这样才能治疗各种各样复杂的、疑难的疾病,在众多的治疗原则中补法是《黄帝内经》所提出的最重要的治疗原则之一,千百年来,中国人许多疾病的治愈是与补法的治疗原则密切相关的。下面,我们就从古代与现代众多浩如烟海的医案中,列举部分使用《黄帝内经》补法的例案,来验证《黄帝内经》补法理论的正确;人们亦可从这些医案中,得到启发、教益,从而提高其临床疗效。

1. 补法治疗痹证验案

徐宜厚治验[辽宁中医杂志,1982(3):50]

杨某,女性,48岁。1年前,自觉项部俯仰活动不便,继而肿胀发硬,逐渐向背部发展。现觉全身皮肤发紧,如绳所缚,上肢举手梳头颇感困难,周身软弱乏力、嗜睡、畏寒,难以胜任劳动和家务。查:脉沉细、舌质淡白、微胖嫩。病理活检报告:成人硬肿病。参考脉证,由风寒湿三邪所致,壅塞经络,气血淤滞,发为痹证。亟宜益气温阳,祛邪通痹。拟独活寄生汤加减。处方:黄芪、党参各12g,当归、丹参、茯苓、寄生各15g,羌活、独活、秦艽、威灵仙、海桐皮各10g,甲珠6g。进上方5剂,自觉项背肿胀、紧张、如绳索缚感已有松解。唯仍感疲惫软弱,畏寒、嗜睡。症属元气虚怯,诚如沈金鳌说:"痹证因虚而感",拟益气助阳,填精补髓、佐治外邪。处方:炙麻黄、炒白芥子、甲珠、当归、肉桂各10g,羌活、独活、鹿角胶各12g,黄芪18g,太子参15g,川断、狗脊各10g。连服15剂,项背俯仰活动自如,上肢抬举轻便,全身如绳索缚的紧张感完全消失,疲惫、畏寒等证均有改善。嘱服全鹿丸,1日2次,每次6g,以巩固疗效。

体会:《素问·痹论》云:"风寒湿三气杂至,合而为痹……以秋遇此者为皮痹。"皮痹与现代医学的成人硬肿病相似。我们认识到痹证"因虚而感","虚"是本,"感"是标,治疗的关键是治本不忘标,治标莫失本。本例初用独活寄生汤以驱风寒湿外邪为主,标是重点;佐以扶阳益气通脉,本也有顾,待外邪被驱后,治本要力专。故用阳和汤加减,取其益气助阳,散邪通络,这样可使气血充足,更有利于外邪的散解。

范中林治验[中医杂志,1979(10):29]

刘某,男,60 岁。患腰腿关节疼痛已 10 余年,痛有定处,遇寒痛增。初诊:下肢冷、骨痛、麻木、拘挛、沉重,左腿尤甚。伸屈行动困难,须靠拐杖或搀扶方能移步。面黄带晦暗,舌质暗红偏淡微乌,苔薄灰白,脉沉细。此为气血皆少,寒湿内搏于骨节所致。属厥阴寒证,治宜养血通络,温经散寒,以当归四逆汤加味主之。处方:当归、桂枝、白芍、生姜、苏叶、防风、牛膝、木瓜、木通各 10g,辽细辛 3g,炙甘草 6g,大枣 30g。二诊:上方连服 6 剂,右腿已能伸屈,开始着力缓缓而行,骨节冷痛、拘挛亦减。厥阴伤寒之外证虽初解、多年痼疾松动。但患者年已花甲,六脉沉细无力,舌质仍淡暗无华,久病衰弱之象明显。治宜继用驱阴护阳,温补脾肾。以理中汤加味、缓缓调理之。处方:党参 15g,干姜 12g,炙甘草 15g,白术 12g,制附片(久煎)30g,肉桂 3g。上方服 20 余剂,诸证悉平,从此能自由行动。

辨证:此例明显之主证,为下肢关节拘挛冷痛,右腿屈伸步履尤艰。参之脉证,诊为痹证,似无疑义。但为什么缠绵多年,几成废足?其病因、病位、病机何在?究属何经之病?必须详加辨证。《素问·痹论》云:"风寒湿三气杂至,合而为痹也。其风气胜者为行痹;寒气盛者为痛痹;湿气胜者为着痹也。"这里既概括了引起痹证的 3 种外邪,又表明了 3 痹不同之主证。不仅如此,还根据风寒湿邪侵入之部位,进而分为骨、脉、筋、肉、皮 5 痹,"痹在于骨则重;在于脉则血凝而不流;在于筋则屈不伸;在于肉则不仁;在于皮则寒"(《痹论》)。可见 3 痹为病因,5 痹言病位,并包括症状在内,互相联系而不可分割。本例患者,寒胜邪重……参之面色青黄,舌质乌暗,苔现灰白,皆属寒主痛。可知寒凝痛痹,乃其主证。又患者自觉右腿发凉,骨重难举。可见寒湿阴邪,已深侵入骨。正如《素问·长刺节论》所谓:"病在骨,骨重不可举,骨髓酸痛,寒气至,名为骨痹。"由此可见,本例从病因而言,虽属 3 痹中之寒痹,但从病位论,又已发展为 5 痹中之骨痹矣。患者又一重要症状,即冷痛厥逆,下肢尤甚。这种下肢冷逆,以六经而论,一般三阳证中不会发生;应为少阴、厥阴病特征之一,但少阴之寒厥,必伴以全身性之虚寒证,常出现欲寐,恶寒而蜷,吐利清谷,甚至脉不至等,本例下肢冷逆,未见上述主证,当不属少阴寒厥。《伤寒论》之:"手足厥寒,脉细欲绝者,当归四逆汤主之。"本例下肢冷痛,骨重难举,麻木拘挛,参之舌质暗淡,脉象沉细,实为风寒中于血脉,血为邪伤,则营气阻滞,故病属厥阴寒证。

张山雷治验[张山雷专辑.浙江中医药研究所编,1982]

左某,幼时远行伤筋,足跗部有时痛,于今已久,经失所养,脉细且迟。治法是宜温养。桂枝尖 1.2g,生地黄 12g,山萸肉 9g,全当归 6g,川独活 3g,炙虎骨 6g,木瓜 4.5g,怀牛膝 6g,甘枸杞子 9g,川断 9g,桑寄生 9g,红花 7.5g,威灵仙 4.5g。张某左足劳顿轻伤,左环跳疼痛,入冬益剧。脉颇弦,舌苔白,宜温润以疏通经络。附子 3g,川桂枝 1.5g,杜仲 4.5g,全当归 7.5g,豨莶草 6g,桑寄生 9g,广地龙 4.5g,生地黄 12g,川独活 3g,钻地风 3g,怀牛膝 4.5g,海风藤 4.5g,油松节 2.4g。

按:以上 2 例由劳伤筋骨。一为久行伤筋,一为劳顿伤骨。一者足跗部痛,一者环跳疼痛,病因相同,皆肝肾两损。两者均以疼痛为主证,均以入冬为剧。《素问·痹论》曰:"凡痹之类,逢寒则长,逢热则纵。"故治宜温通。肝主筋,前者补益肝肾,养血舒筋;肾主骨,后者益肾强骨,散寒通络。

陈幼清治验[浙江中医药,1979(9):327]

陆某,男,38 岁,干部。腰脊酸痛,并延及右腿胀痛,妨于步履已经 5 年,曾先后赴疗养院休养,理疗 2 个月未效。近日腰脊常牵引臀部及右腿酸痛更甚,步行不便,于 1959 年 8 月间曾赴某医院骨科检查,诊断为:腰椎间盘突出症。经使用电疗、水疗及针灸、推拿达 3 个月之久,效果不著。痛甚则彻夜不寐,呻吟不已。右下肢不能下床站立,形寒发热,夜间尤甚,曾用一般活血通络药,亦无进步。病者形体消瘦,面色无华,舌质淡,苔薄白,形神萎顿,畏寒特甚,厚衣不温,切脉沉细无力,自臀部放射至两下肢剧痛拒按,肌肤皮色不变。证属寒湿久留,气血亏损,累及督脉。当予益气血,温阳通督,药用:熟地黄 30g,白芥子 6g,鹿角胶(烊化冲入)9g,肉桂、甘草各 3g,炮姜炭、麻黄各 2g,炙黄芪 15g,当归、制乳香、制没药各 10g。复诊时,疼痛已控制,体温正常,原方去制乳香、制没药,续服至 25 剂,步履活动恢复,停药休养 1 个月而复工。"风寒湿三气杂至,合而为痹"。故以祛风化湿,活血通络为常法。但寒湿久困,络脉痹阻,气血亏耗,易成痼疾。张景岳说:"治痹之法,只宜峻补真阴,宣通脉络,使气血得以流行,不得过用风燥等药,以再伤阴气。"此指久痹虚证而言。本例系腰骶部病变,责在督脉无疑,督脉不通,非一般活血通络之品可达,故取阳和汤增阳施治。

王旭东治验[湖南中医学院学报,1983(2):30]

赵某,男,57 岁。素有高血压,一年前左侧肩关节开始疼痛,渐至抬举不利,近日来洗脸梳头亦觉困难。经他院诊为肩关节周围炎。患者消瘦,自诉头晕耳鸣、视物模糊、口干便秘、舌质红苔干,脉沉细数。证为肝肾不足,阴虚火旺,寒邪凝滞于肩部。阴虚之体,外加局部之阴寒凝滞,故以杞菊地黄丸内服,外用乌头赤石脂丸加减泡酒搽用:制川乌、草乌各 15g,熟附片 15g,乌梅 18g,当归、红花、花椒、甘草各15g,赤石脂 30g,以白酒 1000ml,浸 1 周,每日外用 3~4 次,局部洗净,药酒外搽,以手掌用力揉擦,以达药力,辅以功能锻炼。用一料后疼痛减轻。因局部红肿,似有发疱之患,遂去花椒,入桂枝 20g,连续使用,至愈。

按:本病中医学称漏肩风,属痹证范畴。《素问·痹论》:"所谓痹者,各以其时,重感于风寒湿之气也"。患者肝肾亏虚,不足以濡筋养骨;阳不固外,寒湿之气乘虚入凝肩部,以至形成肩凝症。因呈阴虚之象,难以用辛燥之剂内服,故改为外用,亦取卓效。

任有堂治验[河南中医学院学报,1977(4):55]

王某,男,成年人。一身尽痛,按之痛重。某医院曾以风寒湿痹治疗,投药无效。病已 3 年。查:唇暗,脉涩。舌边有瘀点,苔正常。余无他证。询之与气候变化无关,非风寒湿痹可知。脉证合参,属瘀血所致。乃腠理不固,风邪侵入,血淤不行,不通则痛,即"卧出而风吹之,血淤于肤者为痹"(《素问·五脏生成篇》)之谓也。以身痛逐淤汤治之:当归 9g,川芎 6g,桃仁 9g,红花 9g,没药 6g,五灵脂 9g,地龙 18g,川牛膝 12g,秦艽 3g,羌活 3g,香附 4.5g,炙甘草 3g。上方服 2 剂痛轻,4 剂大轻,加 2 剂痊愈。

岳美中治验[岳美中医案集.中医研究院主编,1991]

杨某,女,55 岁。1972 年 11 月,因感冒发热全身疼痛,经用青霉素、链霉素等药后退热,但仍全身疼痛,两胁腰部、两肩关节周围,两上臀及大腿痛重,活动时尤甚。走路需用拐杖,畏寒,天气变化时疼痛加重。至 1973 年 10 月开始,疼痛逐渐加重,活动困难,曾服大活络丹 40 丸及其他止痛药物,效果均不显,来我院住院治疗。检查:强迫体位,交换体位时困难,身体消瘦,营养欠佳。两侧第 11～12 肋骨压痛明显。舌苔薄,脉细。化验检查:肝功能正常,血磷 1.62mg/dl,(正常 3～5mg/dl),血钙 8.0～10.0mg/dl(正常 9.0～11.0mg/dl),碱性磷酸酶 35.5U(正常 5～12U),尿酸 1.2mg/dl(正常 2～4mg/dl),尿钙 5～70mg/24h(正常 0.2～0.3g/24h),血沉 18mm/h,尿常规(－),大便常规(－)。血常规:血红蛋白 120g/L,红细胞 $4.6×10^{12}$/L,白细胞计数 $9×10^9$/L,中性 0.7,淋巴 0.26,酸性 0.2。X 线摄影:胸、腰椎普遍骨质稀疏,消化道铁剂造影,显示小肠不全梗阻,肠粘连。心电图大致正常。诊断为:①骨质疏松;②肠粘连。治疗上除补充钙剂、维生素 D 外,中药先后给予补气养血、舒筋活络、活血化瘀等药剂,如活络丹、桑寄生、细辛、杜仲、牛膝、党参、茯苓、白芍、当归、川楝子、延胡索、防风及十全大补汤等。服用至 12 月 18 日,上述症状无明显改变,改由岳老治疗。当时主症为全身活动则痛,两胁痛甚、腰及两腿痛、尿黄,大便少、纳差。舌苔薄白,脉细弦。认为:肾主骨,治疗应着眼于肾,发病起源于外感亦应虑及。治骨痛用独活、细辛,独活走里,细辛温肾。补骨脂加胡桃肉、杜仲。名"青娥丸",能补骨髓。治以:独活 6g,细辛 3g,熟地黄 30g,山萸肉 12g,菟丝子 12g,川断 6g,杜仲 12g,川牛膝 12g,补骨脂 9g,鹿角霜 9g,核桃仁(嚼服)2 枚,7 剂。12 月 25 日,二诊:患者感到身上轻快,疼痛减轻,两胁及两腿疼痛均较前减轻,效不更方,停用西药。至 12 月 27 日,上肢活动较前灵活,自己能穿衣、梳头,腰已不痛。第 11～12 肋骨压痛明显减轻,下肢每于初下地走路时疼痛,活动后即减轻,已两天不服止痛片,不服莨菪片,腹已不痛,嘱出院后将原方再服一段时间,以巩固疗效。

本例为骨质疏松症,中医辨证,深合《素问·长刺节论》所论"病在骨,骨重不可举,骨髓酸痛,寒气至,名曰骨痹。"骨痹成因,一则为冬令感受风寒湿三气。一则为"八正之虚风,八风伤人",内舍于骨解膝脊节腠理之间,为深痹也。其病机,则为"虚邪之入于身也深,寒与热相搏,久留而内蓄,寒胜其热,则骨痛肉枯"。本例患者素有胃下垂,腹痛肠鸣,大便稀薄等症,本为虚寒之体,初冬感寒发热,应视为少阴表证,而以麻黄附子甘草汤微发汗;因失治而内传,在经为少阴,在脏为肾,肾之合为骨、全身、肩、臂、腰、腿无处不痛。系内传之邪,从肾之合而为病,大活络丹系驱皮脉筋肉间寒邪之方,故无效验。根据肾骨相生关系,取助阳补肾专方青娥丸加菟丝子、熟地黄、山茱萸兼补肾阴,以增其生骨之能力,更加鹿角霜与骨同类相求以助之;再加独活、细辛以温经,川断、牛膝以止痛。虽曰称本兼顾,而主旨仍在于滋填。肾阳日壮,肾精日充,骨自坚强,其痛自止。

赵健雄治验[上海中医药杂志,1983(4):31]

蒲某,女,46岁。1969年生第8胎,1971年患肾盂肾炎,1971年6月始于感受风寒,渐腰脊酸痛,右腿骨痛,步履无力。继之于1972年5月右腿跛行,不能上班。某县医院X线片见骨盆骨质轻度脱钙,左耻骨下支、右股骨上段有假性骨折线,骨盆无变形。用泼尼松、保泰松、维生素D、钙剂无效。症见消瘦乏力、腰腿酸痛、右腿跛行、两手麻木、口干纳呆、头昏耳鸣、手足心热、大便燥结、舌红欠润、脉细数无力,辨证属肾精不足,气阴两虚,骨髓失养,络脉失和。予滋肾清热,益气通络,以虎潜丸合活络效灵丹加减:生地黄24g,黄柏10g,知母10g,龟甲12g,当归10g,白芍24g,牛膝15g,陈皮10g,丹参15g,乳香6g,没药6g,炙黄芪15g,桑枝子30g,鸡血藤18g,炙甘草6g,肉苁蓉15g,补骨脂10g,鹿角霜10g,豹骨(研末冲服)3g,每日1剂。1976年4月再诊:服逾200剂,进豹骨300g。腰腿酸痛,右腿跛行大效,诸症悉减,于1976年2月上班工作。舌淡红、脉转有力,仍顺前意,加狗脊12g,川续断12g,仙灵脾15g,桑寄生15g,生龙牡各18g,阿胶10g,炼蜜为丸,每服10g,一日2次服。三诊:腰腿酸痛近愈,行如常人……X线片复查:骨质已无明显稀疏,原假性骨折线软模糊,见骨痂形成、骨盆变形同前。嘱间断服前丸药。1981年秋随访:一直上班,无何不适。

讨论:肾主骨生髓,患者产育过多,肾气衰弱,精血亏损。近"任脉虚,太冲脉衰少、天癸竭"之年,感受风寒,入著入骨。《素问·长刺节论》之二"病在骨,骨重不可举,骨髓酸痛,寒气至,名曰骨痹。"病久不去,内舍于其合,《素问·痹论》云:"骨痹不已,复感于邪,内舍于肾。"肾精不足,骨髓失养,阴虚热蒸,骨枯髓减,故腰腿酸痛,足不任身,骨质疏松。治重滋肾填精,兼清虚热,辅以益气通络,以虎潜丸合活络效灵丹为主。缘阴阳互根,阳生阴长,又选加温柔之品,助阳而不伤阴。病久入骨至肾,非缓图难以起沉疴,顺方服逾三年而瘳。

李鲤治验[河南中医,1982(1):43]

程某,男,27岁,1957年12月20日初诊。去年元月开始,一遇风寒则手足面部便呈现青紫色,天气愈冷,青紫愈重,遇暖则青紫逐渐减轻,渐转红润。左脉沉涩,右脉缓无力,舌苔薄白,余无他疾。观其脉症,证属寒邪外袭,血行不畅,手足面部失于温煦所致。《伤寒论·辨厥阴病脉证并治》云:"手足厥寒,脉细欲绝者,当归四逆汤主之。若其人内有久寒者,宜当归四逆加吴茱萸生姜汤。"可知当归四逆汤有温经散寒,益血通脉之功。故拟用下方:当归12g,桂枝9g,白芍12g,细辛3g,通草3g,吴茱萸3g,生姜3片,大枣5枚,2剂。26日复诊:服上方后自觉周身发热,证明药已对证,为加强疗效,循气行则血行之理,加黄芪15g,因天气寒冷又加防风9g,辛温散寒;加红花10g以活血;因中焦可灌溉四旁,加干姜4.5g以温中。又服5剂而愈。《素问·五脏生成篇》:"卧出而风吹之,血凝于肤者为痹。"血脉者,温则流通,寒则凝涩,血脉流通则皮肤红润,血脉凝涩则皮肤乌青。寒风吹之,手足面部首当其冲,手足面部遇寒风而呈乌青颜色者为之皮痹。按中医皮痹治疗,温经散寒,益血通脉,取得较好疗效。

张泽生治验[张泽生医案医话集.张继泽整理,1981]

王某,女,门诊号:365678,四肢关节游走疼痛,伴有心悸。西医诊断为风湿性关节炎,风湿性心脏病。前医迭进疏风渗湿、散寒通络之剂,痹痛虽减,但胃纳更差。按脾为营之源,胃为卫之本。营卫不充,外邪侵袭,痹阻脉络为患。当以益气健中,和营固卫,兼以祛风和络为治。炙黄芪15g,川桂枝3g,炒白芍12g,鲜生姜2片,大黑枣4板,炙甘草3g,秦艽9g,威灵仙9g,豨莶草2g,酒炒桑枝15g,炙丝瓜络9g,上方服5剂,心悸即安,10剂痹痛亦除。

按:张仲景血痹虚劳之论,用黄芪桂枝五物汤加味,益气温中,调和营卫。《素问·痹论》谓:"脉痹不已,复感于邪,内舍于心,是谓心痹。"说明痹证可由五体而内传于脏,尤以心痹之证较为多见。此例可能系"心痹"之早期,服药见效,还当继续调治,以防反复而致病情发展。

邹云翔治验[江苏中医,1962(7):34]

郑某,女性,37岁,1960年12月就诊。虚弱之体,一年来又腹膨如怀子,此肝痹也。腹右有癥块,惊悸,少寐,渴饮,溲频,神情抑郁,盗汗,心烦,头痛、时晕、纳不多,嗳气,经来量多,一月两潮,脉弦细而数,舌红苔光,症情虚实参半,殊非纯攻呆补所能奏功,宗轻可击实法,方拟疏肝扶脾,抒郁安神,和瘀调经,标本兼顾。方一:绿萼梅6g,代茶服用。方二:绿萼梅3g,合欢皮30g,软柴胡2.4g,灵磁石12g,青龙齿24g,生牡蛎24g,珍珠母24g,白蒺藜9g,夏枯草4.5g,乌梅肉1g,宣木瓜4.5g,川石斛15g,南沙参12g,川贝母9g,怀山药4.5g,生、炒冬瓜子各9g,每日1剂,经来时停服。方三:玫瑰花1.5g,合欢皮30g,软柴胡1.2g,灵磁石9g,青龙齿15g,牡蛎15g,白蒺藜4.5g,夏枯草4.5g,乌梅肉0.5g,南沙参12g,川石斛9g,子苓炭2.4g,生、熟蒲黄各3g,生、熟五灵脂各2.4g,陈艾炭3g,阿胶珠6g,川贝母9g。月经来潮时,服用3~5剂,经净则改用第二方。

[注]《素问·痹论》曰:"肝痹者,夜卧则惊,多饮,数小便,上为引如怀"。本案为典型之肝痹病。夫肝为多血之脏,主藏魂,而性喜条达,其经脉,下者过阴器,抵少腹,挟胃,上者循喉咙之后,上入颃颡。今患者肝魂不安,木失条达,抑郁多火,犯

胃克脾,营阴耗亏,气血凝滞,故有前述症状。诚如费伯雄所谓肝痹乃肝经之主病,涉及脾胃者也。脾胃为后天之本,肝旺克脾,生化无源,是以诸恙蜂起也。病久体虚、虚挟实候、法取轻灵,虚实兼治、丝丝入扣,是以奏效。

张相勋治验[浙江中医杂志,1983(11):517]

陈某,女,48岁。平素湿盛痰多,常流清涕,近数月来早起时,或遇风寒辄见鼻痒喷嚏,涕泪俱下。经某院诊断为过敏性鼻炎,用过多种西药治疗,虽能暂且缓解,但辍药后即作。近3个月来症状加重,伴见小腹作胀,按之隐痛,小便短涩,解而不爽,腰酸肢冷,寐则流涎。检查见下鼻夹肿大,鼻腔黏膜苍白湿润、舌淡胖、苔白滑腻,脉沉缓。证系阳气不振,水运失常。治拟温阳化气,通调水道:桂枝10g,白术、泽泻、猪苓、茯苓各12g,金匮肾气丸15g,6剂后,腻苔化净,小溲转长,诸证显减,唯小腹下坠感较明显,再以原方加生黄芪18g,连服10余剂,诸证即瘳。

《素问·痹论》谓:"胞痹者,小腹膀胱按之内痛、若沃以汤,涩于小便,上为清涕",此说与是案病机甚合。盖阳虚之体气化无权,膀胱开合失司,水邪下出不利,反上扰为患。方疏五苓散助气化、利水道;伍肾气丸益肾助阳,以宏其力。气化有权,水道通调,则诸证自减,复诊加黄芪、以益肺气助卫阳,巩固疗效,而收全功。

杨华亭治验[何臣.全国名医验案类编,2003]

杨某,58岁。病名风痹。[原因]前清武生,因挽弓两臂用力太过,曾受重伤,幸少年时血气方刚,调治而愈,至去年10月12日,风雪在地,被石滑倒,当即起立,皮肉未伤,初尚未觉。[症候]第2日晨起时,稍觉两臂微痛,至五六日,忽而肩背疼痛,忽而手足不能屈伸,忽而项强不得回顾,从此日重一日,百药无灵。[诊断]脉左右手寸关弦紧而实,上溢出寸,两部脉稍缓,惟左手肝部弦紧带急,脉症合参,此为风痹。《内经·痹论》曰:"痹之安生?曰,风寒湿三气杂至,合而为痹也。其风气胜者为行痹,寒气胜者为痛痹,湿气胜者为著痹。"《寿夭刚柔论》曰:"病在阳者名曰风,病在阴者名曰痹,阴阳俱病,名曰风痹。"此风寒乘虚入于经络之中,当年老时,气血俱衰,气衰无以行血,血衰无以养筋,又兼少年用力太过,至老而发作也。[疗法]针灸并用。(具体略)[效果]20天风痹之症已愈,至阴历5月8日回里。

刘济民治验[刘济民医案,1964]

郭某,女,26岁。患腰腿痛已3年,行走不便,辗转困难,颜色㿠白,脉浮紧而迟。此乃产后血亏,气伤,腠理疏松,风寒侵袭所致。宜助气活血,固本驱邪。处方:黄芪15g,酒当归10g,川芎6g,陈皮6g,党参6g,茯苓6g,白术6g,木瓜6g,狗脊10g,川牛膝10g,破故纸6g,姜杜仲12g,酒独活10g,防风6g,肉桂3g,菟丝子12g,姜3片,大枣3枚为引,服3剂。复诊:症状稍有好转,因系慢性病,改配丸剂治疗。处方:生芪60g,炒苍术24g,制草乌20g,白芷20g,羌活24g,酒当归6g,赤芍18g,豹胫骨60g,川续断60g,炒故纸30g,川牛膝30g,木瓜30g,杜仲60g,草薢30g,大熟地黄30g,楮实子30g,共研末,炼蜜为丸,如桐子大,早晚空服各60丸,无灰酒引,服药一料后,腰腿疼痛已止并略能转动,继服二料,诸证全消而愈。

按语:经曰:"腰者,肾之府,转换不能,肾将惫矣"(《素问·脉要精微论》),又曰:"太阳所至为腰痛"(《素问·六元正纪大论》),巢元方曰:"肾主腰脚,肾经虚损,风冷乘之,故腰痛也"(《诸病源候论》)。是古人论述腰痛,多与肾虚有关。凡肾经内伤虚损,六气乘虚侵犯太阳,乃至腰痛。以补肾助正治本,疏风散邪治标为总旨,……然后佐以助气行血疏解之剂,标本兼施,故获效也。

2. 补法治疗脱发验案

毛惠仁治验[江苏中医杂志,1981(4):56]

陆某,男,41岁,工人,1980年5月26日就诊。始为局限性圆形斑状脱发,10余年来,病变范围逐渐增大,终至发稀疏无几,色淡质软,根浅易脱,不耐碰触。进而眉毛、胡须、腋毛、阴毛、毳毛俱脱,并伴咳嗽、痰浓色黄、口渴饮水,面色㿠白,身痒,腰酸头昏,舌质偏红,苔中根薄黄,脉软数等证。经曰:"肺热叶焦,则皮毛虚弱急薄",先拟清肺化痰为主,养阴为佐。处方:桑白皮12g,南、北沙参各12g,黄芩、天花粉各15g,石膏、蛤壳、芦根、薏苡仁各30g,天冬、麦冬各10g,二至丸(包煎)30g,10剂。服药后咳减痰稀,痰色逐渐由黄转白,苔淡薄、头发不易再脱,余证如前。前法更添凉血养阴为助。处方:桑白皮、南北沙参、玄参、紫草各12g,天冬、麦冬各10g,生地黄、玉竹各15g,蛤壳、大青叶、清金散(包煎)各30g,10剂。服药后肺部痰热已解,头部斑秃处见黄白色细发,柔软如绒。拟益肾补血为主,佐以清肺养阴。处方:生地黄、山药、黄精、玉竹、百合、南北沙参各10g,何首乌、当归、桑白皮各12g,天冬、麦冬各10g,蛤壳、清金散(包煎)各30g,10剂。此后毛发渐长,逐渐增粗变黑。服至60多剂后,秃头已被新发所覆盖,眉、须、毳毛生出,腋毛、阴毛长得更快。只是较之正常人,仍稍稀而色淡。

讨论:毛发的生长或脱落与肺肾两脏有密切关系。肺主气,其华在毛,其充在皮;肾主藏精,其华在发。肺肾两脏精气配合,一以养毛,一以荣发。如果肺肾受损,则诚如《灵枢·经脉篇》所说:"手太阴气绝,则皮毛焦。""足少阴气焦……发无泽。"

3. 补法治疗皮痹验案

李林治验[辽宁中医杂志,1984(1):10]

《素问·四时刺逆从论》云:"少阴有余,病皮痹,瘾疹"。少阴肾经邪气有余而真气不足,因而发生皮痹、瘾疹等皮肤病。故当拟补肾祛邪大法、标本兼顾,以图缓治。谷某,女,25岁。于1975年10月觉左手皮肤发硬,以后逐渐向手臂,胸背部发展,皮肤花白,四肢尤显。因在黑龙江省工作,气候寒冷,手足渐感不温,指握不紧,四肢颈部活动受限。当地医院诊为弥漫性硬皮病,经用EDTA、维生素等药治疗2年余,效不显。于1977年11月4日在我科就诊。自觉皮肤痒而麻木,手足冷而身躯热,腰酸痛而乏力喜卧,手足汗多。检查:颜面微肿皮肤紧张发硬,缺乏表情,口唇薄,张口不利,颈部活动受限,双手握拳不合,手背、四肢皮肤发硬,弹力差、十指

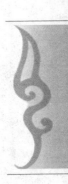

不温有蜡样光泽,无毛。舌体微卷,舌质淡苔薄白,脉沉细数。中医诊断皮痹。证属肾阳不足,卫外失固,寒邪侵袭,络脉不疏,气血失和。法拟温经通络,和营祛寒。仙灵脾12g,葫芦巴10g,独活10g,桑寄生12g,当归尾10g,红花10g,赤芍10g,地骨皮10g,鸡血藤30g,伸筋草12g,每日1剂,分早晚服。在此方基础上随证略有增减,经门诊调治1年余,张口较前大,两臂皮肤变软,颈及四肢活动度大,指握较灵活,余证均有所好转。1980年11月来京复查,病情稳定。

李林治验[辽宁中医杂志,1984(1):10]

《灵枢·五阅五使篇》曰:"肾病者,颧与颜黑"。崔××,女,25岁。半年前右侧面部出现灰黑色,如沾一层灰尘,但无自觉症状。检查:前额两侧发际处,右眼睑周围、右脸颊部,鼻右侧可见片状淡褐色斑,色如煤炭。脉细滑、舌质绛苔净。西医诊断为中毒性黑变病。中医诊断鼇里斑。此系肾水下亏,虚火上扰,本色外露,复因毒邪诱发所致。法当滋阴降火,以治其本。生地黄、熟地黄各60g,牡丹皮30g,龟甲30g,知母30g,黄柏30g,丹参60g,共研细末,炼蜜为丸,每丸9g,每日服2丸。复诊说:去年服药丸后,脸面灰暗色明显转淡,未来续治。最近又有变深现象,因此要求继续治疗。仍拟丸方:生地黄、熟地黄各60g,黄柏30g,茯苓60g,泽泻60g,丹皮60g,川断30g,丹参60g,共研细末、炼蜜为丸,每丸9g。三诊:服药后脸面灰暗色显见转淡,仍配前方一料继续治疗。

4. 补法治疗腰病验案

朱小南治验[朱小南妇科经验选,2005]

洪某,24岁,患者于1959年5月间结婚,一直月经正常,而婚后即不复来潮,民间称为"坐床喜"。怀孕2.5个月时,有胸闷头眩,胃呆恶心等恶阴现象,腰部酸楚显著。初诊:胸闷头眩,泛泛欲呕,形容消瘦,腰酸频作、小溲频数,脉象沉滑无力,舌质淡苔薄白。症属妊娠恶阻且有肾虚之象。治拟健脾固肾。杜仲9g,续断9g,菟丝子9g,覆盆子9g,生地黄9g,焦白术6g,姜半夏6g,白芍6g,乌梅1枚,桑寄生9g。服药后,诸恙均瘥,腰酸已愈,恶心亦停⋯⋯。

按:肾与腰部有密切的关系,《素问·脉要精微论》谓:"腰者,肾之府,转摇不能,胃将惫矣"。《素问·标本病传论》谓:"肾病少腹腰脊痛髓酸"。所以欲诊断肾病,可以从询问腰部症状着手,明彭用光《体仁汇编》中,即认为肾病"其候在腰",肾又系胞,肾气虚弱,则受胎不实,容易引起小产,而腰为肾之外府,肾病则恒由经络传导于腰部,《素问·金匮真言论》谓:"病在肾,俞在腰股"。怀孕而常有腰部酸楚或疼痛者,每能导致漏胎。因此巢元方谓:"妊娠而腰恒痛者,喜堕胎也"。

陈玉林治验[浙江中医杂志,1958(10):34]

徐某,男,32岁,工人。平时身体健康,1956年5月14日夜突然左侧腰部剧痛难忍,痛势从上而下,向下部放散,同侧肩背亦感不舒,约2小时后始逐渐转和,天明来诊时颜面苍白,四肢厥冷,冷汗淋漓,尿意频数已临虚脱,当注强心剂及葡萄糖急救。初步诊断为肾盂结石,处方猪苓汤 2 剂。次晨自感痛势从上移下,至 10 时许解小便时突然中断,阴茎剧烈刺痛难忍,即来急诊,经检阴茎发现龟头上约 1cm 处有一坚硬隆起物,以探针探测证实为结石,即张开尿道口,以细长有钩镊子钳出如枣核状结石一块,后未复发。

《内经》:"腰者肾之府","肾合膀胱","太阳所致为腰痛",按肾与膀胱相表里,故腰痛在经属太阳,在脏属肾,太阳腰痛为外感,肾脏腰痛为内伤。巢氏《诸病源候论·石淋候》"肾主水,水结则化石,故肾客砂石,肾虚为热所乘……",又腰痛候:"肾主腰脚,肾经虚损,风冷乘之,故腰痛也。"根据上述文献,肾盂结石,为肾经虚损,泌尿功能减退,各种代谢产物排泄不净,因而停滞,逐渐凝结,似无疑义。仲景猪苓汤,以行阳明少阴二经水热,然其旨在益阴,不专利水,伤寒表虚最忌亡阳,里热又虑亡阴,亡阴是指肾中之阴和胃家的津液,故阴虚的人不但大便不可轻动,即小便亦忌下通,阴虚过于渗利,则津液反致耗竭。猪苓汤方中,阿胶质润养滋燥,滑石性滑利水,二苓渗泄,疏浊热而润阴,是利水不伤阴,滋养无形以行有行的善剂。

邹云翔治验[新中医,1980(6):19]

卢某,男,52 岁,近五、六年来经常腰痛,转侧不利,经某医院 X 线片证实为胸腰椎肥大性炎症。经过中西医药治疗、理疗和针灸等效皆不显。入冬以来,腰酸痛不能久立,近一个月来几乎不能步履,头痛便结,脉象沉细,苔腻。证属下元不足,血虚液亏,亦挟湿邪内蕴,方拟温运下元、养血润燥,佐以宣湿和络之品。全鹿丸(分吞)9g,巴戟天 9g,肉苁蓉 9g,金毛狗脊 12g,制附子 3g,炙黄芪 6g,酒川断 9g,炒杜仲 12g,枸杞子 12g,炒独活 3g,黑芝麻 15g,炒苍术 4.5g,龙眼肉 9g,陈皮 4.5g,法半夏 4.5g,茯苓 9g,薏苡仁 9g。嘱连服上方 20 剂,不瘥再诊。后患者来函称"服至 10 剂时腰痛基本消失,步履如常,大便通畅"。

按:《素问·脉要精微论》说:"腰者,肾之府,转摇不能,肾将惫矣。"故腰脊痛大凡与肾有关。《素问·阴阳应象大论》说:"肾生骨髓,……在体为骨,在脏为肾。"可见肾气之盛衰可直接或间接地影响到骨、脊髓和脑的功能。患者年逾半百,不唯阴气自半,而元阳之气亦衰,故腰痛如折不能久立。脉沉而细者,肾虚阳衰之象,便结不畅,乃精亏液少之征,苔厚腻有湿蕴之候,故用全鹿丸、巴戟天、肉苁蓉、金毛狗脊、制附子、龙眼肉、川断、杜仲、枸杞子、黑芝麻、独活补肾之阴,温肾之阳,益肾之府,以滋下元;用黄芪、苍术、法半夏、陈皮、茯苓、薏苡仁益气健脾,宣化湿邪,以杜湿淫之患,俾肾中真元渐复,水火相济,气血得充,经脉畅通,则腰府转摇自如无恙矣。

张慕岐治验[临床心得选集.上海市中医文献研究所编著,1965]

陈某,商人,因腰痛邀余出诊。询其病之起因,答称 5 日前因携重伛偻登楼,入睡即觉腰痛,不可以转侧俯仰。自以为年近六旬,肾亏不胜所致,乃自购杜仲、核桃等,每日浓煎饮服。连续 4 天,痛不稍减。余抚其痛处,不许重按。诊其脉沉涩,视

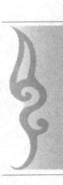

其面色带青。因思《素问·刺腰论》有"举重伤腰,冲络绝,恶血归之"之文,故处方用归尾、红花、桃仁、川断、延胡索、香附、乳香、没药、鹿角片。浓煎后,于药汁中加黄酒一小杯饮服,冀其血行而瘀化。并以麻黄、桂枝、防风、羌活煎汤,用毛巾浸湿绞干,趁热熨于腰脊痛处,使太阳之脉络得以和畅。如法施治,连续3日而瘥。

5. 补法治疗硬皮病验案

陆于甫治验[广西中医药,1984(2):28]

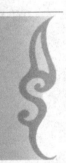

李某,女,23岁。1977年7月经某中医研究院附属医院确诊为系统性硬皮病硬化期,经治疗病情无好转,遂转我院诊治。症见面部、四肢部分皮肤发硬光滑,色白微黄如蜡样,捏皮肤僵硬不能褶皱。畏寒、乏力、指趾冷痛、汗出不温、腹时痛,纳差、偶有恶哕,大便时泻时秘,月经并月,色淡,量少,期短(1~2天),舌质淡嫩,苔薄白,脉沉细缓。分析:肾精虚乏,元阳不能温煦脾胃,是气血之化源不足,精气不能充储于肾;脾肾阳气虚惫,互为因果。且营气和血脉,卫气温分肉腠理、充肌肤。阳衰,营卫之气濡养肌肤不足而致僵硬不温。《素问·调经论》说:"寒湿之中人也,皮肤不收,肌肉坚紧,荣血泣,卫气去,故曰虚"。此证属阳虚血寒,治以温阳活血法。处方:鹿角片62g,肉桂15g,细辛6g,硫黄(冲服)3g,补骨脂30g,熟地黄30g,干姜15g,川芎12g,当归12g,红花10g,三七粉4.5g(分3次冲服),苍术、白术各12g,每日1剂,水煎服,一日3次,守上方,以黄芪、白芍、鸡血藤、巴戟天、牛膝等加减出入治疗半年,服药168剂后,病情缓解,僵硬部分皮肤已松缓,畏冷已基本消失,大便正常,纳增,舌质转红而润,脉象沉弦而缓……改服丸剂。图药力迟缓以巩固疗效,处方:鹿角胶120g,肉桂45g,王不留行62g,淫羊藿120g,硫黄30g,干姜62g,黄芪120g,熟地黄120g,川红花62g,三七粉45g,胎盘粉62g,川牛膝62g,以蜜为丸,每丸重10g,每次服1丸,饭后服,每日服3次。1981年10月8日随访,已无特殊不适,唯月经量仍不多,色偏淡。肌肤柔润似常人,即停药观察。

6. 补法治疗重症肌无力验案

余起华治验[广东医学,1962(4):39]

吴某,女,26岁,20天前突然发生四肢瘫痪,不受意志支配活动,无痛苦,但伴有泻泄,每天约六、七次,完谷不化,无呕吐,有轻度腹痛肠鸣,无黏液便,发病前后有寒感。脉细迟,苔薄白且滑。诊断:脾虚寒(重症肌无力症)。治疗:温壮脾阳。附片15g,炒白术10g,干姜6g,白蔻仁4.5g,谷芽、麦芽各12g,鸡内金6g,午时茶6g,桂枝3g,甘草3g,每日1剂,水煎服。服药2剂后,两足能站立,扶床能走动,两手能握匙自己进食,改用香砂六君子汤合附子理中汤后痊愈。

讨论:《素问》云:"脾主肌肉",又云"脾病而四肢不用,何也?岐伯曰:四肢皆禀气于胃,而不得至经,必因于脾,乃得禀也。今脾病不能为胃行其津液,四肢不得禀水谷气,气以日衰,脉道不利,筋骨肌肉皆无气以生,故不用焉。"从而看来,脾与四肢的活动有着密切的关系,必须依靠脾输送养分灌注四旁,机体才能正常地活动。

7. 补法治疗抽搐证

易安全治验［新中医，1982(5):19］

曾某，女，34 岁，1979 年 10 月 15 日初诊。素体本虚，常觉心悸，四肢麻木。近 6 天来，出现双上肢不自主地前后摆动，摆幅约 140°，时有终止，抽动时，加以外力压住，也无法制止。白昼如此，甚则通宵达旦。因多方治疗无效，加上外出治病不便，甚则旁人追随观看，内心甚感痛苦。症见面色苍白无华，舌质淡，苔薄白，脉沉细而弱。诊为血虚抽搐症。治宜养血、祛风、解痉。处方：当归 15g，白芍 60g，僵蚕 15g，乌梢蛇 20g，钩藤 15g，甘草 3g，3 剂。10 月 18 日二诊：抽动发作间隙延长，见好转。再给上方 6 剂。10 月 24 日三诊：基本好转，仅偶见双肩扭动，综上方加防风 15g，续服 3 剂。10 月 27 日四诊：诸症消失而愈。2 个月后随访，未见复发。

按：患者面色苍白无华，心悸、舌质淡，脉细弱等症，均为血虚见证。阴血虚则不能荣于上，故见面白、舌淡。阴血虚少，则心失所养，不能充于血脉而见心悸动，脉细弱。肝主筋，人之四肢功能的正常维持，有赖于阴血对筋脉的濡养。今阴血虚少，必致肝血不足，筋脉失养而见四肢麻木。经云："营气虚则不仁"，就是这个道理，血虚进一步发展，就会生风而动。所以先由四肢麻木，而渐至不自主地抽搐摆动。方中重用白芍、当归养血以治其本。并用僵蚕、钩藤、乌梢蛇等祛风解痉以治其标。其奏养血、祛风、解痉之效。共服 12 剂，使血得养，风即祛，痉乃除而获痊愈也。

8. 补法治疗麻木证

雷若虚治验［江西中医药，1981(4):36］

舒某，女，24 岁。初诊日期：1980 年 10 月 28 日。患者以往身体健康，唯有间断性眩晕感。1980 年 9 月 12 日晚连发眩晕 2 次。翌日早餐食入四肢麻木，中餐、晚餐均因食入，出现阵发性四肢麻木，未饱而被迫停食。自后每天每餐均食入三五口即阵发性四肢麻木。麻木先从颜面部开始，而后由咽喉、胸部很快延及四肢，并腰软不能坐。需家人扶持卧床休息。每次发作大约持续 10～20 分钟。曾先后经中西药治疗，效果不显。10 余天来，腹中饥而不能食，头晕目眩，精神倦怠，面色淡白，舌质略红，苔薄白，四肢乏力，脉略弦细而不任按。证属肝肾阴虚而脾胃失和所致。法当滋补肝肾为主，并以快脾开胃消食为佐。旱莲草 20g，女贞子 20g，枸杞子 10g，怀山药 15g，红参 4g，炒谷芽 20g。二诊：初服 2 剂，食入四肢麻木即减轻，并可进食小半碗。3 剂服完后，食入四肢已不麻木，可进食一碗余。药已中的，守方再服 3 剂。三诊：服上方 3 剂，精神振作，进食一如常人。嘱原方再服 3 剂，巩固疗效。

按：麻木是临床较为常见的症状之一。其表现部位虽有在面、舌、四肢、皮肤、手指之不同，但其病因多为气血虚弱，或痰湿瘀血痹阻所致。《内经》云："营气虚则不仁，卫气虚则不用，营卫俱虚则不仁且不用。"李东垣，朱丹溪都主气虚不行。本病例先有眩晕,食入肢麻前夕,又发眩晕2次,证属肝肾阴虚而导致气虚。气为血帅,是脏腑功能活动的动力。患者由于阴虚气不足,咀嚼食物时,复伤其阴耗其气,从而发生四肢麻木、腰软等症。试选用二至丸加味。方中旱莲草、女贞子、枸杞子滋补肝肾,更以红参大补元气;怀山药、谷芽快脾开胃和中消食。此方3剂即获显效,连服丸剂而病愈。

9. 补法治疗泻泄证

赖良蒲治验[蒲园医案.赖良蒲著,1965]

张某,男,26岁。恶心欲吐,食欲缺乏,四肢困倦、大便溏泻3个月余。以操舟为业。多伤水湿,致令脾虚,湿滞不运,舌苔薄白,脉象浮濡。治以温中祛湿法。方用不换金正气散治之,8剂治愈。苍术9g,厚朴6g,法半夏6g,藿香梗6g,陈皮6g,猪苓9g,甘草3g,生姜6g,水煎服。

按:经谓"有伤于湿,以水为事,居处伤湿,肌肉濡渍"。脾主肌肉与四肢,故伤湿则肌肉懈惰、四肢困倦,外湿不攘,内传于脾,脾为湿困,气虚不运。故食减溏泄,恶心呕吐。法取温中除湿,芳香醒脾,脾困得舒,病自霍然。

10. 补法治疗乳糜尿

张达旭治验[广西中医药,1984(3):23]

陈某,女,49岁,1980年9月19日入院,患者小便反复浑浊如米泔样已20年,曾在某医学院和某市医院诊断为乳糜尿。近2年来因劳累过度,病情加重,自觉头晕、心悸、四肢乏力、纳呆及右腰酸痛,屡经中西药治疗未能根治,后转入我科治疗。症见尿浊如米泔样,腰胀痛,四肢乏力,纳呆,两目眶暗黑,舌质淡,苔薄白,脉沉细。诊断:淋浊证(脾肾两虚型)。治则:补中益气,固肾清浊。处方:熟地黄10g,山药15g,枸杞子10g,山茱萸10g,炙甘草6g,杜仲15g,制附子10g,党参15g,北黄芪15g,白术10g,陈皮4g,升麻4g,归身6g,柴胡5g,每日一剂,水煎服。服上方1周后,饮食增进,腰痛、头晕等症减轻,脉缓,守上方连续服用2个月诸症消除,连续3次乳糜尿试验阴性,痊愈出院。随访半年未复发。

体会:乳糜尿中医称为淋浊证,在临床上要区分标本虚实,辨证施治。病的初期多以湿热下注膀胱之标实证多见,治宜清热利湿为主。晚期病情反复不愈,正气已伤,则为脾、肾亏虚,本虚证为多,治宜补中益气,益肾固摄为先。如虚实夹杂则标本兼治。笔者治疗的15例,均属肾虚不固,脾气下陷所致的本虚证。《素问·上古天真论》曰:"肾者主水,受五脏六腑之精而藏之。"因为肾气亏虚,封藏不固,津液不足;又由于脾气亏虚,中气下陷,精微下流,故小便浑浊。用右归饮温补肾气,固摄津液;补中益气汤升提脾气阻止精微下流,两方合用,共奏脾肾双补,固摄津液的作用,故病可愈。

徐承秋治验[广东医学,1964(1):37]

患者男性,48岁,于1959年10月突然发现尿如奶状,有时呈粉红色之牛奶样小便,并混有胶状凝块,经北京协和医院检查,诊断为"乳糜尿"。舌苔黄腻、脉细弦而数,证属肾虚膀胱湿热所致,治宜滋肾清热利湿。萆薢9g,茯苓12g,车前子9g,黄柏12g,知母12g,赤小豆60g,蒲公英18g,肉桂3g,甘草9g,红参末(吞服)1g。服10剂后,每日晨起尿已转清,但活动后仍有乳糜状尿及胶状凝块出现,于原方再加糯稻根30g,共服19剂,并用海金砂30g,川军15g,共研细末,每日取4.5g,以鸡蛋清冲服……此后继服知柏地黄丸或六味地黄丸共3个月,至1962年6月住北京海军总医院彻底检查全属正常,步行达5km亦无乳糜尿出现。

讨论:中医将本病包括在赤白浊篇内。《黄帝内经》云:"中气不足,溲便为之变。"《巢氏病源》云:"白浊者,由劳伤肾,肾气虚冷故也。"程国彭说:"浊之因有2种,一由肾虚败精流注,一由湿热渗入膀胱。"综合以上学说,认为本病主要的成因为湿热下注,中气不足,或命门火衰所致,因此必须虚实兼顾。

11. 补法治疗脾弱血虚证

万桂华等治验[陕西中医,1980(5):24]

刘某,女,17岁,学生。面色淡黄心悸,月经量少色淡,40余天来潮一次,经行腹痛绵绵。四肢酸痛,手足烦热,咽喉干燥,精神萎靡,食欲缺乏,形体消瘦,四肢乏力,呼吸气弱,大便稀,小便清长,脉弱无力,舌质淡红无苔。证属脾土虚弱,生化无力,以致血虚亏损。治拟补中强脾,脾旺则能生血,前人云脾为后天之本,生血之源。用小建中汤:白芍18g,桂枝6g,炙甘草12g,生姜3片,大枣15枚,饴糖(冲服)45g。服上方2剂后诸症痊愈。

按:此例乃脾胃虚弱,失其健运,《黄帝内经》云:"饮入于胃,游溢精气,上输于脾,脾气散精,上归于肺,通调水道,下输膀胱,水精四布,五经并行。"如果脾虚不能健运,致使消化发生障碍,水会不能化生精微营养周身,导致气血两亏,日积月累,乃成血虚证。故拟小建中汤培补中气,甘温健其脾胃,酸甘化其阴液,脾胃健运,则能生血,营养充盈,则诸症自愈矣。

12. 补法治疗小便不利证

朱良春治验[黑龙江中医药,1982(3):48]

朱良春整理的《"问斋医案"癃秘门述要》云:"癃秘病发于中者,常因中气不足所导致"。《素问·玉机真脏论》云:"脾脉不及,则令人九窍不通。"后世亦有"九窍不和,皆属胃病"之说。若饥饱失时,损伤脾胃,中气不足,清气下陷,则影响膀胱气化,可致斯疾。而发生于虚人、老人和孕妇。治疗当宗"塞因塞用"之旨,以补药助其疏通。医案例五:上闭下不通,气升水自降,宜东垣补中益气汤:人参5g,生黄芪15g,冬白术10g,炙甘草5g,当归身10g,陈皮5g,春柴胡5g,升麻5g,生姜5g,大枣肉10g。二诊:两进补中益气汤,升清降浊,癃闭已通,节制已行,金令直达州都,气液化归常度,是本方非通利,盖小便利与不利,中气为之斡旋,真阴本亏,再以景岳补阴益气煎,以善其后。大生地黄15g,人参5g,怀山药15g,当归身10g,炙甘草

5g,陈皮5g,柴胡5g,升麻5g。

王少华治验[辽宁中医杂志,1982(4):18]

刘某,35岁,临产用力太过,致伤元气,以致产后3日迄今小便点滴俱无,少腹膨隆胀痛,面色㿠白,不思纳食,恶露色不鲜而紫黑,量少。脉虚无力,舌正红苔白,中气不足之象也。治当扶中,药用:潞党参15g,炙黄芪9g,野白术9g,当归身9g,炙升麻3g,桔梗9g,广陈皮9g,红花4.5g,大枣5枚,1剂,翌日复诊,知小溲已通向不畅,唯恶露量少,少腹胀痛阵作,痛则稍下紫色瘀血。于前方去广陈皮,加桃仁泥12g,制香附12g。续服2剂。小溲畅通如常,恶露增多,少腹胀痛已止,诸恙若失。

按:患者在临产全过程中,未进饮食。《灵枢·五味》篇云:"故谷不入,半日则气衰,一日则气少矣。"此其一。其二,因临产时用力太过,劳倦过度,"劳则气耗"而气虚,中气下陷而枢机失职,于是清气不升,浊气不降而癃闭成矣。《黄帝内经》有"中气不足,溲便为之变"之说,是有其实践意义的。根据虚者宜补,陷者当升的治则,采用补中益气汤以升补中气,参以桔梗开上窍而启下窍,取提壶揭盖法,药证相拍,癃闭遂解。

宋孝志治验[中医杂志,1984(2):12]

刘某,女,60岁。患尿漏已半年有余,小便淋沥不禁,动则更甚,每天需更换内裤近10次,虽无疼痛,但苦实难耐。迭经多处就医,屡服补中益气,滋肾固涩之品罔效。现症:动则尿下,量不多而终日淋沥不已,色清而无腥臭味,伴头晕目眩,形体困倦,四肢乏力,口微渴而不欲饮,舌红而苔薄黄,脉沉细。证属肺肾气虚,膀胱不固,脾不制水,气化失调。治以养肺温肾和脾,调中以益气化。处方:猪苓9g,茯苓9g,泽泻12g,党参12g,白术10g,当归9g,川芎9g,肉桂(研末冲服)1.5g。服上药6剂后,病情减半,头晕、口干、困乏均有好转。药中病机,效不更方,再步前方去川芎,加生地黄15g,补骨脂12g,迭进12剂后,诸症获瘳。

按:尿漏一证,从中医学的角度来看,与肺脾肾的关系较为密切。《素问·灵兰秘典论》曰:"膀胱者,州都之官,津液藏焉,气化则能出矣。"肺主气,为水之上源,肺气虚必然影响水之运行,故有癃闭、遗溺等症,而肾为先天之本,与膀胱相表里,开窍于二阴,主司二便。肾阳气旺,上可温煦脾土,运化水湿,下可温煦膀胱,行气化水。倘肾阳不足,则命门火衰,阴气极盛,故仲景有"下焦竭则遗溺失禁"之语。脾为后天之本,气血化生之源。脾阳健旺,自可制水,升清降浊。《灵枢·口问》有"中气不足,溲便为之变……"之言。总之,小便的正常与否,虽然属于水道,而决定于肺肾两脏之气的盛衰,而脾阳的健旺与制水也是息息相关的。《素问·阴阳应象大论》曰:"年四十而阴气自半也……年六十,阴痿,气大衰。"本例患者年过60,肺肾当衰,精血内虚,气化不利。按"治病必求其本"的原则,宗三焦将两脏合六腑之意,采用五苓散加味。选党参以益肺气,白术以健脾气,可得脾气散精,上输于肺,以通调水道,下输膀胱。而水之能化为气,全赖命门的蒸动,肉桂、补骨脂以补肾气,釜底加薪,以助膀胱气化,以助脾气蒸腾;二苓、泽泻以使水道畅通无阻;佐以当归、川芎调血养肝,以遂其条达之气,增强疏泄功能;用生地黄养阴和阳。诸药合用,肺肾得补,脾气得舒,气血调和,开阖有度。使半年之疾霍然而愈。

张泽生治验[张泽生医案医话集,1981]

王某,女,34岁。患者主诉尿频量多已有1个月余,次数难以计算,尿色微黄,无热痛,但有余沥不尽感。腰腿部酸、白带多。舌黄有梅刺,脉沉细。尿检:蛋白少许,脓细胞0～5/HP,红细胞0～3/HP。前医曾投蒲公英、竹叶等清热解毒之品少效。证由气虚不能固摄,拟从补益脾肾论治。当归9g,炒白术9g,大生地黄12g,杭白芍9g,炒川断12g,生薏苡仁9g,菟丝子12g,桑螵蛸9g。服上方3剂,小便次数稍有减少,但1小时还有2～3次,量亦较前减少,臂麻。医方即效,加味再进。原方加益智仁5g。三诊:病情续有好转,拟再加强升阳固摄之品。炙黄芪9g,炒白术9g,炙升麻5g,炒白芍9g,炒川断12g,生薏苡仁9g,菟丝子12g,桑螵蛸9g,益智仁9g,煎芡实9g。四诊:小便次数已少,约2小时左右1次,腰痛,左腿痛,白带多。脉细,舌苔淡白。还当补肾摄气。原方加金毛狗脊12g。五诊:小便次数明显减少,如同常人,但腰尚酸,脉细。仍当补肾涩小便,丸药图治以求巩固。补肾丸、桑螵蛸丸每次各服5g,每日2次。

按:此证即前人所谓“膀胱不约”、“水泉不藏者,是膀胱不藏也”。因肾与膀胱互为表里,小便不禁,尿多尿频,应责之于肾虚不固,亦与中气不足有关。处方立法,始终以益气固肾为主,先后服汤药12剂,尿频即明显好转,最后以补胃丸和桑螵蛸丸调治。1978年2月,患者因萎缩性胃炎来诊治,上次服完丸药后,尿频至今未再复发。

朱广仁治验[辽宁中医杂志,1980(2):13]

李某,女,29岁,元阳素虚,兼产后失于调摄,渐觉气短神疲,腰酸肢冷,纳少乏力,溺频且余沥不尽。后诸证加重,常于梦中遗溺,曾用补中益气汤治疗罔效,连服桑螵蛸散、缩泉丸,效亦不显。至笔者诊时,几乎每晚入寐即遗,溺已稍寐复遗,甚则昼日见流水时也自遗,诚苦恼之至矣。患者精神萎靡,恍惚自汗,诊其脉沉而细紧,舌淡苔灰黑。问曰:“腰脊少腹寒凉否?”答曰:“如冰浸然。”遂命笔疏方:制附片15g,别直参(单煎)9g,炒白术15g,覆盆子18g,桑螵蛸15g,6剂。二诊:腰腹寒凉减,昼日仅遗1次,夜遗似仍如故。诊脉象稍紧,原方增加附片至24g,加鱼鳔胶烊化9g,6剂。三诊:共服18剂,遗尿已减,数夜1次,苔转灰白,守方再服9剂。四诊:遗止。

按:本案遗溺兼纳少乏力,气短语怯,似应责之脾气下陷,失于摄泉。然脾虚之根当溯于肾,因产后伤肾,真阳坠微,致中土失于温煦,州都失于约束,此本患之所以肇端。《素问·宣明五气篇》曰:“膀胱不利为癃,不约为遗溺。”《素问·痹论篇》曰:“淫气遗溺,痹聚在肾。”故本证标虽在膀胱,而本源于肾。

邹嘉玉治验［江西中医药,1982(4):52］

王某,男,45岁。自诉:8天前的晚上因性欲至而未遂,翌晨又起早挑菜赶墟,回家后则觉小便点滴自出,淋沥不断,除饮食稍减外,余无不适。诊见:形体壮实,内衣渍湿,臊气扑鼻。触之小腹软,未见异常。舌苔白厚,质红,脉滑而略虚。经云:"亢则害,承乃制,……害则俱乱。"(《素问·六微旨大论》)本例起于性欲至而未遂,相火鸥而无从泄,亦为亢害之变,导致肾气逆乱。加之患者年属五八,肾气始衰,又兼起早劳力,则膀胱失其气化,约束之常,以致水泉不禁。治拟化气行水,佐以固肾。方用五苓散加味:桂枝6g,猪苓12g,炒白术10g,泽泻12g,茯苓12g,广陈皮6g,菟丝子10g,2剂。二诊:患者喜来相告,一剂药后,当天下午则小便频而清长。2剂服完,小便滴沥自遗已愈八成,食欲亦增,舌苔转为白润、脉缓略滑。继以六君子汤加味,培土制水以竟全功。处方:党参10g,炒白术10g,茯苓12g,法半夏10g,广陈皮10g,甘草5g,菟丝子10g,3剂。7月某日相逢,告之服药后诸症皆除,体健如常。

按:《灵枢·本输篇》云:"实则闭癃,虚则遗溺,遗溺则补之,闭癃则泻之。"观本证虽见小便滴沥,颇似不固。但察其证因脉舌,实由气化失常,膀胱失约所致……以其病机与五苓散证类同,故通利小便之方亦可治此小便失约之病,实《黄帝内经》"通因通用"之法。

13. 补法治阳痿

马圣镛治验［湖北中医杂志,1980(3):21］

陈某,男,28岁。半年前,因工作繁忙,通宵加班,加之遇事不遂,忧虑过度,而致头晕、心悸、失眠、多梦、滑遗健忘、饮食乏味,腹胀便溏,体倦乏力,阳寂不兴,始未注意。1个月后,症状更甚,阴茎痿而弛缓,下肢软弱。脉细弱,苔白质淡。证属心脾虚损,精血不充,遂致宗筋弛缓不用。治愈先补心益脾,后疗其筋痿。方拟归脾汤加味:党参14g,炒枣仁10g,远志15g,陈皮10g,白术10g,广木香8g,炙甘草6g,夜交藤12g,黄芪12g,当归身12g,龙眼肉10g,枸杞子12g。6剂。嘱禁辛辣,禁房事1个月。上药服后,夜寐得安、头昏心悸、滑遗健忘、腹胀便溏等症均减,纳食味香,精神渐振。阳道虽振,但举之随痿,脉沉缓,苔白质淡。显知心脾虚损得补,筋脉得养,治宗前意加补肾壮阳之巴戟、淫羊藿各10g,再服10剂,以善其后。1个月后经随访得知,服药后阳事雄壮而坚举,诸患已除。

按:本案阳痿为忧虑烦劳过度,损伤心脾,筋脉失其调养,阳道失充所致。《素问·痿论篇》曰:"思虑无穷,所愿不得,意淫于外,入房太甚,宗筋弛纵,发为筋痿。"其治法遵清叶天士之"有因思虑烦劳而成者,则心、脾、肾兼治"。故本案先用归脾而加夜交藤以养心血,补脾气,枸杞子补肾精。待心血生,脾气旺,再加补肾壮阳之巴戟、淫羊藿以益阳治痿,而阳痿速愈也。

马圣镛治验［湖北中医杂志,1980(3):20］

姚某,男,30岁。性欲无思,强行房事则举而不坚,甚则痿而不举,历时1年之久。虽经各方医治,取效罔微。阅前医之病历,多用桂、附、淫羊藿、鹿角胶等温补燥热之品,然其阳痿更甚。患者十分苦恼,夫妻失和。经友人介绍来诊。患者自诉去年春节饮酒过量,呕吐大作,始吐食物痰涎,后吐酸苦黄水,茶水不进,反赖输液维持。3天后,只能纳入流汗,5天后方可进饮食少许,稍多即感脘胀。数月来逐渐消瘦,伴头晕目眩,倦怠乏力,出现阳事不举。脉缓弱,苔白质淡。证属脾胃虚弱,谷气不充,精无自生,遂致阳痿。治用健脾益气,方拟参苓白术散加减:党参12g,山药15g,扁豆10g,茯苓10g,甘草6g,白术10g,砂仁6g,陈皮10g,二芽各10g,大枣5枚。9剂。嘱其忌食油腻辛辣生冷之品。上药服后,饮食渐增,每餐可食150～200g,亦不觉脘胀,精神转振,头晕目眩、倦怠均减,自觉阴茎有勃兴之势,尚举而不坚,脉缓、苔淡白而质地转红。知药已对症,遵"效不更方"之旨,嘱用上方8剂加黄芪100g,以饴糖1500g,白蜜500g收膏,早晚用盐开水冲服1汤匙。后访患者,饮食倍增,精神旺盛,阳事已如常人。

按:阳痿一病,多为肾阳亏损。正如明张景岳曰:"火衰者,十居七、八",治疗上用补肾壮阳乃为正治。而此案阳痿为酒后大吐、损伤脾胃,致脾胃虚弱,纳食不进,胃气大损。前阴乃宗筋所聚,而阳明系"五脏六腑之海,主润宗筋",又《素问·痿论篇》曰:"阳明虚则宗筋纵"。今胃气亏虚,是故前阴失润,肾气失充,则欲事必弱,痿而不举,或举而不坚,故本案用参苓白术散加减,健脾益气,以图胃气复生。胃气旺盛,肾精得充。古人曰:"精盛则思色",故阳痿必愈矣。内经云,"胃强善啖之人,其欲事必强……,是胃气能为肾气之助",即属此意。

言庚孚治验[言庚孚医疗经验集,1980]

江某,男,30岁。婚后2年,未能有子,甚为苦闷。同房之时,阴器不用,胁肋胀痛,腰膝酸软,心悸不寐,形寒肢冷,纳谷不馨,便溏,溲黄,辗转求医,屡投补肾壮阳之剂,未见效验。诊其脉弦细,舌苔淡白,夫妻不和,忧郁伤肝,肝气郁滞,足厥阴之筋者,是以阴器不用,阳痿成矣。治当疏肝理气,以兴阳事,方拟逍遥散加减:柴胡10g,杭白芍12g,全当归10g,云茯苓12g,炒白术10g,苏薄荷5g,金铃子10g,小茴香3g,炙甘草6g。上方4付,阳痿霍然而愈,药后1年,得一男孩。

按:阳痿,《黄帝内经》称阴痿。张景岳云:"阴痿者阳不举也。"治阳痿常责之于肾,补肾、壮阳、暖命门。本例系忧郁伤肝、肝气不舒,宗筋弛缓,临床较为少见,查《黄帝内经·经筋篇》"足厥阴之筋病,阴器不用,伤于内则不起。"当指本病而言,使用逍遥散而药到病除,临床辨证,当知其常,又知其变。

吴圣农治验

[江苏中医,1965(12):41]

徐某,男,38岁,4天前,由于忧思郁怒,情绪紧张之后,觉脐下至阴囊胀痛麻木,痛势剧烈,坐卧不安,同时小便频急,日夜三四十次,量少而不爽、阳痿不举,食欲缺乏,头晕不寐,脉弦,舌苔薄滑。此属"气淋",治以疏泄厥阴经之气。制香附9g,台乌药6g,川楝子6g,青皮6g,青橘叶9g,吴茱萸1.5g,炒枳壳6g,小茴香4.5g,延胡索片(分吞)10片。车前子包煎(12g)。服上方两剂后,至1月28日复诊时,所有症状,已去大半。小便次数显著减少,阴囊已不甚麻木,头晕减轻,唯胃纳未醒,小便时茎中尚有微痛。舌苔薄润,脉象小弦带数。原方又服2剂。第2次复诊时,情况又有好转,小便减为每夜七八次,亦尚淋沥不净。原方去延胡索片,加济生肾气丸分吞(12g),服3剂后,诸症消失。

讨论:①本例所有症状,基本上符合《金匮要略》所说:"淋之为病,小便如粟状,小腹弦急,痛引脐中"的描写。②气淋而伴有阴囊麻木,阳痿不举,一般不多见,盖气机郁结,则是厥阴肝经气逆,因有上述并发症,此即《灵枢·本神》篇:"肝悲哀动中……阴缩而挛筋"也。③本例治疗,专从疏泄厥阴经气入手,亦用天台乌药散,茴香橘核丸等化合组成。因有头晕、神疲、腿软等肾气亏虚现象,故加入济生肾气丸,且与肾虚而膀胱有热之意,亦相符合。

14. 补法治阴茎异常

杨介宾治验[成都中医学院学报,1980(6):50]

外国患者,男性,25岁,津巴布韦游击队员。主述:无原因阴茎异常勃起1周。患者1979年11月12日,由莫桑比克太特省医院门诊部收入外科治疗,曾用地西泮片,肌内注射氯丙嗪、腰骶椎封闭等疗法,经治10余日毫无功效于11月23日转来针灸科,门诊所见,患者未婚青年,体质壮实,曾有过性行为。两旬以来,阳器挺长16cm、茎中刺痛、坚举不收,有碍衣裤,行走不便,久久不痿,睡中亦如然,并无流精,唯神态紧张,郁闷烦躁,惶恐不安,小便微黄,舌尖稍红,苔淡白少津,脉弦微数。诊断:强中症。治则:滋养肾阴,清泻肝胆。处方:①太冲透涌泉、太溪、次髎。②三阴交、照海、神门、会阴。以上两组处方,每日1次,每次1组,交换轮用,双侧重泻手法,通以电流,经治6次,疼痛大减,旬余不倒之强物,显著好转,由16cm缩至8cm,不再挺常坚举。计针12次,12月10日恢复正常,观察半月未再复发,12月21日痊愈出院。

体会:强中一证,又名妬精,亦称阳强不倒。本病主要表现为阴茎异常勃起。《灵枢·经筋篇》:"足厥阴之筋病……伤于热则纵挺不收"。笔者在援莫桑比克医疗队工作期间,该地区缺医少药,遇见此病手无对策,仿"壮水之主,以制阳光"之意,姑拟针刺试治,确获良效。

蒋玉伯治验[广东医学,1965(1):37]

张某,男,36岁,已婚。患者于1963年11月25日起,阴茎勃起不适,26日则阴茎强硬、疼痛非常。是晚通夜不眠,小便短涩频数,呈深黄色,一夜10余次,疼痛难忍。27日经针灸治疗无效。遂转武汉市二医院泌尿科治疗,认为是兴奋过度所致,给予镇静剂无效而住院。住院后,做腰椎麻醉无效。又经该院泌尿科做阴茎海绵体穿刺。抽血后阴茎软下,5分钟后又勃起如故。手术后第二天感染,阴茎勃起肿大,皮肤发亮,色红发热,小便不通,少腹及阴茎胀痛难忍,不能站立,只能平卧,双膝曲起,不可触被,触被则痛如针刺,全身汗出,颤抖,经灌肠后小便得通,痛胀暂时缓解。西医建议手术切开,患者不同意。转请中医治疗,有作肝阳旺用龙胆泻肝汤数剂不应。又有作肾虚,用夏子由奇方,服后胀痛更甚。又有用六味地黄丸等药滋肾,皆不见效。于1963年12月12日下午,请蒋大夫前往会诊。初诊:患者阴茎勃起强硬肿大,小便不利,阴囊及少腹胀痛难忍已18天。诊得寸关脉弦滑,两尺沉弱。舌苔淡黄。病因:脉症合参,症属肾亏肝阳旺盛。足厥阳肝之脉循阴器出其挺末。肝阳旺则火盛,加之肾阴亏损欲火冲动,故前阴受热则挺纵不收,名为阳强。治法:补阴以治阳为主,兼泻肝火,清利湿热为辅。处方:川草薢、生地黄、熟地黄(盐水浸)各30g,知母(盐炒)9g,黄柏(盐炒)9g,广木香3g,车前子9g,泽泻6g,牛膝9g,龟甲60g,麦冬15g,茯苓15g,甘草梢9g。8剂,每日服1剂。针法:针关元、长强2穴,俱用泻法,以通利小便,治阳强止痛。12月20日复诊,服上方至第6剂后,阴茎肿渐消,稍软。未服药前只能平卧,现已能左右转身及坐起。小便已通利。服药8剂。阴茎见软,可下床步行。寸关脉微弦,为阳邪已减。依原方龟甲减30g,草薢减至9g,熟地黄减15g,黄柏减至6g。去生地黄、知母、车前、泽泻,以免寒凉败胃,过利伤阴。加山药15g,丹参9g,牡丹皮9g,乌药4.5g,续断6g,山茱萸9g以扶脾凉血散瘀。再进7剂。12月28日前来我院继续治疗。服上药后阴茎软下,肿消大半,疼痛明显减轻。寸关脉转缓,黄苔退尽。依上方减黄柏至3g,加芍药9g以敛肝清热去其余邪,免久用苦寒伤正。结果:患者阳强症状消失,于1964年1月5日治愈出院,5月间随访未再复发。

按:在历代中医书籍中有阴纵、玉茎长硬下痿、阳强不倒等文献记载,皆为前阴受热所致。《黄帝内经》云:"足厥阴之筋,伤于寒则阴缩入,伤于热则挺纵不收"。因前阴为肝、督二脉所过,故其病无不与肝肾有关。肾为水脏,肾阴亏损则肝火自旺。治法不外行水清阴器,宜柴胡清肝汤,有用小柴胡汤加川黄连、黄柏清利湿热。肝阳旺盛者用龙胆泻肝汤。因下焦伏火宜加知母、生地黄、天冬等药。此阳强之证,实属肾虚肝阳旺盛。若只认为是肾虚,用六味地黄丸滋胃,则缓不能济急。若只认为是肝阳旺,用龙胆泻肝汤以泻阳而来填阴,皆未能两全其美,以收其效。又有用夏子由奇方之补骨脂,家韭子温涩之品反助其邪。非用大剂滋阴之药为主,佐以平肝清利湿热,不足以治其邪阳也。

程益春治验[山东中医学院学报,1980(2):58]

患者男性,53岁,自诉3个月前同房后,下床小便,突然感到全身发冷,小便完后全身寒战,小腹拘急疼痛,随即阴茎内缩。呼唤其妻以手揪住阴茎,以恐内缩于小腹之中,并饮热水一碗,盖被入睡,小腹疼痛略有缓解,患者曾到过几家医院求治,均诊为神经官能症,屡治不效,痛苦难以形容。余前往诊视时,正是夏天的中午。但见病人身穿棉衣,盖两床棉被,躯体卷屈缩成一团,全身颤抖。面色晦暗发绀,四肢发凉。口不渴,纳食减少,大便不爽,小便清长。脉沉迟而弱,舌淡苔清白。中医辨证为肾阳亏虚,复感寒邪。拟金匮肾气丸方加减:熟附子15g,桂枝12g,熟地黄15g,女贞子9g,山药15g,云苓12g,小茴香9g,葫芦巴12g,甘草6g,生姜3片为引,水煎服。3剂后小腹拘急、阴茎内缩减轻,病人恐惧感消失。但小腹仍感疼痛。继前方加荔枝核9g,乌药9g。连服5剂,诸证缓解。嘱患者每日吃胡桃3个,巩固疗效。1年后随访未再发作。

按:缩阳症临床少见,笔者曾遇2例,本例发病时间短,疗效显著。根据《黄帝内经》"诸寒收引,皆属于肾""寒则收引""寒则凝滞,不通则痛"的理论,认为患者素体阳虚,又加性交之后伤及肾气,小便时感受寒邪,因而发病。金匮肾气丸是温补肾阳的首方,其适应证:肾阳不足,腰痛脚弱,半身以下常冷、小腹拘急、小便频数,尺脉弱小。本例正是该方的适应证。但是,本例肾阳虚又感寒邪,故加生姜温散解其表寒。葫芦巴、小茴香温性入肾,治疗小腹拘急寒冷,甚则缩阴冷之症。此即古人"益火之源,以消阴翳"之谓。

董德懋治验[医话医论荟要,1982]

1947年,海关常某,骤见少腹剧痛,阴茎缩入少腹,阴囊缩小,面色青白,烦躁欲死,大便不通,送法国医院诊为"肠梗阻",谓"需手术治疗,先交大洋300元",苦于大洋筹措不足,遂求中医治疗。余视之,足冷厥逆,脉浮取中取皆无,重按至骨乃得,苔黑而润,询之不渴。其妻曰:"昨夜房后饮冷、旋即发病。"余予附片、肉桂、小茴香、当归、白芍、川楝子、瓜蒌,少佐风化硝、煎汤急进,一剂而大便倾下盈盆,痛止而阳物复位而安。

考阴缩一症,首先于《黄帝内经》。《素问·热论》云:"厥阴脉循阴器而络于肝,故烦满而半缩。"系阴缩属于热者、伤寒、温病可见。《灵枢·邪气脏腑病形篇》云:"微宗为肝痹阴缩"即系属于寒者,为寒凝气滞、肝气逆于下所致。肝主筋,前阴为宗筋所聚之处,肝经脉循阴器,故病属于肝。阳明主润宗筋,胃肠粪属冷结,阻于阳明,使宗筋失养为病,亦关乎阴器,本证病起因饮凉而发,足冷厥逆,口不渴,脉伏,均属一派寒象;寒凝气滞不通,不通则痛;寒主收引,故阴缩;大便不通,非热结,乃寒结也。烦躁面赤,仅属"寒极生热"之假象。故以附、桂、橘核、茴香祛寒理气,归、芍、川楝疏肝,瓜蒌、风化硝得温药之助而润下,而无寒嫌之弊。因病起于房事之后,不宜峻下,风化硝其力本缓,少少予之,取其和缓,不伤正气。配合得宜,切合病机,故能一举成功。

邵继棠治验[河南中医,1984(2):25]

一青年农夫,病强阳不倒症半月之久,多次服用知柏地黄汤无效,请吴老诊治。吴老诊毕,在前方(即知柏地黄汤),内加入羚羊角(另炖)3g,地龙9g。嘱服两剂。吴老说:"《黄帝内经》云'肝主筋',小便为宗筋,强阳发生,实为宗筋功能亢进,乃肝肾同病,知柏地黄汤滋水降火,于症颇合,唯无治肝之品,故而无效。今增入羚羊角清肝散热,弛缓宗筋,地龙通络,引药下行直达病所,服之当有良效。"

于文清治验[上海中医药杂志,1984(5):25]

王某,男,34岁。1966年4月5日就诊。患者晚间小便遇冷时,阴囊及阴茎常往腹内抽缩、难忍,时而疼痛。近日每晚发作,直待天明,始渐缓解,自用炒葱、姜、炒盐热敷小腹和阴囊部,无效。脉象弦稍紧,舌诊未见异常。诊断:囊缩症,初拟肾阳虚不耐寒冷刺激而阴囊冷缩、小腹拘急内抽。治以温肾驱寒,处方:附子15g,茴香15g,肉桂10g,山药15g,巴戟15g,菟丝子15g,杜仲15g,熟地黄20g,泽漆15g,服4剂无效。再加炮姜10g,又服2剂,仍不见好转。按《张氏医通》,以四逆汤、附子理中汤为主加减治疗,病情丝毫不减。因而引起疑问,脉症分明是寒邪表现,为何不效呢? 思《素问·热论》云:"寒中厥阴,厥阴脉循阴器而络于肝,故烦满而囊缩"。故改投舒肝温经方药。处方:柴胡15g,木香15g,青皮15g,吴茱萸15g,官桂10g,葫芦巴15g,荔枝核15g,仅服1剂,即停止发作,2剂尽而愈。随访至今已10几年,未见复发。

15. 补法治疗肛门麻木

周伦伟治验[浙江中医杂志,1984(3):117]

郭某,男,67岁。8年前患重症痢疾,经治1个月获愈。愈后口唇麻木、肛门麻木并有下坠感,神疲、纳呆、咳嗽。痰涎清稀,曾经多方求治罔效。察其面色萎黄,唇色不泽,舌质嫩红,诊脉沉迟。辨证为脾虚聚湿生疾,上渍于肺,拟以六君子汤加五味子、白芍。三剂后脉证同前,唯胃纳较馨。细审其年事已高,命门大衰,久病虚赢则脾病及肾。改用理中汤合苓桂术甘汤加细辛、黄芪、五味子以健脾益气、温阳祛寒。5剂后唇、肛麻木十去其八,精神日振,上方加附片,又服5剂,麻木症状消失,舌苔白淡,尺脉转为有力,以六君子汤加减善后。

《灵枢·脉度篇》云:"脾气通于口,脾和则口能知五谷矣"。说明饮食、口味与脾的运化有关。湿困中阳,脾运受阻,唇失滋养,故麻木不仁,色泽不鲜,宜用温运脾阳法。又"肾司二便",肛门与肾有关,脾虚及肾,肾阳不足,故肛门麻木。脾之运化,亦赖肾阳之温煦。初诊以健脾益气敛肺为治,由于忽略了脾肾阳虚而无效。故二诊从温补脾胃,祛寒渗湿着手,其病乃瘥。

16. 补法治唇颤

张书瑞治验[河南中医,1983(5):39]

李某,女,73岁。1982年9月7日初诊。患者半月来因口唇颤动,进食困难,语言不清,延中医诊治,家属代诉:近日神疲体倦,神志清楚,四肢活动自如;唇颤、纳差,但无肿痛。观其面色淡黄,舌质红苔淡,脉细弱无力。诊后甚感无策,遂求诸经文。《素问·五脏生成篇》云:"脾之合肉也,其荣唇也。"《至真要大论篇》云:"诸风掉眩,皆属于肝。"此诚为土虚而木摇也。证属脾胃虚弱,无力收摄。治当补气健脾益胃,佐以祛风止痉。拟方:党参12g,白术10g,茯苓10g,麦冬10g,石斛12g,钩藤12g,地龙12g,蝉蜕10g,全蝎6g,当归10g,甘草6g,3剂。9月10日复诊:语言已清,唇颤大减。此乃药中病机,故不更方,再进3剂。三诊时,诸证悉平,至今未再复发。

17. 补法治疗口疮型舌炎

盛国荣治验[福建中医药,1964(5):30]

洪某,女,31岁。患者由于疲劳过度后突然发热,热度持续在38～39℃。在院治疗6个月,出院后仍反复发热,并发生口腔及舌头糜烂,饮食、说话均感疼痛。患者形容较消瘦,舌色嫩红,两颧特赤,精神困倦,头晕头痛,耳鸣,腰痛,睡眠较差,大便干,小便短,月经不规则,2～3个月来潮1次,舌质绛无苔,脉沉细。西医诊断为口疮型舌炎。久热伤津,思烦过度,多醒少睡,则虚火妄动。薛己《口齿类要》云:"口疮发热作渴,小便频数,肾水亏也"。沈金鳌《杂病源流犀烛》口齿唇舌类云:"甚有内热口干,属肾经虚火者,宜加味地黄丸。"《素问·气厥论》云:"膀胱移热于小肠,鬲肠不便,上为口糜。"由于肾水不足,水不制火,用此治疗本病宜采取"壮水之主,以制阳光"的方法,方用六味地黄丸加味。处方:生地黄15g,山茱萸9g,泽泻9g,茯苓9g,怀山药9g,淡竹叶9g,川黄连4.5g,石菖蒲9g,连服3周,发热及口舌生疮逐渐消失。

18. 补法治胆瘅

赵复国治验[云南中医杂志,1984(1):32]

李某,女,65岁。患者素体阴亏,经常抑郁不乐,思虑不决。自觉口干舌燥起刺,口苦如含黄连,夜间尤甚,其苦水自舌根部流出,烦恼异常,手足心灼热,大便三四日1次,舌质干红,边起红点,脉细数微弱。证属血虚阴亏,虚火上炎,肝郁气滞,胆气上溢。治以滋阴降火,疏泄肝胆。方用知柏地黄汤合丹栀逍遥散加减。生地黄、枸杞子各20g,知母(盐炒)、黄柏、牡丹皮、香附、郁金各15g,栀子10g,柴胡6g,茯苓30g,甘草6g。3剂而愈。

按:《黄帝内经·奇病论》:"……口苦者病名为何?何以得之?岐伯曰:病名曰胆瘅。夫肝者,中之将也,取决于胆、咽为之使。此人者,素谋虑不决,故胆虚,气上溢,而口为之苦。"本例患者年老体弱,阴血亏虚,其临床表现特点,确属胆瘅。故以滋阴降火,疏泄肝胆治之,标本并治,阴血充则虚热潜降,肝郁解则胆气宁静,口苦自降。

19. 补法治口僻

蒋玉伯治验[广东医学,1964(3):35]

张某,男,40岁,患头痛,口㖞斜、六脉浮迟,每遇风寒头必痛甚,耳常冷。余曰:"头为诸阳之会,火痛居多,此病由于素体阳虚。风寒客于头部,为风中阳明经之表证是也"。《灵枢·经筋篇》云:"足阳明之筋……上挟口"。又云:"其支者从颊结于耳前。其病……卒口僻。……颊筋者寒,则急引颊移口"。遂外用附子、全蝎、蓖麻子捣膏、喝左贴右。内服附子、羌活、川芎、当归、防风、甘草等药温散风寒,连服 3 剂,病即痊愈。

20. 补法治舌痹

潘涓民治验[河南中医,1983(5):40]

郑某,男,44 岁,工人。1970 年 12 月 21 日就诊。自 1968 年冬起,舌麻不仁,言谈欠利。前医以风痰及肝心论治罔效;历时 2 个月,从 1969 年春暖,病自愈。1969 年寒冬复发,1970 年春暖又自愈。今正值寒冬,又舌麻不仁,延余诊治。询之,舌麻恒喜温水含漱,以缓麻求舒。渴不欲饮,伴有乏力、腰痛、溲少、少腹隐痛,年仅 44 岁,然重裘怯寒胜古稀。脉沉舌淡。揆思斯证,实属肾阳衰弱,蒸津失职,舌系失养。方用金匮肾气丸化裁:制附片 15g,肉桂 6g,干姜 6g,熟地黄 15g,云苓 15g,山萸 10g,山药 20g,泽泻 10g,桔梗 5g。仿此方进 7 剂而瘳。1972 年春随访,1971 年寒冬未见复发。

讨论:舌痹又称舌麻、舌自痹。《灵枢》说:"肾足少阴之脉……循喉咙,挟舌本。"本例系肾阳不足,既不能蒸化精津上润,舌系失荣,致舌麻不仁,喜温水含漱。(即《灵枢》所谓"肾所生病……舌干……嗌干");又不能气化行水,故溲少;腰为肾之府,肾与膀胱为表里,肾虚则腰痛、少腹痛(即《金匮要略》所谓"腰痛,少腹拘急、小便不利者,八味肾气丸重之"之意)。又冬为肾主令,寒冬阴气盛,舌麻者寒冬辄发,即唐容川所云:"人身先有偏盛,感天气之偏盛,而病遂作焉。"盖本案实属肾虚舌痹,金匮肾气丸加减可温肾助阳,振奋阳气,兼能滋阳生气,俾阳气,精津上布于舌,似切中病机,故患遂已。"益火之源,以消阴翳",良可概也。

21. 补法治舌痒

葛仰山治验[辽宁中医杂志,1982(10):43]

周某,女,59 岁,农民。患舌痒症 1 年余,经治罔效。发作时伴有干咳吐血,面色潮红,心烦少寐,舌红少津,脉弦细数,初疑其心火炽盛,灼伤肺金。予泻白散加黄连、黄芩、栀子。药服 3 剂,舌痒咯血大有增剧,又添口干、舌涩津伤之兆。详参病机,患者遇怒则发,先感脘胁灼热,继则舌痒觉热,终酿咯血之患。自思服清热泻火剂后,病进舌痒夜甚,当系阴虚火旺无疑。拟滋阴降火法。予黄连阿胶汤。生白芍 15g,麦冬 10g,炙百合 10g,阿胶 10g(烊化),鸡子黄 2 枚(兑服),药进 5 剂,病去大半。宗上方加生地黄 15g,凉血滋阴。又服 5 剂,诸恙自安。《素问·至真要大论》云:"诸痛痒疮,皆属于心",舌为心之苗,心开窍于舌,舌之诸疾,当责之于心。《难经·四十八难》云:"诊之虚实者,痒者为虚,痛者为实。"察其舌不痛,服前药病进。舌痒为主症,知其为心肺阴虚,舌肌失濡,肺络损伤,以黄连阿胶汤去芩连之苦寒,加麦门冬、百合。使阴液充盈,诸火各归其部,舌肌润泽,舌痒,咯血之疾,有渐愈之望。

22. 补法治脾瘅

孙汉忠治验［湖北中医杂志,1982(2):50］

曹某,中年女性,口中甘甜10余日,近又觉四肢乏力、纳差,腹微满、脉濡弱、舌淡苔白腻。此为脾失健运,浊邪上泛,诸阳不实四肢所致。治宜益气健脾、芳香化湿,拟香砂六君子汤加减:党参、白术、茯苓各10g,苍术、法夏、陈皮各6g,广木香、砂仁、甘草各3g,水煎服3剂后,诸证悉除获愈。

按:所谓"口甜",《素问·奇病论》云"此病名曰脾瘅,……治之以兰"。本例以益气健脾、辅以芳香化湿而获效,说明此病不单由脾胃湿热所致,也可由脾胃气(阳)虚所致。因而治疗上就不能单以芳香化湿为度。

23. 补法治舌纵

李孔定治验［广西中医药,1982(4):7］

李某,男,33岁。既往夜眠多梦,时现阳痿,遗精及筋骨疼痛。5天前发热恶寒,未予治疗,2日后出现唇颤、舌即伸出口外,流涎不绝,心中悸烦,脉搏110次/分。经1小时后舌收脉静。服西药3天,发热恶寒解,唇颤,舌即伸出口外、流涎、心悸、脉数诸症仍1日发作3~4次,颇为忧惧。视其舌淡有齿痕,苔薄白少津、脉弦涩微数。诊为心肾阳虚,肝风上扰。拟镇肝息风,养心滋肾之法为治。处方:沙参、玉竹、女贞子、桑寄生、龙骨、牡蛎、珍珠母各30g,白芍24g,神曲、甘草各12g,煎服1剂,诸症悉解,舌上津回,脉象如故。

按:舌纵一病,曾载于《灵枢·寒热病篇》,其文曰:"舌纵涎下、烦悗,取足少阴。"本例患者素有多梦、遗精诸症,知其心肾之阴素虚;舌为心苗,肾经之脉循喉咙挟舌本,观其病之表现在舌。舌纵时作,则由肝失所养而风动,风有休作,故舌有纵收。此所以不纯遵《灵枢》"取足少阴"之训,而责心肝肾三脏之虚也。

24. 补法治泻泄

赖良蒲治验［蒲园医案,1965］

罗某,男,28岁。1932年仲夏,肠鸣腹痛,痛一阵泄一阵。完谷不化,泄后痛止,食欲缺乏,四肢乏力。舌苔薄白,脉象浮弦。诊断:风木乘脾,脾气下陷,是为飧泄。拟用培土泻木法,以补脾泻痛为加味主之。白术9g、防风9g、陈皮6g、白芍18g、葛根9g、车前子9g、木瓜9g,水煎服。4剂痛泄均止,饮食增加,病即痊愈。

自按:经云:"春伤于风,夏生飧泄",此风木乘脾之泄也。培土泻木,即本此旨。

萧惠侪治验［何廉臣.全国名医验案类编,2003］

钟某,年57岁,体强,住赣县。病名:风寒泻泄。病因:平素体强,春间感冒,未服药。越旬余,病变溏泄,缠绵至于秋初。症候:气亏色白,瞑卧小安,匙水下咽、须臾泄去,泄时必欠而呕,呕而晕。诊断:脉沉细如蛛丝,或有或无,脉症合参,此为洞泄转变之症。然审其所因，则自肝邪始。盖所受感冒，正如《黄帝内经》所云："以春甲乙伤于风者为肝风。"未经疏散，乘其不胜，袭入仓禀而为飧。故经又云："久风入中，则为肠风飧泄。"乃纠缠日久，中焦无汁变化，血日以衰，气无所附，中因不宁而病变。医又以枳朴等触犯虚虚，累及肾气，致使幽开洞辟，将肠胃素所积蓄，尽数掀空。兹所幸者，宁卧尚有时间，足征其禀赋丰厚，二气未肯虚离。不然年老久病之躯，一经呕泄，立即打破崑嵛，尚何有救药之余地乎，因是断为可治。疗法：用参、术、苓、草补虚升提为君；然肝主疏泄，不欲戢，肝风病根终莫能去，因用萸、梅治肝以为臣；加入木瓜、五味子、白芍等，收摄脾胃肾耗散之气以为佐；合和浓煎，调二石之本，以止下焦之脱而为使。一昼夜宜尽2剂，少少与之，频频卧服。益病势已造其极，缓则难以图功，少则不至顿下，频则药力为间、卧则药可少留。高丽参9g，白术9g，白茯苓9g，炙甘草6g，乌梅3枚，山茱萸6g，宣木瓜6g，五味子6g，杭白芍6g，赤石脂末9g，禹余粮末9g。又方，台党参12g，白术9g，制附片9g。效果：次日即能出厅理事、就诊，脉亦转，诸症悉退，饮食略进，遂定第二方，嘱其多服莫间。

朱小南治验[朱南孙整理.朱小南妇科经验选，2005]

朱某，女，17岁，未婚。患者月经15岁初潮，即伴有痛经，拖延2年，症未欠瘥。经前有头眩胸闷，纳呆神疲、乳部作胀；经来时常出现吐泻并作，胸腔不舒等症状；经净后即恢复正常。诊时经水适临，面㿠色淡，精神萎顿，手按腹部，据述："早晨饮食后，上吐下泻，所以身体软弱无力、复有胸闷腹痛、小腹冷感。"脉虚弦，舌苔薄白。摸其手指，冷而不暖。症属肝郁克土、脾胃虚弱。治用疏肝健脾、理气温中法。陈艾6g，制香附9g，苏梗、藿梗各6g，广郁金6g，炒白术6g，煨木香6g，橘核各6g，砂仁（后下）2.4g，川楝子9g，炮姜2.4g，延胡索6g，茯苓9g。上方服2剂后，吐泻已停，诸症均瘥。

按：《灵枢·经脉篇》谓，"是主肝所生病者，胸满呕逆飧泄……"在临证间证实了这种理论，上例即痛经兼有吐泻频作，肝、脾、肠胃俱病，拖延2余年，胃肠兼有虚寒，所以形容消瘦，面色不华，也是常见现象。

郝文轩治验[中医杂志，1983(9):18]

王某，女、45岁，患者丈夫新丧，二子尚幼，家计困窘，每多伤心，再加去年患肝炎，多服香燥之剂，以致肝阴被劫，肾精暗耗、五志之火妄动。症见食减肉削，大便飧泻，五心烦热，四肢烦冤，舌赤无苔，脉象数急，甚则两颧泛红，入暮低热。此木气鸱张，乘胃而犯阳明也。治宜滋水涵木以制元阳，予一贯煎加乌梅、二至、五味子等，上滋水源，下充肾阴，救阴抑阳兼收魄门，并稍佐黄连，以戢心火。处方：枸杞子30g，生地黄20g，沙参、寸冬各15g，当归15g，川楝子10g，五味子10g，女贞子15g，旱莲草15g，乌梅3g，黄连须2g。连服10剂，泻止食增，低热渐退，再服半日，苔生脉和，神旺肉充而愈。

按：肝为刚脏，体阴用阳。倘营阴被劫，精血枯涸，必木气肆虚而犯胃土，胃为

阳土,燥则气盛,气动火奔,每致"阳明失阖"而呈泄泻。故《素问·至真要大论》曰:
"厥阴之胜,……肠鸣飧泄。"其低热、泄泻、烦热、脉数等症,皆阴虚火浮、肝木乘胃
所致。治宜柔以润燥,静以制动,刚燥之药宜戒。

林一得治验[浙江中医杂志,1980(8):359]

茅某,男,工人,患慢性腹泻已 5 年余,大便溏薄夹有黏液,每日 2~4 次,并有肠
鸣、腹胀、便后腹中空痛,胃呆,肢倦,短气,懒言,稍进生冷油腻,病情即见加剧。经
某医院诊断为"结肠功能紊乱",治疗无效,服西药辄吐或胃中不适。1979 年 4 月 2
日来我院门诊,视其面色萎黄,舌淡、苔薄腻,脉象弦细,证属脾虚肝亢,兼夹湿邪,
治当升阳燥湿,实脾抑肝。乃予单味防风,每次煎服 15g。连服 10 天,腹泻减为每
日 1~2 次,大便呈糊状,腹痛亦减,食欲略增,但仍感乏力,续服 10 天,大便成形,
日行一次而病除。

《黄帝内经》:"清气在下,则生飧泄",今脾虚肝逆,水湿泛滥,故久泻不愈,治法
自宜升清降浊,培土制木……防风,陈修园谓其"禀春和之气入肝而治风,尤妙在甘
以入脾,以和木气",竟使 5 年宿疾获愈。

焦树德治验[浙江中医杂志,1984(3):131]

张某,男,33 岁,1958 年 3 月 13 日初诊。问诊:4 个月前,因大渴食柿 3 个、并
饮茶过多而致泄泻,日泄 4~5 次,伴有腹痛、腹胀。经服西药,便数虽减,但停药即
复发,缠绵数日不愈。每晨 4~5 时许,即腹鸣、腹泻、纳食减少、心慌、身倦、小便稍
少,但不黄,腹部喜热熨。望、闻、切诊:面色欠泽,舌苔微白、湿润。言语清晰,声音
尚不低细。脉象左手沉滑,右手沉细,两尺无力、右手较甚。腹部按之不痛,未见异
常。辨证分析:初起因暴食生冷、饮茶过骤而伤脾胃。张景岳说:"泄泻之本,无不
由于脾胃"。脾胃属土而主湿,脾胃受病,则湿不能化,舌苔湿润,脉现滑象,都是湿
盛之征。又脾病乘肾,土来克水,则肾亦虚。《素问·水热穴论》说:"肾者,胃之关
也。"肾主二阴而司开合,肾虚则下焦不固,故在黎明将交阳分之时则泄泻(俗称五
更泻,或鸡鸣泻)。两尺脉均无力而右手弱,按两尺均主肾,右主命门。《灵枢·邪
气脏腑病形》篇说:"肾脉小甚为洞泄"。据此可知有命门火衰之证候。腹部喜热
熨,亦是脾肾虚寒之象。脾肾俱虚,又能互为因果。命门火衰不能生脾土,则脾虚;
脾虚运化失职,寒湿下流,则肾更虚,故泄泻绵延不愈。脾胃久虚,生化乏源,正气
渐虚,故心慌、身倦、面色不泽、工作效率降低。诊断:脾肾两虚之五更泻。治法:健
脾化湿,补肾助阳。方药:野台参、茯苓各 12g,白术、破故纸、炒山药、炒苡末各 9g,
炙甘草、吴茱萸、肉豆蔻各 6g,五味子、制附子、干姜各 5g,紫肉桂 3g,服 3 剂后,诸
症减轻,精神渐转,清晨已不泻。10 剂后、泄泻停止,体力增加,食纳旺盛、工作效
率提高。共服 13 剂痊愈。

林建德治验[广东医学,1963(2):38]

陈某,护士,患者腹泻 5 个月,每日泻下 3~5 次,服磺胺,氯霉素及健胃消化等

药罔效。改服中药，先后用过健脾、燥湿、消导等方剂，症未消减，就诊于余。观患者虽泄泻日久，但形神不衰，面色略为苍白，舌苔薄腻。询知便前腹中胀痛雷鸣、泻后即舒、粪呈稀烂，带有泡沫，时觉眩晕、泛酸，日食如常，能坚持工作。诊其脉，弦而缓，两关弦象尤显。因思久泻而不伤于形，纳食如故，断非脾土之虚，色苍脉弦，头眩泛酸。已征风木之横，木横则乘其所胜，迫及脾土，理甚昭然。经云："风气流行、脾土受邪，民病者飧泄……肠鸣"，又云"春伤于风，邪气留连，乃为洞泄"，本证正因于此。遂仿草窗痛泻要方加味，疏风泻木，兼益脾土。方用：防风 6g，白芍 9g，煨葛根 9g，香附 9g，白术 12g，木香 4.5g，青皮、陈皮各 3g。连服 3 剂，复诊谓药后泻减，日仅 2 次。粪稍成形，无泛酸、腹痛，惟肠鸣、矢气多。按其脉已不甚弦，色亦黄活，乃风势已欲、脾气渐和之象，前方加炙甘草 4.5g，和益中土，续服 3 剂而愈。夫见脾而治肝，乃正本清源之法，宜其收效之速也。

罗来成治验[江西中医药，1980(4)：30]

沈某，女，57 岁，农村妇女。患者素健，昨晚起泄泻已 10 多次，量多清彻不臭，尿少，引衣踡卧，恶心欲吐，神志模糊，语言喃喃，腹部柔软，四肢厥冷，脉微欲绝，重按则无，舌苔薄白而腻，舌质正常。初诊：病属太阴重证，治当温阳救逆，拟附子理中汤。处方：红参 9g，熟附子 9g，炒白术 12g，炙甘草 9g，水煎服，1 剂。二诊，药后神志已清，泄泻已少，四肢转温。按上方红参改党参 15g，再进 2 剂。数日后随治，诸恙全失。

按：《黄帝内经》说："太阴之胜……善注泄。"患者泄泻恶心、神昏肢厥，脉微欲绝，证属危重，一派虚寒之象，急当温中回阳，故用干姜、附子温中散寒，回其欲脱之阳；用人参大补元气，以挽欲绝之脉；甘草、白术补脾燥湿而止泻，俾脾阳运，清气升，中寒去而泄泻自止。

姜春华治验[辽宁中医杂志，1982(1)：16]

陈某，女，45 岁，科技工作者。患者慢性泄泻 12 年，开始时每天 2～3 次，近几年腹泻反复发作，有时一天要泻 20 余次，水样不消化食物，或粪便中夹脓血黏液，曾做乙状结肠镜检查并经西医诊断为"慢性非特异性溃疡性结肠炎。"辗转治疗 5 年，症状无改善。诊时患者面色萎黄、形瘦神倦、常感腹痛、里急后重、泻后则舒、旋又腹痛。所泻皆水液脓血，或完谷不化。纳呆足肿、口干低热，苔白中黄，舌质淡，脉细濡。久泻必伤脾肾，气阳虚衰而大肠湿热内蕴，寒热虚实错杂。治拟温复脾肾之阳，清泄大肠湿热。处方：黄芪 15g，党参 9g，附片 9g，炮姜 6g，白术 30g，石榴皮 9g，诃子 9g，黄柏 9g，黄连 3g，蚂蚁草 15g，黄芩 9g，地锦草 15g，红藤 15g。此方加减服用 14 剂后，泄泻渐止，腹痛止也。每天大便 1 次，无脓血黏液……经乙状结肠镜复查：肠黏膜正常。

按：现代医学对慢性非特异性溃疡性结肠炎的病因尚未完全明了，有认为与自体免疫功能失调或自主神经功能紊乱有关。其病理变化为黏膜充血、水肿、血栓、溃疡。此病可属中医泄泻、痢疾、肠风的范围。慢性泄泻大多脾肾虚寒,如《景岳全书·泄泻篇》指出:"久泻者可治标,且久泻无火,多因脾肾之寒虚也。"而痢疾便脓、肠风下血大多肠有湿热。《素问·至真要大论》即有"暴注下迫,皆属于热"之说。两证并见则每多寒热错杂。如《灵枢·百病始生篇》曰:"虚邪之中人也,留而不去,传舍于肠胃,多寒则肠鸣飧泄不化,多热则溏出糜。"《灵枢·师传篇》也说:"脐以上皮热,肠中热则出黄如糜;脐以下皮寒,胃中寒则腹胀;肠中寒则肠鸣飧泄;胃中寒,肠中热则胀而且泄。"张仲景厥阴篇用乌梅丸治久痢也是温补寒清同用之法。因此根据溃疡性结肠炎寒热双向的病理机制,温补清泄,双向调节最为合拍,临床效果也十分显著。

朱小南治验[朱小南妇科经验选,2005]

张某,45 岁,已婚。1959 年夏季,第 4 胎产后饮食不慎,以致腹痛下痢,1 昼夜泻 10 多次,里急后重,所下为红白脓冻如胶状,时有潮热,历经西医治疗,仍属无效,拖延竟达 4 个月余。精神疲乏,头目昏眩。10 月 3 日初诊:产后痢拖延日久,兼有痔疮,日下脓血 10 余次,便后里急后重,又出痔血,面色萎黄,精力疲惫,脉象细弱,舌质绛苔薄白。血亏气弱而湿滞未净。治宜止血挽脱,固本为主,祛邪为次。生黄芪 9g,生地黄 12g,生白术 6g,黄连 3g,生甘草 4.5g,仙鹤草 12g,炒槐花 12g,马齿苋 12g,无花果 9g,炒地榆 12g,藕节炭 9g。二诊:10 月 5 日。服药后腹痛便痢已减,痔血亦少,时感头晕目眩,腰部酸楚,体质仍虚。治宜扶正固脱。黄芪 9g,生地黄 12g,白术 6g,白芍 6g,杜仲 9g,续断 9g,白头翁 12g,地榆炭 12g,槐花炭 9g,脏连丸 9g,茯苓 9g。三诊:10 月 8 日,头晕腰酸、胸闷心荡均瘥,精力稍充,便痢次数亦减,日仅 2～3 次。正气渐复,当祛余邪。黄芪 9g,生白术 9g,陈皮 6g,肉苁蓉 9g,白头翁 9g,黄柏炭 9g,槐花炭 9g,生地黄 9g,焦栀子 9g,马齿苋 12g,脏连丸 3g(另吞)。四诊:10 月 17 日。痢疾痊愈,痔血已止……

按:痢疾一症,《素问》中指出,一为饮食不慎所致。如"饮食不节,起居不时者,……久为肠澼(太阴阳明篇);一为时邪感染所致,如太阳司天,……风湿交争……注下赤白"。而产后痢因体虚血亏,治疗较难。《妇人大全良全》谓:"产后痢疾,因饮食六淫七情,伤于脾胃,或血渗大肠,皆为难治"。本例产后,拖延日久,复有痔疾,便痢兼有后重,未免用力努责,痔核遭受压力而破裂,泻血无度,于是血气亏弱,奄奄不支。治疗初诊时以固本止血为主,增强其体力……二诊时便痢减,血渐止;乃用药培本,候正气稍复,再祛残邪……三诊时正气稍复,精力渐充,乃以清肃余邪为重……

25. 补法治头痛

王挚峰治验[广东医学,1965(2):25]

于某,男,39 岁。于 1960 年开始左侧面部三叉神经分布区剧烈跳痛,每次疼痛多由左侧牙痛诱发而后波及侧面部及左眼球,并流泪不已,眼睑难睁开,每次发

作 20～30 分钟,坐卧不安。曾使用多种西药或手指压迫法均无效,头痛过后即感头胀、眼皮疲乏、牙齿无力,发麻等。20 年前即患高血压病,经常有头晕、头痛、眼花、心慌、失眠等症状出现,直至现在血压仍高。肝区作痛已 1 年多,常觉倦怠,食欲缺乏。腰痛 10 余年,每于劳倦时加剧。西医诊断:①三叉神经痛;②高血压伴发头痛。中医诊断:患者无发热、常头晕、间有左侧头痛、腰痛、脉弦而弱,舌苔薄白,为肝肾两亏所致。拟用逍遥散加肉苁蓉、菟丝子、牡丹皮治之。从 1962 年 7～9 月,西医治疗以降压、止痛、镇静为主,并针灸风池、太阳、耳门、下关、合谷、内庭、太冲、列缺、行间、曲池等穴。中药连服逍遥散加肉苁蓉。菟丝子、牡丹皮或加桃仁、红花、牛膝等,共 38 剂,效果不佳、疼痛未减。9 月 10 日再仔细诊察,发现目珠有红筋、牙龈暗紫色,遂改用抵当汤合逍遥散治疗。处方:虻虫 6g,水蛭 6g,大黄 6g(吞下),桃仁 6g,云苓 9g,柴胡 9g,白芍 9g,当归 9g,川芎 4.5g,白术 9g,甘草 3g。服药后头痛减半,次晨排黑色稀大便 1 次,照前方连服 19 剂。9 月 28 日,头痛痊愈出院。

讨论:《灵枢》经脉篇说:"大肠手阳明之脉……其支者,从缺盆上颈贯颊,入下齿中。是动则病齿痛、颈肿。胆,足少阳之脉,起于目锐眦,上抵头角、下耳后、循颈行手少阳之前……其支者,从耳后、入耳中、出走耳前、至目锐眦后;是主骨所生病者,头痛颔痛、目锐眦痛"。今头痛每由齿痛所诱发,且兼目痛者,是由瘀血壅塞大肠经,日久成瘀热而侵及少阳经所致也。腰痛而头痛头晕,一方面为瘀血凝滞;另一方面,"腰为肾之府",肾亏不能涵木,致使肝气上逆所致。《素问》刺热论篇说:"肝热病……其逆则头痛员员,脉引冲头也",因此,本病以瘀血凝滞、肝气上逆为本,头面之见症为标,故用峻剂抵当汤改其恶瘀,合逍遥散以疏肝解郁、本除则标自罢。

路志正治验[黑龙江中医药,1982(3):1]

沈某,男,61 岁,素有高血压、动脉硬化、十二指肠球部溃疡病史。5 天前,因饮酒数杯致胃痛发作,手按则痛止。数日来头痛、颈项强硬、眩晕、耳鸣。血压:25.1/16.0kPa(188/120mmHg),畏寒,四肢不温,肩背酸楚,腰膝酸软无力、大便偏溏。脉弦虚无力,舌质淡、苔薄白。此乃肾阳衰惫、阴寒内盛所致,病势重笃,急宜温补元阳,佐以潜镇之品,以敛浮阳。但阴阳互根,故稍加滋补肝肾之品。处方:制附片 6g(先煎),肉桂 3g,细辛 3g,山药 15g,当归 12g,白芍 10g,天麻 9g,地龙 12g,生牡蛎 30g(先煎),代赭石 15g(先煎),葛根 15g,5 剂。进药后眩晕少定、头痛大减,颈项亦松,肩背自觉舒适,惟腰膝酸软,四肢不温如故,且夜寐不安。舌脉如前,血压 21.1/13.3kPa(158/100mmHg)。既见小效,勿事更张,前方去代赭石,加钩藤 30g(后下),灵磁石 30g(先煎),6 剂。三诊:药后眩晕停、头痛止……

按:本例畏寒,四肢逆冷,皆为阳虚之候。少阴阳虚则其府太阳经气亦不足。因此《黄帝内经》有"头痛巅疾,下虚上实,过在足少阴,太阳",阳气不得布于肩、背、头项,阴寒自盛,寒性收引,故见颈项强硬或发板,肩背酸楚之症。肾阳不足,诸阳不能上注清窍,而有眩晕、头痛、耳聋耳鸣之苦、阳不交阴则失眠,火不㷫土则便溏,腰膝酸软则为下元不足之明证。所以首先用桂、附补元阳,归、芍补血养阴通络,佐桂附补火而不燥;山药补脾以推动后天气血之化源、来填精化气;地龙、天麻,散风通络定晕除眩;代赭石、生牡蛎镇潜浮阳;牛膝引药下行,葛根升发清阳之气,令群药布达周身共奏抑阴挟阳归于平衡,而眩晕自定。

张聿青治验[张聿青医案,2006]

刘右经云:真头痛、头痛甚,脑尽痛,手足寒至节,不治。头痛连脑一症,从来殊少专方。前诊脉象细沉,久按带弦,据述病剧之时,头痛苦痛,痛则遍身经络抽掣,数日渐退。夫脑为髓之海,病入骨髓,已属不可救药,何况乎苦痛之地,而在于髓之海乎。病及髓海,则虽疗治,高苦无方,安有数日而能渐退之理乎。其所以如此者,必有至理存乎其中,在临症者未之深思耳。考十二经中,惟太阳膀胱经为水府,其脉络脑,又痰与湿皆水类也,痰湿遏状,则水寒而脉道不通,脑痛之由实出于此。时下头痛虽不甚发,而每晨辄心中泛泛漾漾,至午才得如常,盖卧则气闭,气闭则痰湿不行,清晨初起之时,正是痰湿欲行未行之际,阳气浮越于上,故体为之疲软,心胸为之不舒,营出于中焦,又中焦受气取汁变化而赤,是为血。今中焦所受水谷之气,不化为血,而酿为痰,故来至七七之年。而经水断绝,拟药如左,即希高正:盐水炒潼沙苑60g,橘红24g,泽泻30g,炙黄芪60g,茯苓60g,制半夏60g,炒白术75g,盐水炒黄柏30g,焦茅术45g,炒枸杞子90g,煨天麻30g,杜仲90g,范志曲45g,当归炭60g,续断肉(炒)60g,白芍30g,炒酸枣仁60g,炒麦芽60g,炒干姜21g,上药研为细末,水泛为丸,如绿豆大,每晨服9g,开水送下,另研参须45g和入。

26. 补法治咳嗽

房定亚治验[辽宁中医杂志,1982(7):35]

赵某,女,49岁,干部。患风心病二尖瓣狭窄及闭锁不全。近10年出现慢性心衰,常年咳嗽不止,时轻时重,稍有劳作咳嗽气短倍增。去冬因外感咳嗽加重,服药打针无效。3个月来咳嗽、心悸气短,难于平卧。症见:面黄肌瘦,体重不足40千克,胸骨膨出,心跳欲跃胸外,身体振振摇摇、语言低怯无根,咳嗽吐白黏痰,有时痰色粉红,午后低热,食无味,寝不寐,舌淡白,脉细偶结。肝大,下肢水肿。证为心气衰弱,无力推动,使气血积于胸中,痰湿内生,肺失清肃。治以补心肺之气,佐化痰降逆。予以生脉散加味:沙参15g,太子参10g,麦冬12g,桑白皮15g,葶苈子10g,大枣5枚,五味子10g,服药10剂,胸中气血通利,劳嗽即平……

按:五脏六腑皆令人咳,不独肺也。患者风心病10年,心悸气短,脉细而结皆为心气虚之证。据此分析,本例咳嗽其病本在心,其标在肺,所以用生脉散加葶苈子等补气强心化痰降气而收显效。

裴慎治验[浙江中医药,1978(1):46]

梁某,女,43岁,两年来经常咳嗽,每于秋冬季节则咳嗽加剧,吐白痰、涕唾多。

纳少、便溏,每食生冷食物,胃脘即感胀隐痛,有时吐酸,脉滑,舌苔薄白。脾虚湿滞,脾肺同病,以健脾、燥湿祛痰,止咳为法,方用六君子汤合丹参饮加味。党参15g,白术、茯苓、橘红、法半夏、炙甘草各6g,檀香、炙麻黄、炒杏仁、砂仁、干姜各3g,百部、丹参、紫菀各9g,煅瓦楞子12g,五味子4.5g。服3剂后,便溏好转,胃纳亦增,脘痛吐酸均减,再以原方续进。三诊:大便已成形,咳嗽已止,腻苔已退,改用丸药巩固。

《素问·咳论》中说:"五脏六腑,皆能令人咳,非独肺也⋯⋯其寒饮食入胃,从肺脉上至于肺,则肺寒,肺寒则外内合邪而客之,则为肺咳。"说明胃寒可以导致肺寒。因胃中水谷之气不能上蒸于肺而转溉全身,则化为痰饮而停聚于胃。肺主气,只能受得清气,受不得浊气。痰饮留中,输肺之气不清、而发生咳呛。故《素问·咳论》有"聚于胃,关于肺,使人涕唾气逆"之说。脾与胃相表里,脾为胃行其津液而上输于肺,痰饮聚于胃,则脾阳亦困于湿。本例有痰白、唾多、便溏、脘胀、纳减、苔腻等脾失健运之象。《素问·生气通天论》中说:"秋伤于湿,上逆而咳",《素问·阴阳应象大论》还说:"秋伤于湿、冬生咳嗽",可知本例的咳嗽每于秋冬季节加剧,当系寒湿犯肺所致。方用六君子汤健脾保肺,祛痰益气;丹参饮温中健胃,行气止痛⋯⋯

赵祖光治验[浙江中医药,1978(1):36]

陈某,男,60岁,农民,原有慢性气管炎史,3个月前因患感冒迁延不愈。虽经迭投解表止嗽、补中益气、芳香淡渗、行气疏肝、消导泻下等法数十帖无效。双目暗淡无神,面容消瘦,精神萎顿,肤干无汗,语言低微,嘶哑,剧咳、气急、不能平卧,连咳数十声才勉强吐痰一小块,色白黏稠,体温37.5℃,口渴,时欲含咽凉水,两胁刺痛,咳时更剧,胸脘胀闷不舒,今起少腹时有一物攻冲,状如茄子,以手按之则眉皱作楚,不思饮食,小便短赤,大便秘结。舌质红、苔白厚,干燥无津,脉弦细数,重按有离散之象。分析患者有气管炎、面苍、形瘦、声哑不扬,平素阴分必虚;风寒入肺化热,烁及肺阴、肺虚影响及肾,肾亏无以涵肝,肝火转又刑肺。《素问·咳论》:"肝咳之状,咳而引胁下痛。"少腹为肝经循行部位,故少腹攻冲,亦属肝气横逆为患。所可疑者,舌苔白厚。认为湿症,但叶香岩《外感温热病篇》说:"舌苔白厚而燥者,胃燥气伤也。"因此,辨证为肺肝肾胃阴液大虚,肝气横逆,治以育阴柔肝,宗魏玉横一贯煎法。

任悟非治验[四川中医,1983(1):28]

张某,男,52岁,咳嗽引心痛3个月余,喉中有物若梅核,心烦易怒,入夜咳甚,痰少,饮食一般。素有心悸失眠、潮热盗汗,舌红晦暗而少津,脉细涩。曾先后服银翘、桑菊、清燥救肺、六味地黄汤等方,效不显,以其人咽中如梅核梗阻,心烦怒,似为情志所伤。初用半夏厚朴汤合止嗽散加味与之,咳嗽有增无减,更现声音嘶哑,再视舌象,尖部反增少许红点。结合平素有心悸,五心烦热,失眠等心阴不足之病候,改用补心阴以滋肺阴,兼以行瘀。方用天王补心丹化裁:太子参 12g,玄参 12g,丹参 20g,天冬 12g,麦冬 12g,生地黄 12g,当归 12g,桔梗 10g,远志 5g,茯苓 12g,甘草 5g,桃仁 10g。服后咳减,喉中梗阻及心痛稍愈,再加入胡黄连 5g,服至 5 剂诸证蠲除。

体会:心肺均在膈上,心脉“从心系上肺”(《灵枢·经脉篇》),故心病常及于肺。心病而致咳,多与火、热有关。证见心烦心痛,面赤、咽肿、喉痹等。故《素问·咳论》说:“心咳之状,咳则心痛,甚则咽肿喉痹”。本案咳嗽乃心阴不足,血行瘀滞而痹,痹则不通,不通则痛。故用天王补心丹化裁为汤,重用活血祛瘀之品,使心血充足,肺液得养,瘀滞除而痊愈。

黄海龙等治验[江西中医药,1984(1):42]

宁某,女,38 岁,咳嗽 2 个月余,咳声连连不断,伴胸闷气喘,痰不易咳出,稠厚而有泡沫,咳甚则呕涎,痛引腰背,苔白,脉沉。在某医院治疗 2 个月,胸透为肺纹理紊乱,提示除气管炎病变外,其他均正常。先后用鱼腥草、链霉素注射液、(出现耳鸣、唇麻后停用)、橘红丸、川贝精、消咳喘及宣肺、健脾的中药效果不显。1981年 6 月 4 日转诊于我科,认为前医单从脾肺论治,没有找中病机。从患者咳声连连不间断,痰不易咳出,咳甚则呕涎,痛引腰背,脉沉等症分析,与《素问·咳论》中“……肾咳之状、咳则腰背相引而痛,甚则呕涎。”颇相吻合。证属肾水亏不能滋润肺金发为咳嗽,故从肾治,金水相资生,肾水足则肺金润而咳嗽止,方选麦味地黄汤加减,10 剂而竟功。

任悟非治验[四川中医,1983(1):29]

杨某,女,53 岁,咳嗽 3 个月,咳唾白涎沫,平素畏寒肢冷,下肢尤甚,常感腰痛。近 1 个月来咳则遗尿,面部水肿,动则作喘,舌淡苔白,脉沉缓。辨证属肾阳不足,气不化津,肺失润养,膀胱失行,以温补肾阳为法。方用:八味丸合缩泉丸加减:熟地黄 15g,山茱萸 10g,附片(先熬 2 小时)10g,肉桂 5g,炙甘草 5g,怀山药 12g,枸杞子 12g,益智仁 12g,乌药 12g,龙骨 10g,牡蛎 10g。1 剂而咳嗽缓解。二诊又于原方加入五味子 10g,桑螵蛸 10g,以增强补肾固摄之力。连服 5 剂,咳嗽遗尿诸证全除。

体会:本例咳嗽为肾阳不足,气不化津、肺失所养而致,足少阴肾之经脉“……贯脊属肾、络膀胱”(《素问·经脉篇》)。故证见“腰背相引而痛”(《素问·咳论》),肾阳不足,膀胱失约,固摄无数“咳则遗溺”(《素问·咳论》),故用右归饮合缩泉丸温补肾阳,固摄肾气收功。

朱云达治验[辽宁中医杂志,1983(4):30]

朱云达写的《从曹颖甫、秦伯未治愈“膀胱咳”说起》一文中曰:曹在应诊时,遇一女患者,患咳嗽,咳则小便随出,病已日久。曹因从未见过此病,一时不知如何施治。即走至秦桌前,说明病人症状后,问秦:“这叫什么病?”秦答:“这叫膀胱咳。

《黄帝内经》说：肾咳不已，则膀胱受之。膀胱咳状，咳而遗溺。"曹问："有何治法？"秦答："《黄帝内经》未有治法，当求教于仲景《伤寒论》，五苓散加人参可治。"2 天后病人来复诊云："病已大愈。"

张慕岐治验[临床心得选集.上海中医文献馆编著，1965]

张某，男，70 岁。初诊：咳嗽延已多日，恶风，痰如涎沫，腰酸。脉沉细。高年肾虚所致，未能以表邪为治也。厚杜仲 9g，川断肉 9g，金毛狗脊 9g，甘枸杞 6g，苦光杏 9g，款冬花 6g，橘红、橘络各 4.5g，桑叶 3g，象贝母 9g，济生肾气丸 12g（包）3剂。[复诊]咳嗽较有改善，惟腰酸部尚酸，且溲见混浊。此肾虚而膀胱有热，当标本兼顾。厚杜仲 9g，金毛狗脊 12g，菟丝子 9g，炒黄柏 6g，肥知母 9g，粉草薢 9g，车前草 9g，桑叶 4.5g，象贝母 9g，白茅根 12g，济生肾气丸 12g（包）4剂。

按：久咳服药 7 剂，病即得安。盖此症虽由外感而起，延久则病传于肾。正如《素问·咳论》所说："肾咳之状，咳则腰背相引而痛，甚则咳涎。"因肾与膀胱为表里，太阳表邪内传则化热，故溲久见浑浊，方用益肾清热，效乃得显。

黄海龙等治验[浙江中医药，1984（1）：45]

澎某，女，23 岁，咳嗽 2 个月余，咳剧则遗尿。经常感冒，鼻塞不通，便结，苔黑腻而滑，脉沉。迭经止咳化痰，宣肺健脾诸治罔效。1976 年 4 月 13 日转诊于我科，询知病由严冬之时，产后受寒，寒邪外闭毛窍，内克脏腑，上遏肺气，下伤胃阳。临床现症符合《素问·咳论》中"……肾咳不已，则膀胱受之，膀胱咳状，咳而遗尿"的经旨，乃投以麻黄附子细辛汤合四逆汤加减，外解太阳之寒，内扶少阴之阳，上宣肺气，下搜肾邪，5 剂而咳减，10 剂病痊愈。

张聿青治验[张聿青医案.张聿青著，2006]

萧左，久咳曾经见红，两月前吐血盈碗，今血虽止住，而咳嗽暮甚，必致呕吐而咳方减，音塞不扬，脉形细数，经云：胃咳之状，咳而呕，良由肺肾并伤，中气亦损，损而难复，不可不防。台参须另可煎冲 2g，盐半夏 3g，生扁豆 9g，生山药 9g，大麦冬 9g，生甘草 1g，蛤黛散 9g（包），北沙参 9g，川贝母 6g，白粳米一撮，煎汤代水。二诊：甘以益胃，咳嗽大减，呕吐亦减，然大便泄泻，临圊腹痛，偶然饮冷，损伤脾土，一波未平，一波又起，再参培土生金法，复入分消，以理水湿。党参 9g，泽泻 4.5g，生甘草、熟甘草各 6g，砂仁 1.5g，白茯苓 9g，炒扁豆 9g，炒山药 9g，生薏苡仁、熟薏苡仁各 6g，木香 1.2g，木猪苓 6g，泽泻 4.5g，鲜佛手 3g，砂仁 1.5g，白茯苓 9g，煨木香 1.2g，楂炭 4.5g。

27. 补法治便秘

袁立人等治验[新中医，1982（7）：6]

王某，中年女性，患习惯性便秘多年。每次排便，异常费力，全身颤抖。便后心悸汗出，气短乏力，舌淡而胖，脉虚乏力。经云："中气不足，溲便为之变。"此乃中气虚，阳不升，浊不降之故。诊为气虚便秘。欲使降之，必先升之，用补中益气法，甘温补中药配以升、柴,其用量轻清,为2g,俟中气足,清阳升,浊阴自降,大便即随之通利,服药而应。

周锦友治验[湖南中医学院学报,1983(2):41]

邓某,女,45岁。患口腔溃疡22年余,曾服中西药不效,自用黄连一味泡水化茶饮,日数次,初感心里清凉,后愈饮则口舌溃烂愈甚,又加大黄连之量,数日后出现腹胀,大便不通。于1982年6月上旬就诊。症见口舌生疮,口干喜饮、腹胀不敢食,大便7日未解,小便频数,脉弦稍数,舌质红、薄黄苔,此脾虚证也。投麻子仁丸(煎剂):麻仁20g,白芍10g,枳实10g,生军10g,厚朴10g,杏仁10g。2剂。二诊:大便通,解出燥屎数枚,腹胀全消,小便正常。舌溃烂亦有好转。脉细,舌质红、苔薄白。拟生脉散加味:参须5g,五味子6g,麦冬10g,蒲公英15g,谷精草30g,半边莲15g,生牡蛎20g,6剂。三诊:药已尽剂,口舌溃烂亦大好转,继原方再服。

按:此脾弱症之形成,实与过服黄连有关,黄连味苦,苦味属火,火能燥土,脾气失于濡养,不能为胃行其津液,致胃强脾弱。故《素问·生气通天论》曰:"味过于苦,脾气不濡,胃气乃厚"。正言此症也。

28. 补法治遗精

吴汉星治验[福建中医药,1981(2):36]

张某,26岁,男性。遗精1年余,近月来又兼阳事不举,症见面色㿠白,精神萎靡,腰膝无力,舌质淡,舌苔白,脉象沉弱,两尺尤甚。证属肾阳虚精关不固,治宜温补肾阳,固涩精关。处方:熟地黄、菟丝子、枣皮、破故纸、柏子仁、茯神、鹿角胶、莲须、牡蛎。上方服6剂,遗精已止,后给五子衍宗丸、六味地黄丸、交替服用2个月,阳痿亦愈。

按:经云:"肾者主蛰,封藏之本,精之处也。"若房劳过度,恣情纵欲,阴精内枯,阴伤及阳,以致下元虚亏,则可产生阳事不举,或精关不固而自遗等症,多用补肾涩精之品,方能见功。

29. 补法治便血

何任治验[北京中医学院学报,1984(1):29]

吴某,女,57岁。从1958年乳腺肿瘤根治术后至今,大便出血黏液每日五、六次,纳一般,喜热饮。补脾土为治:党参9g,白术12g,川黄连4.5g,赤石脂12g,伏龙肝12g,茯苓12g,炙甘草5g,山药15g,炒银花炭9g,2剂。服药后便次见减,黏液已解,原方进治:党参9g,山楂炭9g,白术12g,黄连4.5g,炙甘草6g,炮姜4.5g,血余炭9g,山药15g,赤茯苓12g,广木香6g,苏梗4.5g,炒银花炭12g,赤石脂12g,7剂。

按:《灵枢·百病始生篇》谓:"阴络伤则血内溢,血内溢则后血",堪为便血辨证的理论根据。便血虽出于大肠,但其病机主要是脾气虚亏,不能摄血。故方治用四君加山药为主;其出血夹有黏液似痢,故佐以香连及银花炭;再用炮姜温以摄血;伏龙肝、赤石脂以止血。方意是根据《罗氏会约医镜》："便血久不愈者,当用温剂以补脾土,使能统血而血有所归。"7剂见效,复方加用炭类药以巩固,亦即罗氏所谓："收敛之后,仍以和气血,厚肠胃,使阴络无复伤之患耳。"

30. 补法治肝病

赵国仁治验[浙江中医杂志,1984(5):222]

谢某,32岁,腹大胀满,下肢水肿,胸脘胀满,四肢困重,纳食不香,精神困倦,大便秘结,小便短少,血红蛋白5.5g%,肝功能:麝香草酚浊度10U,锌浊度20U。血清总蛋白6.5g%,血清白蛋白2.5g%,球蛋白4.0g%,尿蛋白(++)。诊断为慢性肝炎,肝硬化腹水,肝肾综合征。给予能量合剂等治疗外,肌注呋塞米,小便量仍少,腹大依然。会诊见其面色萎黄、舌苔薄黄而腻,脉沉弦而数,诊为中气不足、湿困脾胃,清不升、浊不降,气、水、血互结。投以健脾温中化湿,实脾饮加党参、黄芪、猪苓、泽泻。5剂,小便不行,腹大如故,膨胀虚中挟实,补虚泻实、理在自然。不效何故?细思其舌脉有湿热之象、且能食便秘、胃气尚存。经云:"中满者,泻之于内。""下之则胀已",此乃湿浊弥漫三焦,脾胃受用,中阳难以伸展,化湿祛浊实为关键。根据"急则治标"的原则,暂可一攻,遂取十枣汤意,取甘遂、大戟各4.5g,研末,以红枣10只煎汤吞服。约1时许,腹痛、微恶、大小便俱下,泻出大量酱色液体,腹胀顿减。复以健脾温中化湿之剂调理,月余而安。至今9载未曾复发,且能参加一般劳动。

31. 补法治胀满

刘少云治验[临床心得选集,1965]

蒋某,女,66岁。先腹微肿,波及四肢,纳食则胀,大便溏泄。脉息沉细无力,舌苔淡白而薄。此虚寒困于脾土之症。当温中补土,佐以行水。潞党参6g,焦白术6g,炒云苓6g,粉甘草2g,五加皮6g,广陈皮4.5g,广木香2.4g,吴茱萸4.5g,川厚朴4.5g,白豆蔻4.5g,淡附片4.5g,淡干姜4.5g,大腹皮6g,生姜皮3g。复诊:肿势渐消,小便多而大便少,饮食思纳。仍予原方增减。潞党参6g,焦白术6g,粉甘草2g,五加皮6g,广木香2.4g,广陈皮4.5g,薏苡仁6g,吴茱萸4.5g,淡干姜4.5g,大腹皮6g,冬瓜皮15g,生姜皮3g。三诊:肿势已去其十之七八,脉象虽细而有力,唯喜热饮。中阳未复。仍宜温中法。淡附片4.5g,淡干姜4.5g,淡吴萸3g,潞党参6g,焦白术6g,薏苡仁9g,炒云苓6g,粉甘草2g,五加皮6g,白豆蔻4.5g,大腹皮6g,怀山药6g,炒冬瓜皮15g,生姜皮3g。

按:经云:"脏寒生满病。"又云:"胃中寒则胀满。"大抵脾被湿困,阳气不化,而阴盛阳衰,水湿横溢,则成水肿。用辛温培土振阳,佐以利水化湿,阳气得振而气机畅,脾肾复而运输之力正常矣。

32. 补法治噎膈

沈炎南治验[广西中医药,1982(2):10]

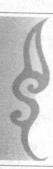

　　罗某,男,45岁。症见胸膈痞闷,胃脘胀痛,吞咽困难,饮食不下,食则呕吐,大便秘结,形体消瘦,已10余日。脉弱,舌质淡白、苔白腻。脉症合参,诊为噎膈。治以疏肝理气,健脾和胃。处方:广木香(后下)6g,蔻仁(打碎、后下)6g,党参15g,白术9g,清半夏9g,茯苓12g,陈皮6g,白芍18g,甘草9g,香附12g,2剂。二诊:服药后,能进食,呕吐止,大便通,胸膈舒,胃脘胀痛好转。效不更方,原方再进2剂。服后,胃纳转佳,精神好,胸膈痞闷及胃脘胀痛消失,大便正常。

　　按:在临床上,凡饮食不下,膈塞不通者,一般统称之为噎膈。《素问·通评虚实论》说:"膈塞闭绝,上下不通,则暴忧之病也。"本例由于忧思恼怒愤郁所致。治以疏肝理气,健脾和胃法,即所谓"治肝可安胃"。

　　郑启明治验[广西中医药,1981(1):23]

　　患者男性,成年。于1979年10月开始呕吐,食饮难下,勉强咽入,则朝食暮吐。视其人形体消瘦,面色暗红,唇舌干红,舌苔黄燥,询知其胸膈痞满隐痛,食下胃脘热辣刺痛,大便艰涩,五六日未得一行,口干咽燥,喜冷饮。切脉两手弦滑有力,关部尤甚……做纤维镜检查,诊为胃炎。古人有噎在胃上而膈在胃下之说。《红炉点雪》云:"其膈在下,平胃为近,食虽可入,难尽入胃,良久复出,名曰膈"。此病例不是食后即吐,而是朝食暮吐,可知其病不在"胃上",而在"胃下",当属中医"膈证"。患者面色暗红,为阳明郁热之征;唇舌红干,苔黄燥,口干咽燥、大便秘结等是郁热化火伤津;胃脾干枯,无津化谷,火气炎上,故逆而作呕;食不下,精微源竭,故消瘦。此证不降其火逆之气,则胃气不平而呕亦不止,故拟沙参养胃汤、麦冬汤、增液承气汤等结合化裁:生地黄15g,沙参12g,麦冬12g,玄参10g,石膏20g,大黄12g(后下),玉竹10g,枳实10g,芒硝10g(冲服),代赭石15g,怀山药15g,石斛15g,连服3剂。大便仍未下,但口干减轻,呕吐稍减。再进3剂,大便得下如羊屎,仍宗前法减去大黄、芒硝,加入郁李仁10g,再进10剂,呕吐已止,大便三、四日一行。继进上方加减,前后共进20多剂,呕吐消失,迄今未复发。

　　《黄帝内经》云:"三阳结谓之膈。"三阳者,大小肠、膀胱也。小肠热结则血脉燥,大肠热结则便闭,膀胱热结则津液涸,三阳既结,便闭不通,火反上行,故呕逆而食不下。本病每因饮酒过度、或多食辛香燥热之品,积热消阴、阳结于上,阴涸于下而成,也有七情郁结化火伤阴而致者。其治法,以清降滋润为主。

　　33. 补法治宗气虚

　　金美亚等治验[浙江中医杂志,1984(5):220]

　　陈某,女,37岁,1972年8月2日就诊。时值暑季大忙,田间劳动归来,因事与家人口角,恼怒异常,片刻遂感头昏,胸膺郁闷,呼利不利。切脉点缓而滞,舌正苔洁,拟诊肝气郁结,处方:柴胡疏肝汤。翌日病家匆匆来告,今反甚,且不能言。至其家,见患者倦怠倚坐,呼吸气短,四肢不温,默默不语,问其所苦,唯以手指胸部,意示郁闷难舒,脉象更显滞而无力。询知平素性急善怒,饮食缺乏,容易疲倦。细辨脉证,乃悟证属宗气虚陷而非郁证,亟当升补,以防厥脱,取张锡纯升陷汤加味:红参、知母各6g,佛手5g,柴胡4.5g,黄芪18g,升麻、炙甘草各3g,1剂后,胸膺舒达,寸脉有起。连进3剂,胸舒息匀,纳食增进,脉稍有力,头昏大减。再以补中益气汤化裁,调治旬日,诸证悉已。

郁怒可使肝气郁结,亦可致宗气虚陷,张锡纯谓:"况大气原赖谷气养之,其人既常恼怒,纳谷必少,大气即暗受其伤,而易下陷。"患者平素善怒少食,宗气已伤;农忙过劳,又骤忿郁,遂致虚陷,则胸膺郁闷而息短,脑失其养则头昏,血乏推动则脉滞,卫失温煦则肢冷,与气郁实证迥异。初投行气解郁,虚以实治,愈促其陷。宗气本聚于膻中,虚陷则气海不足,《灵枢·海论》曰:"膻中者,为气之海,气海不足,则少气不足以言"。故见默默不语,倚坐息微。先亟大力益气举陷,使宗气复位,继进补中益气、培其化源,以资巩固。

34. 补法治眩晕

刘景聚治验[江苏中医,1963(3):21]

陈某,男,28岁,系军人。1960年4月9号晚上,在乘坦克超越障碍物时撞及头、鼻及颏部,均遭裂伤,且有出血,当即昏迷。经抢救注射强心剂,半小时后苏醒,伤口经缝合治愈,但留有眩晕、头痛,经服巴氏合剂治疗3个多月,其效不著,又出现腹痛胀闷之证,于1960年7月16号转来本院。查:血压14.7/12.0kPa(110/90mmHg),体重50kg。脑脊髓液检验:细胞数18个,糖定量25mg,氯化物750mg。西医诊断为脑震荡后遗症。中医辨证:头眩晕而痛,上腹部闷痛、食欲不佳,睡眠及二便尚可。既往身体健康,并无烟酒嗜好。查:声音低怯,面色㿠白,唇舌淡红无舌苔、脉缓弱而涩,两寸脉大弱,腹部有轻度压痛,肝脾未触及。诊断:外伤眩晕。病机为髓海震伤,精明紊乱,因而出现头痛眩晕;另一方面,卒感震伤,必发惊恐,惊则气乱,恐则气下,清阳下陷,致头晕痛很难恢复。正如《灵枢》口问篇云:"上气不足则脑为之不满,耳为之苦鸣,头为之苦倾,目为之眩"。其胀闷腹痛者,是因大气升降失常所致。清阳不能上宣,故现唇淡,声低、两寸脉弱等症,其脉象见涩者,认为有瘀血阻滞经络。治疗:升补清阳,佐以宣通经络之品。处方:生黄芪9g,白术9g,柴胡3g,升麻1.5g,陈皮6g,甘草3g,川芎9g,知母6g,生地黄12g,菊花6g,生姜9g。复诊:经服上方10剂后,头痛、眩晕感大有好转,腹闷痛较前减轻,两寸脉较前有起色,腹部压痛已不著,脉症合参,正气壮旺,清阳渐升,依上方继服。又服上方17剂,头晕痛消失,腹痛及胀闷感亦基本消失,食欲正常,两寸脉已复常,共服药27剂,达到痊愈而出院。

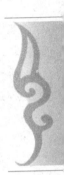